TEORIAS DE ENFERMAGEM NO CONTEXTO DA PANDEMIA DE COVID-19

Organizadores:
José Wicto Pereira Borges
Grazielle Roberta Freitas da Silva
Ana Célia Caetano de Souza
Angelina Monteiro Furtado
Maria Célia de Freitas

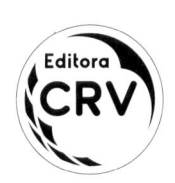

José Wicto Pereira Borges
Grazielle Roberta Freitas da Silva
Ana Célia Caetano de Souza
Angelina Monteiro Furtado
Maria Célia de Freitas
(Organizadores)

TEORIAS DE ENFERMAGEM NO CONTEXTO DA PANDEMIA DE COVID-19

Editora CRV
Curitiba – Brasil
2022

Copyright © da Editora CRV Ltda.
Editor-chefe: Railson Moura
Diagramação e Capa: Designers da Editora CRV
Imagem de Capa: Freepik
Revisão: Os Autores

DADOS INTERNACIONAIS DE CATALOGAÇÃO NA PUBLICAÇÃO (CIP)
CATALOGAÇÃO NA FONTE
Bibliotecária responsável: Luzenira Alves dos Santos CRB9/1506

T314

    Teorias de enfermagem no contexto da pandemia de Covid-19 / José Wicto Pereira Borges, Grazielle Roberta Freitas da Silva, Ana Célia Caetano de Souza, Angelina Monteiro Furtado, Maria Célia de Freitas (organizadores) – Curitiba: CRV, 2022.
338 p.

    Bibliografia
    ISBN Digital 978-65-251-3013-2
    ISBN Físico 978-65-251-3017-0
    DOI 10.24824/978652513017.0

    1. Enfermagem 2. Fundamentos de Enfermagem 3. Teorias de Enfermagem 4. Filosofia de Enfermagem 5. Covid-19 I. Borges, José Wicto Pereira, org. II. Silva, Grazielle Roberta Freitas da, org. III. Souza, Ana Célia Caetano de, org. IV. Furtado, Angelina Monteiro, org. V. Freitas, Maria Célia de, org. VI. Título VII. Série.

2022- 22485	CDD 610.7
	CDU 614.2

Índice para catálogo sistemático
1. Enfermagem – Covid-19 – 610.7

ESTA OBRA TAMBÉM SE ENCONTRA DISPONÍVEL EM FORMATO DIGITAL.
CONHEÇA E BAIXE NOSSO APLICATIVO!

2022
Foi feito o depósito legal conf. Lei 10.994 de 14/12/2004
Proibida a reprodução parcial ou total desta obra sem autorização da Editora CRV
Todos os direitos desta edição reservados pela: Editora CRV
Tel.: (41) 3039-6418 – E-mail: sac@editoracrv.com.br
Conheça os nossos lançamentos: www.editoracrv.com.br

Conselho Editorial:

Aldira Guimarães Duarte Domínguez (UNB)
Andréia da Silva Quintanilha Sousa (UNIR/UFRN)
Anselmo Alencar Colares (UFOPA)
Antônio Pereira Gaio Júnior (UFRRJ)
Carlos Alberto Vilar Estêvão (UMINHO – PT)
Carlos Federico Dominguez Avila (Unieuro)
Carmen Tereza Velanga (UNIR)
Celso Conti (UFSCar)
Cesar Gerónimo Tello (Univer .Nacional Três de Febrero – Argentina)
Eduardo Fernandes Barbosa (UFMG)
Elione Maria Nogueira Diogenes (UFAL)
Elizeu Clementino de Souza (UNEB)
Élsio José Corá (UFFS)
Fernando Antônio Gonçalves Alcoforado (IPB)
Francisco Carlos Duarte (PUC-PR)
Gloria Fariñas León (Universidade de La Havana – Cuba)
Guillermo Arias Beatón (Universidade de La Havana – Cuba)
Helmuth Krüger (UCP)
Jailson Alves dos Santos (UFRJ)
João Adalberto Campato Junior (UNESP)
Josania Portela (UFPI)
Leonel Severo Rocha (UNISINOS)
Lídia de Oliveira Xavier (UNIEURO)
Lourdes Helena da Silva (UFV)
Marcelo Paixão (UFRJ e UTexas – US)
Maria Cristina dos Santos Bezerra (UFSCar)
Maria de Lourdes Pinto de Almeida (UNOESC)
Maria Lília Imbiriba Sousa Colares (UFOPA)
Paulo Romualdo Hernandes (UNIFAL-MG)
Renato Francisco dos Santos Paula (UFG)
Rodrigo Pratte-Santos (UFES)
Sérgio Nunes de Jesus (IFRO)
Simone Rodrigues Pinto (UNB)
Solange Helena Ximenes-Rocha (UFOPA)
Sydione Santos (UEPG)
Tadeu Oliver Gonçalves (UFPA)
Tania Suely Azevedo Brasileiro (UFOPA)

Comitê Científico:

Adriana Bittencourt Campaner (FCMSCSP)
Anaflávia de Oliveira Freire (UNIFESP)
André Giacomelli Leal (PUC-PR)
Anna Silvia Penteado Setti da Rocha (UTFPR)
Bernardino Geraldo Alves Souto (UFSCAR)
Daniel Alexandre Bottino (UERJ)
Diego Ferreira Regalado (UEA)
Jan Alessandro Socher (FURB)
Joaquim Antonio Cesar Mota (UFMG)
José Antonio Chehuen Neto (UFJF)
José Martins Filho (UNICAMP)
José Odair Ferrari (UNIR)
Leonardo Provetti Cunha (USP)
Luciano Resende Ferreira (UNIFAE)
Luiz Ferraz de Sampaio Neto (PUC-SP)
Maurício Paulo Angelo Mieli (USP)
Mauro Muszkat (UNIFESP)
Paulo Roberto Vasconcellos da Silva (FIOCRUZ)

Este livro passou por avaliação e aprovação às cegas de dois ou mais pareceristas *ad hoc*.

SUMÁRIO

PRESENTACIÓN 13
Aracely Díaz Oviedo
Ma. Antonieta Rubio Tyrrell

PREFÁCIO 15
Maria Antonieta Rubio Tyrrell

A CONTRIBUIÇÃO HISTÓRICA DA CIÊNCIA ENFERMAGEM NAS AÇÕES DE ENFRENTAMENTO DA PANDEMIA DA COVID-19 19
José Wicto Pereira Borges
Grazielle Roberta Freitas da Silva
Ana Célia Caetano de Souza
Angelina Monteiro Furtado
Maria Célia de Freitas

1ª PARTE
GRANDES TEORIAS DE ENFERMAGEM E A PANDEMIA DE COVID-19

CAPÍTULO 1
APLICABILIDADE DA TEORIA AMBIENTALISTA DE FLORENCE NIGHTINGALE NA PANDEMIA DA COVID-19 27
Ryanne Carolynne Marques Gomes Mendes
Sheila Coelho Ramalho Vasconcelos Morais
Telma Marques da Silva
Francisca Márcia Pereira Linhares
Suzana de Oliveira Mangueira

CAPÍTULO 2
REFLEXÃO SOBRE A TEORIA AMBIENTALISTA DE FLORENCE NIGHTINGALE FRENTE A PANDEMIA DA COVID-19 41
Erica Jorgiana dos Santos de Morais
Gabriela Oliviera Parentes da Costa
José Wicto Pereira Borges
Grazielle Roberta Freitas da Silva
Fernando Lopes e Silva-Júnior
Rosilane de Lima Brito Magalhães

CAPÍTULO 3
UTILIDADE DA TEORIA DE SISTEMA COMPORTAMENTAL AOS PROFISSIONAIS DE ENFERMAGEM NO ENFRENTAMENTO DA PANDEMIA DE COVID-19...55
Kellyane Folha Gois Moreira
José de Siqueira Amorim Júnior
Fernando Lopes e Silva-Júnior
Elaine Maria Leite Rangel Andrade

CAPÍTULO 4
INTERFACES DO CUIDADO DE ENFERMAGEM AO PACIENTE DOMICILIAR EM ISOLAMENTO POR COVID-19 UTILIZANDO OS MODELOS TEÓRICOS DE IMOGENE KING 67
Danila Barros Bezerra Leal
Mariana Mesquita Silva
Grazielle Roberta Freitas da Silva
José Wicto Pereira Borge
Andreia Rodrigues Moura da Costa Valle

CAPÍTULO 5
ISOLAMENTO DOMICILIAR NO CONTEXTO DA COVID-19:
reflexões à luz do modelo dos sistemas de Neuman 81
Amanda Karoliny Meneses Resende Fortes
Luís Felipe Oliveira Ferreira
Herla Maria Furtado Jorge
Elaine Maria Leite Rangel Andrade

CAPÍTULO 6
ISOLAMENTO DOMICILIAR POR COVID-19: plano de cuidados baseado em Dorothea Orem 97
Adão Baptista Cassoma Chimuanji
Nelito Lopes Barros
Daniela Reis Joaquim de Freitas
Elaine Maria Leite Rangel Andrade
José Wicto Pereira Borges

CAPÍTULO 7
EVITAR PERIGOS AMBIENTAIS NO CONTEXTO DA PANDEMIA:
cuidados de enfermagem na manutenção da integridade social da pessoa idosa 111
Angelina Monteiro Furtado
Vanelly de Almeida Rocha
Alice Silva Osterne Ribeiro
Alana Bezerra Lima
Thaynara Ferreira Lopes
Maria Célia de Freitas

CAPÍTULO 8
INFECÇÃO POR SARS-COV-2: planejamento da assistência de enfermagem fundamentado na teoria de Virginia Henderson 123

Anderson Araújo Corrêa
Otoniel Damasceno Sousa
Grazielle Roberta Freitas da Silva
José Wicto Pereira Borges
Maria Eliete Batista Moura

CAPÍTULO 9
O NÚCLEO, O CUIDADO E A CURA DE LYDIA HALL NOS CUIDADOS DE ENFERMAGEM A PACIENTES ACOMETIDOS POR COVID-19 139

Antonio Werbert Silva da Costa
Brisa Cristina Rodrigues Cardoso Magalhães
Antonieldo Araújo de Freitas
José Wicto Pereira Borges
Ana Célia Caetano de Souza

CAPÍTULO 10
REFLEXÕES SOBRE O MODELO DE CONSERVAÇÃO DE MYRA LEVINE APLICADA AO PACIENTE COM COVID-19 155

Eduardo Maziku Lulendo
José Augusto Chamolehã
Márcia Teles de Oliveira Gouveia
Telma Maria Evangelista de Araújo
Ana Célia Caetano de Souza
José Wicto Pereira Borges

CAPÍTULO 11
REFLEXÕES SOBRE HOSPITALIZAÇÕES POR COVID-19 À LUZ DA TEORIA HUMANÍSTICA DE ENFERMAGEM 167

Miriane da Silva Mota
Camila Hanna de Sousa
Luana Savana Nascimento de Sousa Arruda
Manoel Borges da Silva Júnior
Juliana Queiroz de França Ancelmo
Ana Célia Caetano de Souza
José Wicto Pereira Borges

CAPÍTULO 12
TEORIA DO ALCANCE DE METAS NO MANEJO DE PACIENTES COM CONDIÇÕES DE RISCO PARA O DESENVOLVIMENTO DE COMPLICAÇÕES POR COVID-19..181
Mayara Callado Silva Moura
Dalila Marielly Alves de Sousa
Chrystiany Plácido de Brito Vieira
Francisca Tereza de Galiza
Jaqueline Carvalho e Silva Sales
Fernando José Guedes da Silva Júnior

2ª PARTE
TEORIAS DE MÉDIO ALCANCE E A PANDEMIA DE COVID-19

CAPÍTULO 13
A PANDEMIA PELA COVID-19 NO SERVIÇO DE URGÊNCIA: análise do processo adaptativo dos enfermeiros à luz da teoria das transições.......195
Cristina Barroso Pinto
António Luís Carvalho
Cristina Augusto
Ana Teixeira
Fátima Segadães
Adelino Pinto

CAPÍTULO 14
DE INICIANTE A PERITO: contribuições do modelo teórico de Patrícia de Benner no contexto da Covid-19..211
Hallana Laisa de Lima Dantas
Ingrid Martins Leite Lúcio

CAPÍTULO 15
TEORIA DA INCERTEZA NO CONTEXTO DA COVID-19......................223
Fernanda Lorrany Silva
Fabíola Jazmin Caceres Navarro
Ana Maria Ribeiro dos Santos
Fernanda Valéria Silva Dantas Avelino

CAPÍTULO 16
COMPLICAÇÕES POR COVID-19: proposta de sistematização da assistência a partir de Wanda Horta 229
Francidalma Soares Sousa Carvalho Filha
Mayla Rosa Guimarães
José Wicto Pereira Borges
Grazielle Roberta Freitas da Silva
Maria Eliete Batista Moura
Márcia Astres Fernandes

CAPÍTULO 17
PLANEJAMENTO DA ASSISTÊNCIA DE ENFERMAGEM À PESSOA IDOSA COM COVID-19 FUNDAMENTADO NA TEORIA DE KATHARINE KOLCABA 247

Odézio Damasceno Brito
Hanna Gadelha Silva
Thaynara Ferreira Lopes
Alice Silva Cavalcante
Ana Beatriz do Nascimento Cunha
Sarah Lídia Fonteles Lucena
Maria Célia de Freitas

CAPÍTULO 18
DIAGNÓSTICOS DE ENFERMAGEM EM PACIENTES COM COVID-19: contribuições de enfermeiros(as) atuantes na pandemia 259

Francidalma Soares Sousa Carvalho Filha
Maria Eliete Batista Moura
Ana Célia Caetano de Souza
Marcus Vinicius da Rocha Santos da Silva
Inara Viviane de Oliveira Sena
Daniela Reis Joaquim de Freitas

CAPÍTULO 19
TEORIA DA CRIAÇÃO DE SENTIDO FACILITADA PARA APOIAR FAMÍLIAS DE PACIENTES EM UNIDADES DE TERAPIA INTENSIVA NO CONTEXTO DA PANDEMIA COVID-19 273

Ana Luiza Barbosa Negreiros
Loislayne Barros Leal
Maria Zélia de Araújo Madeira
Ana Roberta Vilarouca da Silva
José Wicto Pereira Borges
Grazielle Roberta Freitas da Silva

CAPÍTULO 20
LUTO POR COVID-19 E A ASSISTÊNCIA DE ENFERMAGEM A LUZ DA TEÓRIA SINERGISTÍCA 287

Marly Marques Rêgo Neta
Milena France Alves Cavalcante
Daniela Reis Joaquim de Freitas
Maria do Livramento Fortes Figueiredo
Grazielle Roberta Freitas da Silva

CAPÍTULO 21
DIMENSIONES DE LOS CUIDADOS PALIATIVOS DE DAVIS Y OBERLE ANTE LA PANDEMIA DEL COVID-19 295
Odalina del Carmen Martínez Jiménez
Mirna Elizabeth Benegas Villamayor
Antonia Beatriz Arellano
José Wicto Pereira Borges
Lidya Tolstenko Nogueira
Maria do Livramento Fortes Figueiredo

ÍNDICE REMISSIVO 317

SOBRE OS ORGANIZADORES 323

SOBRE OS AUTORES 325

PRESENTACIÓN

Dra. Aracely Díaz Oviedo[1]
Dra. Ma. Antonieta Rubio Tyrrell[2]

El surgimiento de la práctica del cuidado ha estado evolutivamente hablando ligado a la forma de desarrollo y crecimiento de la especie humana, inherente a esta evolución, los humanos han creado pautas de cuidado y estrategias que han dado como resultado la "práctica de cuidado" de manera natural, sin embargo, con el surgimiento de instituciones encargadas del cuidado de la salud, esta práctica ha venido sustentándose en diferentes posturas teóricas sobre el mismo.

El presente libro pretende contribuir en aquello que ha surgido como necesidad de cuidado a la humanidad desde una visión filosófica y teórica de la ciencia de la enfermería, desde los ojos de una visión, que hoy podemos decir que aportan nuevas respuestas para la ciencia del cuidado de la misma. En este sentido, se puede señalar que, se hace evidente un resurgimiento acerca de la concepción del cuidado fuera del contexto familiar como una expresión profesional, y es a partir de este momento en que la práctica de la enfermería y del cuidado se concibe con ciertos elementos teóricos que dan lugar y se relacionan dialécticamente a determinadas prácticas científicas en diferentes contextos.

El hombre, ha demostrado a lo largo de la historia tener el acto de cuidado como capacidad de acción humana o bien, como "naturaleza humana del cuidado" dando lugar a que surjan diferentes explicaciones para la práctica de la enfermería que, a partir de sus fundamentos teóricos, desde teorías fundamentadas en el ambiente, hasta teorías fundamentadas en las necesidades humanas han dado lugar a la ciencia de enfermería. Para desarrollar el conocimiento de la disciplina se han tomado décadas que han implicado múltiples estudios, investigaciones y practicas al servicio de las teorías y modelos de enfermería que se explican en este libro y que hoy aportan a la ciencia de la enfermería diversas visiones de manera universal, que han diversificado la visión del cuidado.

Los autores de este libro ponen de manifiesto una teorización desde la preocupación misma de sistematizar y fundamentar la práctica de enfermería, en situaciones del hombre con el ambiente, la enfermería con el ambiente, la enfermería y el contexto social, la enfermería y la enfermedad entre otros

---

1   Profesora y investigadora. Universidad Autónoma de San Luis Potosí, México. PhD, PPGENF/UFPI.
2   Profesora Emérita de la UFRJ, Brasil. Tutora Posdoctorado (PhD) PPENF/UFPI.

factores con los que, se puede relacionar la propia disciplina de manera científica con el cuidado, en pocas palabras "La enfermería con capacidad de acción humana", pero además con una "naturaleza humana del cuidado científico".

Los capítulos de este libro nos ayudan a comprender y a demostrar cómo es teorizar con la preocupación de sistematizar la práctica bajo las condiciones variadas y diversas que dan lugar a diferentes comunidades con formas y características distintas para realizar la práctica, la investigación, la asistencia y la administración. Se aborda la explicación de un contexto de: aplicabilidad, reflexión, utilidad e interrelación de las teorías de enfermería, la práctica y la investigación en escenarios cambiantes de nuestros tiempos, el surgimiento de diferentes teorías que explican y proponen prácticas diversas a través de la explicación y relación entre la investigación y la asistencia. Por otro lado, estas formas de ver, analizar y proponer la utilidad de las teorías de enfermería permiten también identificar las condiciones de vida y de los contextos que dan lugar a los hábitos y conductas humanas que propician nuevos focos de atención para la enfermería (confrontaciones humanas, la relación del hombre con la naturaleza, hábitos de consumo, enfermedades, pandemias etc.).

Además, las reflexiones acerca de la teoría ambientalista/humanista de Florence Nightingale de (1820-2020) al igual que las teorías y modelos tratadas en esta obra rescatan la generación del conocimiento en la profesión y el alma de la disertación de la práctica de enfermería de la actualidad en el contexto de la pandemia Covid-19. Y contribuyen hoy en día con una forma innovadora y diferenciada de visualizar la teoría de la disciplina y la práctica del cuidado de enfermería, con una visión ético-política para resolver los problemas y desafíos que aquejan a la salud de la humanidad, elementos presentes que dan cuenta de las aportaciones que contiene el presente libro además de, incluir una visión de cuidado domiciliar desde un enfoque de la teoría de Imogene King que juega un elemento fundamental ante las demandas de cuidado frente a la pandemia del Covid-19 lo que se ha vivenciado en tiempos actuales, entre otras aportaciones que este libro ofrece a la evolución de la ciencia, tecnología y ética del cuidado.

Por último esta obra evidencia el alma de las teorías y modelos de enfermería considerándose que la misma fundamenta la valorización/autonomía de la disciplina y de la profesión de enfermería como parte de la institucionalización y profesionalización de la dimensión del cuidado como inherente a la naturaleza y condición humana de quien cuida y de quien es cuidado.

PREFÁCIO

Dr^a. Maria Antonieta Rubio Tyrrell[3]

O Ensino em Enfermagem, na área da Saúde/Enfermagem, que acompanho há mais de cinco décadas, representa sem lugar a dúvidas, um dos mais significativos desafios a serem enfrentados pelos governos, gestores e corpo social inseridos numa política Educacional no contexto das reformas e numa política de Saúde Pública em crise; o que tem caracterizado o cenário latino-americano e brasileiro nas primeiras duas décadas do século XXI, especialmente frente às preocupações com a qualidade de formação/qualificação dos profissionais de enfermagem diante da proliferação e dispersão de Instituições (universidades, faculdades, cursos em escolas/institutos superiores para enfermeiros e técnicos de enfermagem, entre outros) nas quais essa formação é oferecida principalmente, no Brasil, em tempos de pandemia do Covid-19.

Nesse particular o ensino de Enfermagem tem um importante papel no combate ao Covid-19, os **enfermeiros** tornaram-se atores principais dessa trágica **pandemia**. Esse protagonismo se deve pela atuação corajosa, efetiva e ininterrupta nas universidades e dentro dos hospitais, que resultou em uma comoção geral da sociedade na perspectiva nacional/internacional.

Acrescentando-se a essa situação, macro-contextual, somasse a falta do cumprimento de uma Política de Educação Permanente por parte do Estado a serviço da qualificação dos profissionais gestores, docentes e discentes de pós-graduação, no processo de ensinar na área da saúde em geral e na área da enfermagem em particular, o que tem agravado a situação em que se encontra na perspectiva micro-contextual, principalmente a Enfermagem brasileira.

De fato, a qualidade do processo de formação, seja em nível médio/profissionalizante ou superior, (lato e stricto sensu), tem constituído o foco de muitas discussões/debates nas diferentes instituições educativas e associativas, nos eventos técnico-científicos do campo educacional, da saúde e laboral, especialmente nestes últimos 20 anos (século XXI), na área da enfermagem pelas Universidades e Entidades de Enfermagem (ABEn, COFEN/COREN e FNE, Sociedades e Associações de Especialistas, e grupos de docentes/pesquisadores) quando questões relacionadas à gestão e financiamento são insuficientes e, quando a autonomia e avaliação, são ameaçadas descaracterizando-as no processo da politização dos territórios da educação, saúde e trabalho. Contudo, estas questões de valorização do ensino de enfermagem

---

3   Professora Emérita da UFRJ. Vocal Internacional da ALADEFE. Membro da Comissão Internacional do COFEN. Detém 5 Títulos Doutor Honoris Causa.

vêm ganhando relevância nos currículos das instituições formadoras, as quais, inscritas no contexto sociocultural mais abrangente em que as políticas se realizam, buscam modificá-los para melhor responder às demandas contemporâneas na atenção em saúde/enfermagem requeridas pela população brasileira.

Essa constatação é objetivada nesta obra denominada de **Teorias de Enfermagem no contexto da Pandemia de Covid-19**, construída em tempos reconhecidos de pandemia e pós-pandemia do Covid-19/2020, em estado de espírito altruísta, quando os gestores, docentes, estudantes e técnico-administradores se encontram numa perspectiva de inovação, no modo de como ensinar e produzir conhecimento na modalidade de atividade pedagógica "remota", "virtual" ou "hibrida". Neste sentido, me sinto lisonjeada por ter sido convidada para prefaciar este livro acadêmico que tem como organizadores os professores doutores da Universidade Federal do Piauí (PPGEnf/UFPI): *José Wicto Pereira Borges, Grazielle Roberta Freitas da Silva, Ana Célia Caetano de Souza, Angelina Monteiro Furtado, Maria Célia Freitas* ampliado a participação de muitos outros autores, demonstrando, em que pesem as desfavoráveis condições de ensinar e aprender em IES públicas e privadas, quando o país se encontra em emergência pública e crise econômica, a primazia de nosso espírito de compromisso intelectual, ético-pedagógico e político-social, como prática social resultante do esforço humano, sempre presente em suas múltiplas dimensões cognitivas e afetivas e que convergem para a compreensão do trabalho docente como um conjunto de ações intencionais, coletivas e mobilizadas pelos professores durante as atividades voltadas ao ensino e a aprendizagem.

Apesar do panorama desfavorável, no que compete as reais condições de trabalho nas quais se encontram submetidos a maioria dos professores e estudantes em nosso país, o projeto educacional/capacitação na modalidade de mestrado e doutorado acadêmico em enfermagem na Universidade Federal de Piauí (UFPI), em suas bases ético-legais, epistemológicas-filosóficas e técnico-científicas, apontam para a necessidade de formar/qualificar enfermeiras(os) aptas(os), para atuarem nos diferentes setores do mercado de trabalho nas unidades educativas e de saúde (públicas, privadas e filantrópicas), quanto para intervirem de maneira atuante e comprometida com a realidade social na qual estão inseridos, é o que a experiência da leitura deste livro nos proporciona.

Senão vejamos, os conteúdos dos 21 capítulos desta inédita obra texto, são apresentados em duas partes, que tratam no contexto da Pandemia da Covid-19, em três dimensões de situações simples ou complexas (teóricas e/ou práticas) que demandam reflexões, aplicabilidade e cuidados cientificamente fundamentados permitindo perceber imaginações e concretudes, com originalidade e que contribuem a teorização e transformação do cuidado para compor um corpo de conhecimentos em nossa profissão. Nesta publicação congregam-se saberes e práticas, no plano das ideias e das ações, do conhecimento em saúde/enfermagem, caracterizando um livro texto sobre Teorias e Modelos de Enfermagem (Teorias de Fundamentação Filosofica e Teorias de Medio Alcance).

Desse modo, este livro acadêmico e de aplicabilidade prática, também trata os mais variados conteúdos temáticos e referenciais teóricos e metodológicos em 21 capítulos, conforme segue: a) *Reflexões sobre Modelos e Teorias de Enfermagem*: Teoria Ambientalista, Modelo de Conservação de Levine, Teoria Huanistica, Contribuções da Teoria de Benner), Teoria da Incerteza no contexto da Pandemia Covid-19; b) *Aplicabilidade de Modelos e Teorias de Enfermagem aos cuidados*: a pacientes hospitalizados em isolamento (King), isolamento domiciliar (Neuman), Assistencia na infecção por SARS-COV-2 (Henderson), Cuidado e cura (Hall), Manejo de pacientes com risco para desenvolvimento da Covid-19 (teoria de alcance de Metas), Complicaciones por Covid-19 (Horta), Assistência de Enfermagem a Pessoa Idosa (Kolcaba), Apoio a Familia (Teoria da Criação de Sentido), Luto por Covid-19 e Assistencia de Enfermagem (Teoria Sinergistica), Cuidados Paliativos na pandemia (Davis e Oberle); c) *Contribuções de Enfermeiros na aplicabilidade de Teorias e Modelos de Enfermagem*: de Florence Nightingale na Pandemia, da Teoria Ambientalista, Utilidade da Teoria de Sistema Comportamental aos profissionais de Enfermagem, e do papel de Iniciante a Perito (Benner).

O produto desta leitura constitui um relevante legado para o corpo de conhecimentos de nossa profissão, dos nossos programas Profissionalizantes, de Educação Permanente em Serviço, de Programas de Graduação, de Pós-Graduação, da Comunidade Universitária e das nossas Associações Pedagógicas, Cientificas, Gremiais, e de Controle da Prática Profissional.

É mister enfatizar que o aperfeiçoamento desta obra na multidimensionalidade e transdisciplinariedade da fundamentação teórica e filosofica do cuidado é de fundamental importância para a pesquisa, docência, gestão dos serviços e assistência da enfermagem, que por ser escrita por enfermeiros torna-se responsabilidade dos autores e de todos nós.

REFERÊNCIAS

BRASIL. **Decreto Lei nº 10.139 de 28 de novembro de 2019**, Artigo nº 4º, Parágrafo Único.

BRASIL. Ministério da Saúde. **Política Nacional de Educação Permanente em Saúde (PNEPS), como estratégia do Sistema Único de Saúde (SUS) para formação e o desenvolvimento dos seus profissionais e trabalhadores, buscando articular a integração entre ensino, serviço e comunidade.** 2004.

BRASIL. Ministério da Saúde. Portaria nº 188, de 3 de fevereiro de 2020 do Ministério da Saúde, que declara Emergência Pública de Importância Nacional (ESPIN) em decorrência de Infecção Humana provocada pelo novo coranavirus (COVID-19).

OMS. Declaração de Emergência em Saúde Pública pela Organização Mundial da Saúde (OMS) em 30 de janeiro de 2020 em decorrência de Infecção Humana provocada pelo novo coranavirus (COVID-19).

A CONTRIBUIÇÃO HISTÓRICA DA CIÊNCIA ENFERMAGEM NAS AÇÕES DE ENFRENTAMENTO DA PANDEMIA DA COVID-19

José Wicto Pereira Borges
Grazielle Roberta Freitas da Silva
Ana Célia Caetano de Souza
Angelina Monteiro Furtado
Maria Célia de Freitas

A pandemia da Covid-19, doença causada pelo vírus SARS-CoV-2 (*Severe Acute Respiratory Syndrome Coronavírus* 2), mobilizou forças mundiais de todas as ordens em busca do seu controle e resolução. Uma das forças de trabalho mais envolvidas neste enfrentamento foi a Enfermagem, cujas ações foram traçadas em amplas frentes de pesquisa, ensino, gestão e assistência.

A participação da Enfermagem no enfrentamento da pandemia obteve holofotes em todo o mundo. Caracterizada pela presença e trabalho incansável no cuidado às pessoas acometidas pela Covid-19, a Enfermagem tornou-se símbolo e resistência perante uma assistência cercada de riscos e de difícil planejamento. Os modos de ações de cuidar de pessoas adoecidas por Covid-19 foram promissoras, pois a Enfermagem fundamenta seu agir e planeja suas ações em posicionamentos teóricos solidamente construídos ao longo da história da profissão.

Os ensinamentos de Florence Nigthingale, principalmente oriundos das suas experiências na Guerra da Criméia (1853 a 1856), que compuseram bases da teoria ambientalista, logo nortearam as primeiras ações de enfermagem no combate a pandemia de Covid-19. As experiências de enfermagem com pandemias e epidemias ao longo da história foram mobilizadas, demonstrando uma historicidade que permeia a construção de uma identidade profissional.

Os cuidados às pessoas com Covid-19 vêm sendo legitimados pelo aparato teórico, científico, artístico e humanístico que a Enfermagem baliza suas ações, entregando para as populações do mundo cuidados de alto nível nos diversos níveis e sistemas de saúde. Cabe ressaltar que estes cuidados são produzidos por pessoas, em seus papéis profissionais, vulneráveis à Covid-19, isoladas dos seus familiares, recebendo alta carga de estresse no trabalho e convivendo com o processo de morte e morrer em grande volume, demonstrando a responsabilidade e doação desses profissionais para o bem-comum.

A desenvoltura do trabalho de enfermagem na Pandemia de Covid-19 está atrelada ao desenvolvimento e amadurecimento científico da profissão. Como uma *ciência-em-vias-de-se-fazer*, assim como nomeia Vilma de Carvalho, busca na formulação de teorias de enfermagem a manutenção de uma disciplina de alto nível, lapidando-se nos processos construtivos teóricos, impulsionado por pressões oriundas do celeiro de experiência da vida humana na terra.

Os modelos conceituais e as teorias criam mecanismos pelos quais os enfermeiros comunicariam suas convicções profissionais, proporcionando uma estrutura moral/ética para orientar as ações e favorecer um modo de pensar sistemático sobre a enfermagem, promovendo uma prática racional, desafiando e validando a intuição (MCEWEN; WILLS, 2016). Uma teoria é uma articulação organizada, coerente e sistemática de um conjunto de declarações relacionadas a questões significativas em uma disciplina e comunicadas como um todo significativo. É uma representação simbólica daqueles aspectos da realidade que são descobertos ou inventados para descrever, explicar, prever ou prescrever respostas, eventos, situações, condições ou relacionamentos (MELEIS, 2012).

A teoria de enfermagem é definida como uma conceituação de algum aspecto da realidade de enfermagem comunicada com o propósito de descrever fenômenos, explicar relações entre fenômenos, prever consequências ou prescrever cuidados de enfermagem (MELEIS, 2012). As teorias podem ser vistas como estruturas organizadas à priori a experiência empírica (CHALMERS, 1993). Isso quer dizer que o enfermeiro ao realizar seus cuidados já o constituiu a partir de pressupostos heuristicamente pensados antes de se dar a experiência. A correspondência entre essa estrutura ideal, concebida na razão, e a realidade, cria movimentos de lapidação e fortalecimento dos conceitos, definições e pressupostos em um infinito refinamento de testes e provas no campo das ciências.

Em termos do nível de abstração as teorias de enfermagem podem ser classificadas em grandes teorias, teorias de médio alcance e teorias de situação específica ou teorias práticas. As grandes teorias possuem alto nível de abstração e não se prestam a testes empíricos em sua totalidade; teorias de médio alcance se prestam a testes empíricos por possuírem conceitos mais específicos e podem ser operacionalizadas na realidade; teorias de situação específica ou práticas focam em um fenômeno específico de enfermagem que reflete a prática clínica para uma população específica (MELEIS, 2012). As grandes teorias oferecem antecedentes de raciocínio filosófico que possibilitam ao enfermeiro pesquisador a base para desenvolvimento de princípios organizadores para o trabalho de enfermagem, a partir das quais são produzidas teorias inovadoras de médio alcance ou práticas (IM; CHANG, 2012).

Pensando esta estrutura disciplinar da enfermagem no campo da teoria das ciências, buscamos compreensão em Imre Lakatos. Na teoria das ciências Lakatos propõe uma teoria como um "Programa de Pesquisa" (LAKATOS, 1978). Essa possui um "núcleo irredutível", característica principal que a define. Este núcleo assume a forma de alguma hipótese/pressuposto geral, que alinha os conceitos, definições e proposituras, constituindo a base a partir da qual o programa deve se desenvolver (CHALMERS, 1993). Um cinturão de hipóteses auxiliares compõe uma proteção ao núcleo irredutível, essas hipóteses são as variantes refutáveis do programa de pesquisa, e podem ser modificadas e sofisticar o cinturão protetor (LAKATOS, 1978). Neste movimento reside a progressão ou degenerescência de um programa de pesquisa.

O núcleo de conhecimento da enfermagem como disciplina é estruturado classicamente pelo metaparadigma, constituído pelos conceitos, de pessoa, saúde, ambiente e enfermagem, com foco no cuidado ao humano em experiências de saúde (FAWCETT, 1984; SMITH; LIEHT, 2013). Nesse sentido, podemos pensar que o seu núcleo irredutível se equipara a esse metaparadigma que estão presentes em todas as teorias de enfermagem, desde Florence até os dias atuais, a partir dos quais os "programas de pesquisa" em enfermagem se desenvolvem.

Um programa de pesquisa *lakatosiano* é uma estrutura que fornece orientações para pesquisas futuras de uma forma tanto negativa (heurística negativa) quanto positiva (heurística positiva). A heurística negativa de um programa envolve a estipulação de que as suposições básicas subjacentes ao programa, seu núcleo irredutível, não devem ser rejeitadas ou modificadas; a heurística positiva é composta de uma pauta geral que indica como pode ser desenvolvido o programa de pesquisa. Tal desenvolvimento envolverá suplementar o núcleo irredutível com suposições adicionais numa tentativa de explicar fenômenos previamente conhecidos e prever fenômenos novos (CHALMERS, 1993).

No cotidiano da produção de ciência em enfermagem pensar sobre os programas de pesquisa de Lakatos é colocar a prova as bases dessa *ciência-em-vias-de-se-fazer*. As teorias de enfermagem em seus mais diversos níveis de desenvolvimento possuem o seu núcleo irredutível e seus cinturões protetores. Um campo fértil para esse exercício é o surgimento de um evento novo, para o qual estas teorias não foram desenvolvidas. O surgimento da Covid-19 com todas as alterações sociais que provocou é esse evento. Ele desafia a permanência dos pesquisadores dentro dos programas de pesquisa em enfermagem já existentes. Assim questionamos: seria a pandemia de Covid-19 aquela capaz de modificar o núcleo irredutível das teorias de enfermagem abandonando estes programas de pesquisa e iniciando novos programas? Ou seria ela, capaz de fortalecer o núcleo irredutível, a partir da inclusão de novas hipóteses no cinturão protetor, fortalecendo essa ciência?

Estas questões desdobraram-se em outras e movimentaram vinte análises nos diversos tipos de teorias de enfermagem, realizadas por mestrandos e doutorandos da turma de 2021, atravessados pelo cotidiano, modificador de fluxos e contrafluxos do cuidar em enfermagem, que trouxe a Pandemia de Covid-19, compondo, dessa forma, o livro, ora apresentado, que fora organizado em duas grandes unidades: 1) Grandes Teorias e Enfermagem e a Pandemia Covid-19; 2) Teorias de Médio Alcance e a Pandemia de Covid-19.

Tais análises, são oriundas de produções no âmbito da Disciplina "Fundamentos Teóricos e Filosóficos do Cuidar em Enfermagem" do Programa de Pós-Graduação em Enfermagem da Universidade Federal do Piauí, do Programa de Pós-graduação em Cuidados Clínicos em Enfermagem e Saúde da Universidade Estadual do Ceará e de pesquisadores convidados, reunindo reflexões de cientistas do Brasil, Portugal, Angola e Paraguai acerca da utilidade e aplicabilidade das teorias de enfermagem nesse contexto desafiador.

Esperamos que o livro colabore de maneira substancial com o *corpus* da enfermagem, nos auxiliando a refletir as bases teóricas do conhecimento já construído, mas principalmente do que ainda estar por vir tanto na compreensão dos problemas de saúde das populações humanas, bem como de novas maneiras de cuidar a partir das teorias e de seus conceitos existentes, auxiliando-nos a agregar a assistência clássica de enfermagem, como ciência, a novas maneiras de cuidar do indivíduo, da família e da comunidade. Ao olhar o passado, podemos vislumbrar, que o vivido hoje parece se repetir; os fenômenos estudados e a própria história da humanidade: exploração da natureza de forma desenfreada, a fome, a miséria, as grandes guerras, epidemias, o lucro e o poder conduzidos pelas grandes potências econômicas. Que a Enfermagem possa religar seu metaparadigma com foco centrado na empatia ao ser HUMANO conduzida sempre pela ciência e seus pressupostos.

Esse material se configura leitura atual e pertinente para àqueles que necessitam revisitar as teorias de enfermagem, mas a partir de uma nova perspectiva com foco em uma enfermidade ainda pouco conhecida, com necessidades de cuidados diferenciados. Assim, ele contribui para maior entendimento do atual contexto de saúde embasada em teorias construídas no passado, entretanto, utilizadas no presente para o cuidado de pessoas infectadas pela Covid-19.

Ainda, a elaboração de novas teorias para melhor compreensão do ser humano e de sua necessidade de cuidado pode ser repensada no sentido de embasar pesquisas a fim de encontrar diferentes possibilidades de enfrentar outras pandemias, epidemias, endemias.

REFERÊNCIAS

CHALMERS, A. F. **O que é ciência, afinal?** 1. ed. Brasiliense, 1993.

FAWCETT, J. The metaparadigm of nursing: present status and future refinements for theory development. **Image J Nurs Sch.**, v. 16, n. 3, p. 84-87, 1984.

IM, E. O.; CHANG, S. J. Current Trends in Nursing Theories. **Journal of Nursing Scholarship**, v. 44, n. 2, p. 156-164, 2012. doi:10.1111/j. 1547-5069.2012. 01440.x

LAKATOS, I. **Falsificação e metodologia dos programas de investigação científica**. Lisboa: Edições 70, 1978.

MCEWEN, M.; WILLS, E. M. **Bases teóricas para a enfermagem**. 4. ed. Porto Alegre: Artmed, 2016.

MELEIS, A. I. **Theoretical nursing**: development and progress. 5. ed. Pennsylvania: Lippincott Williams & Wilkins, 2012.

SMITH, M. J.; LIEHR, P. R. **Middle Range Theory for Nursing**. 3. ed. Springer Publishing Company, 15 maio 2013.

1ª PARTE

GRANDES TEORIAS DE ENFERMAGEM E A PANDEMIA DE COVID-19

CAPÍTULO 1

APLICABILIDADE DA TEORIA AMBIENTALISTA DE FLORENCE NIGHTINGALE NA PANDEMIA DA COVID-19

Ryanne Carolynne Marques Gomes Mendes
Sheila Coelho Ramalho Vasconcelos Morais
Telma Marques da Silva
Francisca Márcia Pereira Linhares
Suzana de Oliveira Mangueira

Introdução

Diante da pandemia da Covid-19, ocasionada pela disseminação do novo coronavírus (Sars-CoV-2), reforça-se a importância do controle do ambiente para a prevenção da infecção e reabilitação da saúde. Esse controle envolve: ventilação, limpeza, iluminação, temperatura, entre outros aspectos que favorecem o bem-estar dos indivíduos (COUTO et al., 2020; RIBEIRO et al., 2021).

Destaca-se que esta discussão acerca do controle ambiental foi abordada desde o século XIX pela pioneira da enfermagem Florence Nightingale, que percebeu na assistência aos doentes e em suas observações que as condições e as influências externas podem comprometer a vida, assim como podem preceder, eliminar ou colaborar para a saúde, a doença ou a morte (COUTO et al., 2020; RIBEIRO et al., 2021).

Assim, surgiu a primeira teoria de enfermagem, conhecida como Teoria Ambientalista, considerada um dos principais alicerces da área da saúde. Nesta teoria, Nightingale destaca o ambiente como fator principal do cuidado e da promoção e recuperação da saúde (COUTO et al., 2020).

Durante o cuidado, Florence focava na higienização dos pacientes e na lavagem das mãos antes e após a realização de cada procedimento, bem como na padronização da limpeza do ambiente. Além disso, implementou medidas de distanciamento físico entre os pacientes e ventilação do ambiente, ambas consideradas estratégias vitais, naquela época, para redução da morbimortalidade. Estes elementos continuam importantes na atualidade, principalmente no contexto da pandemia da Covid-19, já que o Sars-CoV-2 pode ser transmitido por meio do contato com superfícies inanimadas contaminadas e entre pessoas infectadas (COUTO *et al.*, 2020; QU *et al.*, 2020).

Pode-se observar que as práticas utilizadas há mais de 160 anos continuam sendo relevantes até os dias atuais. Os pressupostos teóricos da Teoria Ambientalista podem ser aplicados em diversos contextos do cuidado. A experiência de Florence promoveu o desenvolvimento de pensamentos inovadores para o âmbito do cuidado de enfermagem que perdura até o presente, pois ela abordou que a causa das doenças e da não reabilitação de saúde do indivíduo está intimamente relacionada ao ambiente, o qual por vezes é insalubre (COUTO *et al.*, 2020).

No contexto da pandemia da Covid-19 nota-se a necessidade de a enfermagem aplicar na prática clínica esses cuidados e de explicar esses fundamentos à população em geral. Para entender a aplicação da teoria no âmbito da prática, é necessário proporcionar um aprofundamento da mesma por meio de sua análise e avaliação, que permitem identificar as inconsistências e falhas, bem como as contribuições potenciais para os diversos contextos do cuidado (MEDEIROS; ENDERS; LIRA, 2015; FAWCETT, 2012).

Faz-se necessário inter-relacionar a Teoria Ambientalista com a pandemia da Covid-19, pois o legado de Florence, já consolidado na prática clínica, está sendo debatido atualmente. A teoria é relevante para os diversos campos de prática, pois fundamenta a assistência de enfermagem e contribui para a prevenção e controle das doenças. Destarte, este estudo objetivou refletir sobre a aplicabilidade da Teoria Ambientalista de Florence Nightingale no contexto da pandemia da Covid-19.

Método

Trata-se de um estudo teórico-reflexivo baseado no modelo de análise e avaliação de teorias proposto por Fawcett (2012). Realizou-se a análise da teoria por meio de três etapas, a saber: Escopo da teoria; Contexto da teoria e Conteúdo da teoria. Para a avaliação da teoria, foram utilizados os critérios: significado, consistência interna, parcimônia, testabilidade, adequação empírica e adequação pragmática. Além disso, considerou-se a percepção dos autores e os estudos científicos que abordaram a temática da Covid-19 e/ou Teoria Ambientalista de Florence Nightingale para discussão da temática.

A busca dos estudos científicos para a reflexão foi realizada na base de dados PUBMED/MEDLINE, no mês de julho de 2020, com os descritores: *"Coronavirus infections"* AND *"Environment"* OR *"Nursing Theory"*, indexados nos Descritores em Ciências da Saúde (DeCS) e no *Medical Subject Heading* (MeSH); utilizou-se o recorte temporal de 2019-2020, visto que a Covid-19 teve início no ano 2019.

Resultados e discussão

Análise da Teoria Ambientalista de Florence Nightingale segundo o modelo de Fawcett

Florence Nightingale, nasceu em 1820 em Florença, na Itália, e é considerada a fundadora da enfermagem moderna. Se destacou por cuidar voluntariamente dos doentes, especialmente dos soldados feridos na Guerra da Crimeia, em 1854, e ficou conhecida como a "dama da lâmpada". Dentre as preocupações de Florence no cuidado ao indivíduo estavam: a administração hospitalar, a formação da enfermagem, o controle do ambiente, a prevenção de infecções, os dados epidemiológicos e o sanitarismo (NIGHTINGALE, 1860; COUTO et al., 2020; SHERIFALI, 2020).

Na sua visão, o fortalecimento de um ambiente estimulador para saúde dos indivíduos deve ser o foco do cuidado, pois esse é um diferencial na recuperação dos doentes e deve ser influenciado e controlado pela enfermagem ou pelo cuidador, os quais devem colocar o indivíduo na melhor condição para que a natureza haja sobre ele. Assim, esse preceito sustenta a Teoria Ambientalista que emergiu em meados do século XIX, na Inglaterra NIGHTINGALE, 1860; SHERIFALI, 2020).

Ao realizar a análise da Teoria Ambientalista, percebe-se que o escopo é o controle do ambiente por meio da enfermagem no cuidado ao indivíduo (FAWCETT, 2012). Assim, por ser a primeira teoria de enfermagem, apresenta escopo amplo, já que pode ser difundida e aplicada em vários contextos da prática clínica, conforme outros autores abordam (MEDEIROS; ENDERS; LIRA, 2015).

A segunda etapa da análise, o contexto da teoria, é verificada por meio da identificação dos conceitos e das proposições do metaparadigma da enfermagem que foram abordadas na teoria; das afirmações filosóficas que a teoria é baseada; do modelo conceitual, o qual a teoria foi derivada; e das contribuições do conhecimento da enfermagem para o desenvolvimento da teoria (FAWCETT, 2012).

Diante desses critérios analisados, tem-se que a Teoria Ambientalista apresenta os quatro conceitos metaparadigmáticos: ambiente, saúde, indivíduo e enfermagem, bem como que a proposição do metaparadigma é o controle do ambiente pela enfermagem, o qual contribui para a saúde dos indivíduos (NIGHTINGALE, 1860). Nesse caso, as ações ou o processo de enfermagem são benéficos para os seres humanos, uma vez que a teoria lida com o contexto ambiental, com os processos de vida e com a morte que estão associados à relação do indivíduo com o ambiente.

Quanto às afirmações filosóficas que a teoria é baseada, as declarações e suposições de Florence Nightingale representam a base da Teoria Ambientalista. Essas declarações focam no ser humano que deve conservar a saúde e a energia vital para se recuperar da doença; na enfermagem que deve equilibrar o ambiente; e no bem-estar físico, social e psicológico do indivíduo (NIGHTINGALE, 1860).

Já em relação ao modelo conceitual e as contribuições do conhecimento da enfermagem, salienta-se que por meio das anotações e observações diárias de Florence Nightingale, surge a Teoria Ambientalista que é considerada o marco da história da enfermagem. Ela é considerada a primeira teórica da área (AWALKHAN; MUHAMMAD, 2016). No contexto da época o único conhecimento utilizado para as ideias de Florence, foi o conhecimento empírico.

A terceira etapa da análise corresponde ao conteúdo da teoria, o qual é articulado por meio dos conceitos e proposições (FAWCETT, 2012). Além dos conceitos metaparadigmáticos, tem-se na Teoria Ambientalista os dos elementos do ambiente: iluminação, ar puro, água pura, esgoto eficiente, limpeza, sanitarismo, ventilação, temperatura, nutrição, variação, cama, roupa de cama e ruído, os quais são essenciais tanto para manter o ambiente salubre quanto para contribuir para a reabilitação dos pacientes (AWALKHAN; MUHAMMAD, 2016).

Quanto às proposições da teoria, destaca-se que elas são claras e relacionais com os conceitos. Florence Nightingale, em seu intenso cuidado, priorizava o isolamento, a individualização da assistência e a redução do número de leitos por enfermaria, o que evitava a contaminação cruzada e as condições desfavoráveis ao paciente. Ademais, percebeu que a implementação das medidas preventivas mais simples como, por exemplo, a lavagem das mãos antes e após o cuidado reduzia a taxa de morbimortalidade (BRADSHAW, 2020; COUTO *et al.*, 2020).

É importante ressaltar que Florence não apenas desenvolveu uma visão abrangente dos cuidados ao paciente, mas ampliou o conceito de ambiência como fundamental para o cuidado. Sua preocupação com o ambiente, mesmo não tendo o conhecimento acerca dos microrganismos, com o desenvolvimento de suas técnicas e pensamentos inovadores subsidiaram o esboço da teoria (COUTO *et al.*, 2020).

O ambiente, o qual Florence mencionava, não era apenas o físico, mas também o psicológico e o social. Mesmo não tendo abordado com tanta intensidade esses últimos, ela percebeu que estes podem influenciar o ambiente físico ou podem ser influenciados. Desse modo, o ambiente é percebido como todas as condições e influências externas que auxiliam a vida e que é capaz de prevenir, suprimir ou contribuir para a doença e a morte (BRADSHAW, 2020).

O ambiente físico relaciona-se à ventilação, à iluminação, ao calor, ao ruído, à saúde das casas, à alimentação e à higiene do local. Quanto ao ambiente psicológico, refere-se que um ambiente físico negativo pode influenciar o emocional da pessoa, sendo a comunicação sobre esperança e o aconselhamento essenciais para minimizar as tensões do indivíduo e avaliar o estado emocional. Já o ambiente social, está intimamente relacionado à comunidade e às condições de vida que influenciam o ambiente físico (BRADSHAW, 2020).

Salienta-se que quando um ou mais desses aspectos do ambiente estão desequilibrados, o indivíduo deve utilizar a maior energia para contrabalançar o estresse ambiental, pois esse estresse retira a energia necessária para a cura (JUTHAMANEE, 2020).

Outro aspecto da Teoria Ambientalista é que a doença é considerada um processo restaurador da saúde e o papel da enfermagem é equilibrar o meio ambiente, de modo a oferecer condições mínimas de recuperação. Enquanto isso, a saúde é definida não como a ausência do bem-estar, mas como a capacidade de cada indivíduo possuir poder vital para lidar com a doença (BRADSHAW, 2020).

Portanto, o altruísmo e o propósito de Florence Nightingale de modificar as formas como eram atribuídas à saúde e às condições sanitárias, do século XIX, deixou marcas significativas na história que têm sido relembradas e implementadas atualmente durante a assistência à saúde (BRADSHAW, 2020; SHERIFALI, 2020).

Avaliação da Teoria Ambientalista de Florence Nightingale segundo o modelo de Fawcett

A avaliação de teorias de enfermagem, segundo Fawcett (2012), corresponde a um exame sistemático do que exatamente está na teoria, com julgamentos sobre até que ponto os teóricos atendem aos seis critérios: 1. Significado; 2. Consistência interna; 3. Parcimônia; 4. Testabilidade; 5. Adequação empírica; e 6. Adequação pragmática.

O primeiro critério, significado, tem como foco o contexto da teoria e requer a justificativa da importância para a enfermagem. Este critério é atendido quando as origens metaparadigmáticas, filosóficas e conceituais são explícitas, bem como quando as contribuições da teoria são identificadas (FAWCETT, 2012).

Em relação aos conceitos da Teoria Ambientalista, percebe-se que Florence Nightingale deixa explícito os conceitos metaparadigmáticos. Além disso, as proposições são identificadas e a teoria é considerada o marco da história da enfermagem, baseada no empirismo, não sendo influenciada por teorias prévias (AWALKHAN; MUHAMMAD, 2016).

O conceito de enfermagem e de saúde foram bem definidos e o de indivíduo e ambiente foram pressupostos dessa definição. Por ser o foco da teoria, o conceito de ambiente, o seu papel no processo saúde-doença e os seus elementos – ar puro, água pura, esgoto eficiente, limpeza, sanitarismo, ventilação, temperatura, nutrição, variação, cama, roupa de cama e ruído – são descritos de maneira clara (MEDEIROS; ENDERS; LIRA, 2015). Também está descrito com clareza que o desequilíbrio desses elementos interfere no processo saúde-doença e que a manipulação desse ambiente faz com que o paciente passe a agir na natureza.

No que concerne a contribuição da teoria, salienta-se a importância do controle do ambiente durante a realização do cuidado de enfermagem, o qual é um aspecto fundamental para a manutenção da saúde da pessoa (MEDEIROS; ENDERS; LIRA, 2015). Não há duplicidade de informação, o que não gera dúvida na interpretação da Teoria Ambientalista.

O segundo critério, consistência interna, está relacionado ao contexto e ao conteúdo da teoria, o que requer que os conceitos e as proposições estejam congruentes. É exigido que os conceitos tenham clareza semântica, a qual é cumprida quando se tem uma definição constitutiva. Para isso, é necessário que a teoria seja passível de entendimento e que as proposições tenham consistência estrutural, o que explica a associação entre os conceitos especificados (FAWCETT, 2012).

Diante disso, o contexto da Teoria Ambientalista está voltado para os cuidadores no ambiente domiciliar e hospitalar já que, em suas observações e anotações diárias, Nightingale registrou os métodos para melhorar a saúde dos indivíduos, bem como às mulheres que estavam responsáveis pelo cuidado familiar, o que está coerente com o conteúdo da teoria, pois os conceitos estabelecidos e as proposições são congruentes e associáveis. Assim, a teoria tem boa consistência interna, tem clareza no significado e o leitor não precisa ter vocabulário rebuscado para entendê-la (MEDEIROS; ENDERS; LIRA, 2015; AWALKHAN; MUHAMMAD, 2016), é passível de entendimento.

Quanto à associação entre os conceitos especificados na Teoria Ambientalista, percebe-se que há uma influência dos elementos do ambiente com o indivíduo, o qual pode estar sadio ou enfermo, e da enfermagem com esses elementos, já que esta pode controlá-los ou influenciá-los (MEDEIROS; ENDERS; LIRA, 2015). A partir disso, infere-se que as proposições têm consistência estrutural, uma vez que os conceitos especificados estão associados.

O terceiro critério, a parcimônia, concentra-se no conteúdo da teoria. Este critério é atendido quando as declarações parcimoniosas esclarecem o fenômeno de interesse. É visto se o conteúdo é declarado de forma clara e concisa. Também é verificado se o conjunto dos pressupostos da teoria são compreensíveis, sobretudo quanto ao significado de ser enfermeira e os seus comportamentos na assistência à saúde. Além disso, a linguagem utilizada é coloquial e clara, não sendo identificados jargões, o que permite a melhor compreensão (FAWCETT, 2012).

É notório que a explicação de Florence é simples e condiz com as hipóteses e evidências. Isso pode se dá pelo fato das suas anotações e observações serem originadas da própria experiência, o que está bem exemplificado em seus escritos. No prefácio da publicação Notas sobre Enfermagem (NIGHTINGALE, 1860), percebe-se que a autora que não tem a pretensão de ditar regras para enfermeiros, mas dar subsídios para todos para o encargo de cuidar da saúde de alguém.

O quarto critério, testabilidade, se concentra no conteúdo e é a principal característica de uma teoria ser cientificamente útil (FAWCETT, 2012). As hipóteses da teoria devem afirmar expectativas testáveis sobre um ou mais conceitos. Nightingale define os conceitos de sua teoria, os quais podem ser testados pelos pesquisadores. Por exemplo, os conceitos: ruído, iluminação, ventilação, aquecimento, limpeza, alimentação e variação são hipóteses testáveis (AWALKHAN; MUHAMMAD, 2016; SOUZA *et al.*, 2017).

O quinto critério, a adequação empírica, requer que as afirmações feitas na teoria estejam congruentes com a evidência empírica. Essa adequação pode ser identificada a partir dos resultados dos estudos que utilizaram a teoria (FAWCETT, 2012).

Nota-se que o trabalho empírico de Florence por meio da análise estatística, da compreensão e do conhecimento acerca da incidência e prevalência das doenças infectocontagiosas, no século XIX, orientam estudos até os dias de hoje (AWALKHAN; MUHAMMAD, 2016). Desse modo, a teoria tem boa adequação empírica.

O sexto e último critério, adequação pragmática, é caracterizado pela aplicabilidade da teoria na prática, em que as aplicações da enfermagem baseadas na teoria sejam viáveis (FAWCETT, 2012). Nesse sentido, ressalta-se que são vários os estudos que citam a utilização da Teoria Ambientalista na assistência aos mais diversos pacientes, uma vez que a teoria subsidia o cuidado de enfermagem (MEDEIROS; ENDERS; LIRA, 2015; DOSSEY; ROSA; BECK, 2019; KALIA; TENDOLKAR; SAGGI, 2019).

Embora a teoria tenha sido desenvolvida no século XIX, atualmente essa teoria tem influenciado a atuação profissional, de forma a abordar o binômio saúde-ambiente. Fundamenta tanto o ensino quanto a prática da enfermagem e os enfermeiros de todo o mundo utilizam para embasar o cuidado de enfermagem em diferentes contextos clínicos (MEDEIROS; ENDERS; LIRA, 2015).

Princípios e Teoria Ambientalista de Florence Nightingale: aplicabilidade em tempos de pandemia da Covid-19

A Teoria Ambientalista e a sua aplicabilidade no contexto da Covid-19 têm nas ações preventivas a higienização das mãos, a limpeza do ambiente e o distanciamento físico, propostos por Florence, aspectos importantes para a prevenção e controle da disseminação do Sars-CoV-2, não somente no ambiente hospitalar, mas também na sociedade. Ressalta-se que esses aspectos foram elementos implementados por ela há mais de 100 anos para reduzir a taxa de morbimortalidade dos indivíduos (COUTO *et al.*, 2020).

O Sars-CoV-2, causador da Covid-19, tornou-se uma ameaça mundial, uma vez que a doença tem avançado rapidamente. Seu surto começou em Wuhan, na China, no final do ano de 2019 e, em março de 2020, a OMS declarou estado de pandemia da doença, pois o vírus se espalhou para vários continentes (SHERIFALI, 2020).

Por causa da pandemia, os órgãos responsáveis pela assistência à saúde estão preocupados com a prevenção da disseminação do Sars-CoV-2 e com o avanço da doença, assim as estratégias de controle e prevenção são urgentes. A partir disso, volta-se aos preceitos de Florence Nightingale. A higienização das mãos, por exemplo, está sendo indicada, não só para os profissionais de saúde, mas para toda a população. É recomendado realizá-la com frequência, utilizando água e sabão por pelo menos 30 segundos, bem como é recomendada a utilização do álcool a 70% (CHANNAPPANAVAR *et al.*, 2017).

Sabe-se que essa prática de higienização das mãos é de baixo custo e de grande efetividade (MEDEIROS, 2020). Entretanto, por vezes, ainda há inadequação da técnica tanto por parte dos profissionais de saúde quanto por parte da população, já que se trata de uma medida comportamental.

Para conter o avanço da doença, também é recomendado o distanciamento físico de no mínimo um metro e, nos ambientes, é indicada a desinfecção das superfícies inanimadas (o vírus pode viver nas superfícies por horas, mas a desinfecção pode matá-lo). Em relação à desinfecção dos ambientes, a própria Nightingale realizava a limpeza e observou que os pacientes se recuperavam rapidamente (SHERIFALI, 2020; AWALKHAN; MUHAMMAD, 2016).

Florence ainda abordou o cuidado com os lares, a mesma afirmava que esse ambiente deveria ser limpo. Tendo em vista que o Sars-CoV-2 tem grande potencial de contaminação, recomenda-se que os ambientes dos serviços de atenção à saúde, lares, entre outros, devem ser limpos e desinfectados (DAY, 2020; LANA *et al.*, 2020).

O isolamento dos doentes também estava entre as suas prioridades. Este consiste em evitar o contato entre os indivíduos contaminados ou suspeitos com os indivíduos saudáveis. Em sua atuação, Florence separava os pacientes com condições clínicas mais graves dos que estavam em melhores condições, bem como reduzia a quantidade dos doentes na enfermaria, isso permitiu também a redução da morbimortalidade. Hoje em dia, com a pandemia da Covid-19, recomenda-se esse isolamento, o qual evita a disseminação do Sars-CoV-2 (MEDEIROS; ENDERS; LIRA, 2015; DAY, 2020).

Além disso, destaca-se a ventilação e iluminação do ambiente domiciliar e hospitalar, os quais são fundamentais para o cuidado de enfermagem. Florence percebeu que as janelas abertas permitiam a ventilação e a presença da luz solar, o que era bom para a diminuição da transmissão das infecções. Do mesmo modo, para evitar a transmissão do Sars-CoV-2, estudos indicam um ambiente ventilado e com a presença de luminosidade para destruir as partículas virais (CHANNAPPANAVAR *et al.*, 2017; LANA *et al.*, 2020).

A sociedade pode contribuir com muitas dessas medidas preventivas. Acrescenta-se que a enfermagem, em sua prática clínica, tem papel fundamental no controle do ambiente e nas ações de educação em saúde para a prevenção da Covid-19. O ambiente influencia na condição do indivíduo e o papel da enfermagem pode influenciar o ambiente, de forma que a doença seja um processo restaurador da saúde (BRADSHAW, 2020; LANA *et al.*, 2020; OLIVEIRA; LUCAS; IQUIAPAZA, 2020).

Ao fazer uma analogia das práticas empregadas por Nightingale, no século XIX, com a implementação do cuidado de enfermagem na prática clínica durante a pandemia da Covid-19, tem-se que o indivíduo tem poderes vitais para lidar com a doença e que os ambientes (físico, psicológico e social) são inter-relacionados.

Ademais, a limpeza/higiene do ambiente, ventilação, temperatura e iluminação se relacionam à prevenção e controle da doença e às reduções das taxas de mortalidade no âmbito do ambiente social. Destaca-se o isolamento social, a higienização das mãos e as condições de vida como elementos fundamentais dessa prevenção (ambiente social); e que o ambiente psicológico do doente pode ser influenciado pelo ambiente físico e social. Portanto, deve-se haver a comunicação sobre esperança e o aconselhamento para o indivíduo, sobretudo no que diz respeito à prevenção de doenças e à promoção da saúde (Figura 1).

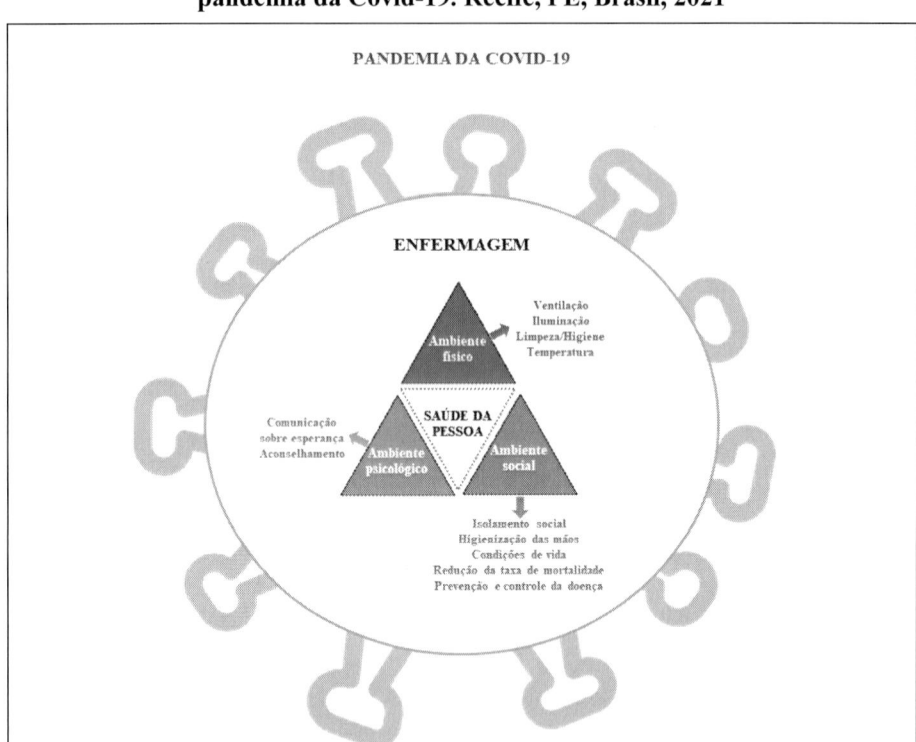

Figura 1 – Vinculação entre os elementos teóricos da Teoria Ambientalista de Florence Nightingale e o contexto da pandemia da Covid-19. Recife, PE, Brasil, 2021

Fonte: Elaborada pelas autoras.

Convém ressaltar que a enfermagem influencia o ambiente, o qual pode afetar a saúde. Assim, a saúde dos indivíduos é afetada pela enfermagem e pelo ambiente, de forma que a doença passe a ser um processo restaurador da saúde. À vista disso, para que a saúde seja reestabelecida, Florence afirma que é necessário que o ambiente esteja em boas condições, o que favorece a humanização do cuidado (DAY, 2020; LANA et al., 2020).

Durante a pandemia da Covid-19, menciona-se que os aspectos do ambiente psicológicos devem ser levados em consideração, uma vez que neste período as implicações psicológicas, tais como o estresse pós-traumático, a ansiedade, o medo, a angústia, a depressão e as tentativas de suicídio interferem no bem-estar do indivíduo (KUMAR, 2020).

Portanto, os seus princípios e sua teoria têm aplicabilidade na pandemia da Covid-19, já que o ambiente pode suprimir e prevenir a disseminação do Sars-CoV-2 e contribuir para o controle da doença.

Encaminhamentos para a prática clínica e científica

Foi relevante refletir sobre a aplicabilidade da Teoria Ambientalista de Florence Nightingale no contexto da pandemia da Covid-19, visto que foi possível compreender como uma teoria de enfermagem pode fundamentar a prática. Diante do exposto, por mais que as práticas do cuidado sejam utilizadas há muitos anos, é fundamental a discussão e utilização dos preceitos de Florence no enfrentamento e controle da disseminação do Sars-CoV-2, o qual é altamente contagioso.

A análise e a avaliação da teoria contribuíram para a compreensão da utilização desta teoria de enfermagem, a qual tem grande relevância na fundamentação do cuidado no contexto atual. Sugere-se que outros estudos sejam realizados, no intuito de ampliar o debate sobre a temática e de aplicar a Teoria Ambientalista nos diversos cenários de prática.

REFERÊNCIAS

AWALKHAN, Afsha; MUHAMMAD, Dildar. Application of Nightingale Nursing Theory to care of patient with colostomy. **European Journal of Clinical and Biomedical Science**, v. 2, n. 16, p. 97-101, 2016.

BRADSHAW, Noel-Ann. Florence Nightingale (1820–1910): An Unexpected Master of Data. **Patterns**, v. 1, n. 2, p. 100036, 2020.

CHANNAPPANAVAR, Rudragouda *et al.* Sex-based differences in susceptibility to severe acute respiratory syndrome coronavirus infection. **The Journal of Immunology**, v. 198, n. 10, p. 4046-4053, 2017.

COUTO, Jackeline Franco *et al.* Trazendo Nightingale para o século XXI: Retrospectiva do cuidado de Enfermagem na perspectiva da Teoria Ambientalista. **Research, Society and Development**, v. 9, n. 5, p. e77953122-e77953122, 2020.

DAY, Michael. Covid-19: identifying and isolating asymptomatic people helped eliminate virus in Italian village. **BMJ**: British Medical Journal (Online), v. 368, p. 1-1, 2020.

DOSSEY, Barbara M.; ROSA, William E.; BECK, Deva-Marie. Nursing and the sustainable development goals: from Nightingale to now. **AJN The American Journal of Nursing**, v. 119, n. 5, p. 44-49, 2019.

FAWCETT, Jacqueline. **Contemporary nursing knowledge**: Analysis and evaluation of nursing models and theories. Philadelphia: FA Davis, 2012.

JUTHAMANEE, Siripattra. 'Wash Your Hand!': The Old Message From Florence Nightingale To Battle COVID-19. **Belitung Nursing Journal**, v. 6, n. 2, p. 62, 2020.

KALIA, Raman; TENDOLKAR, Ketki; SAGGI, Manpreet. Florence Nightingale's Healthcare Environment. **International Journal of Nursing Science Practice and Research**, v. 5, n. 2, p. 9-12, 2019.

KUMAR, Anant; NAYAR, K. Rajasekharan. COVID 19 and its mental health consequences. **Journal Mental Health**, v. 180, n. 6, p. 817-818, 2020.

LANA, Raquel Martins *et al.* Emergência do novo coronavírus (SARS-CoV-2) e o papel de uma vigilância nacional em saúde oportuna e efetiva. **Cadernos de Saúde Pública**, v. 36, p. e00019620, 2020.

MEDEIROS, Ana Beatriz de Almeida; ENDERS, Bertha Cruz; LIRA, Ana Luisa Brandão de Carvalho. The Florence Nightingale's environmental theory: a critical analysis. **Escola Anna Nery**, v. 19, n. 3, p. 518-524, 2015.

MEDEIROS, Eduardo Alexandrino Servolo. Health professionals fight against COVID-19. **Acta Paulista de Enfermagem**, v. 33, n. 1, p. 1-4. 2020.

NIGHTINGALE, Florence. **Notes on nursing**: what it is, and what it is not. London: Harrison, 1860.

OLIVEIRA, Adriana Cristina de; LUCAS, Thabata Coaglio; IQUIAPAZA, Robert Aldo. What has the covid-19 pandemic taught us about adopting preventive measures?. **Texto & contexto-enfermagem**, v. 29, p. e20200106, 2020.

QU, Guangbo *et al.* An imperative need for research on the role of environmental factors in transmission of novel coronavirus (COVID-19). **Environmental Science & Technology**, v. 54, n. 7, p. 3730-3732, 2020.

RIBEIRO, Beatriz Maria dos Santos Santiago *et al.* A enfermagem brasileira em tempos de pandemia e o bicentenário de Florence Nightingale. **Revista Brasileira de Enfermagem**, v. 75 (Suppl 1), p. e20210081, 2021.

SHERIFALI, Diana. The year of the nurse, Florence Nightingale and COVID-19: reflections from social isolation. **Canadian journal of diabetes**, v. 44, n. 4, p. 293-294, 2020.

SOUZA, Marli Aparecida Rocha *et al.* The vital power and the legacy of Florence Nightingale in the health-disease process: integrative review. **Revista de Pesquisa**: Cuidado é Fundamental Online, v. 9, n. 1, p. 297-301, 2017.

CAPÍTULO 2

REFLEXÃO SOBRE A TEORIA AMBIENTALISTA DE FLORENCE NIGHTINGALE FRENTE A PANDEMIA DA COVID-19

Erica Jorgiana dos Santos de Morais
Gabriela Oliviera Parentes da Costa
José Wicto Pereira Borges
Grazielle Roberta Freitas da Silva
Fernando Lopes e Silva-Júnior
Rosilane de Lima Brito Magalhães

Introdução

O novo coronavírus causador da Covid-19, foi detectado pela primeira vez no dia 31 de dezembro de 2019, na cidade de Wuhan, na China. No início de janeiro do ano seguinte, a Organização Mundial da Saúde (OMS) emitiu um informativo confirmando a circulação do vírus, havendo importação dele dos Estados Unidos, Canadá e Austrália (LANA *et al.*, 2020). Em março de 2020, já havia 100.625 casos confirmados e um total de 3.411 óbitos pela doença, no mundo, sendo decretado pela OMS como uma pandemia (SILVA, 2020).

No Brasil, o primeiro caso foi diagnosticado em São Paulo, no dia 26 de fevereiro de 2020. Tratava-se de um indivíduo do sexo masculino que havia retornado de viagem à Itália. O primeiro óbito no país foi de outro paciente, também do sexo masculino e sem relato de viagem ao exterior, sendo sua transmissão informada como comunitária. A partir de então, os números de contaminação e óbito só cresceram (BRASIL, 2020a).

Segundo Gemelli (2020), a doença infecciosa é causada pelo SARS-CoV-2 e tem a capacidade de prejudicar o funcionamento do sistema respiratório, causando pneumonia intersticial e a Síndrome do Desconforto Respiratório Agudo (SDRA). De modo geral, a Covid-19 é uma doença de baixa letalidade (algo que está em discussão devido ao índice de mortalidade crescente), contudo, pode ser mortal em pessoas com diagnóstico de doença prévia, como *diabetes*, hipertensão arterial sistêmica, problemas cardíacos, asma e doença pulmonar obstrutiva crônica (DPOC) (CAMPOS; COSTA, 2020; BASTOS *et al.*, 2020).

Devido à gravidade, a estimativa é que dez a 15% dos pacientes com coronavírus terão indicação de internação em Unidades de Terapia Intensiva (UTI) (ROBERTO, 2020).

Esse não é o primeiro vírus que assola a humanidade, assim como, essa não é a primeira pandemia da história e, possivelmente, não será a última. Como as pessoas lidam com as doenças virais e bacterianas fará a diferença para conter ou evitar uma nova epidemia a nível mundial. Reconhecer que o controle e a prevenção de doenças são medidas indispensáveis para evitar esse tipo de situação é imprescindível para a perpetuação da raça humana.

Florence Nightingale (Figura 1), enfermeira, atuante na Guerra da Crimeia em 1854, entendeu que era possível conter as infecções por meio de medidas simples, contudo, eficazes. Ela percebeu que o ambiente interfere diretamente no agravo das infecções e estabeleceu normas sanitárias de higiene local que foram determinantes para a diminuição das taxas de infecção e mortalidade (NIGHTINGALE, 1989). Em sua teoria, Florence afirmava que as condições ambientais e externas afetam a vida de um organismo, sendo capaz de resultar na prevenção ou na evolução para a morte.

No cenário de pandemia atual, o Ministério da Saúde (MS) tem realizado orientações para prevenção da infecção pelo coronavírus, visando em medidas como higienização das mãos, etiqueta respiratória, distanciamento social, ventilação dos ambientes, utilização da máscara facial, entre outros (BRASIL, 2019b). Parâmetros semelhantes são difundidos por Florence há muitos anos. Em sua Teoria Ambientalista, a autora frisa que a manutenção do ambiente favorável, como a ventilação e a limpeza eram indispensáveis para a cura e a saúde do indivíduo, sendo o ambiente do paciente o foco principal (HADDAD; SANTOS, 2011; PERES et al., 2021).

Utilizar-se das teorias de enfermagem para fundamentar a prática propicia a valorização do conhecimento profissional do enfermeiro, contribuindo para um comportamento reflexivo e para um cuidado baseado em evidências (MEDEIROS; ENDERS; LIRA, 2015). A análise de uma teoria permite ao profissional, expandir sua visão, de modo que sua atuação não será meramente técnica e mecanicista, assim, terá amparo sólido para direcionar o cuidado, possibilitando identificar o que pode ser modificado ou melhorado, dentro da sua atuação (MCEWEN; WILLS, 2009; WALKER; AVANT, 2011).

Destarte, considerando a relevância histórica de Florence para a saúde e para a enfermagem, o presente estudo tem como objetivo refletir acerca da relação da teoria ambientalista no tocante ao processo saúde-doença durante a pandemia pela Covid-19.

Método

Trata-se de um estudo teórico-reflexivo, sustentado pela literatura pertinente. A pesquisa foi desenvolvida entre abril e junho de 2021, a partir de uma proposta da disciplina de Fundamentos Teóricos e Filosóficos do Cuidar em Enfermagem, ofertada pelo Programa de Pós-Graduação em Enfermagem da Universidade Federal do Piauí (PPGENF/UFPI).

O estudo teórico-reflexivo em enfermagem expõe pressupostos centrais de um conceito teórico, fundamentando a interação e o cuidado, seja no cenário educacional, na prática da profissão e no campo da pesquisa (LOPES; JORGE, 2005).

Para tal, buscou-se discutir sobre o contexto da pandemia causada pelo coronavírus, ancorado na Teoria Ambientalista de Florence Nightingale. Como fonte primária utilizou-se o livro "Notes on Nursing: What It Is, and What It Is Not" e fontes secundárias sobre a teoria citada, que foram exploradas a partir de livros e publicações em bases de dados.

A teoria tem como foco o meio ambiente, como influência direta no processo saúde-doença de uma população, partindo da premissa de que o ser humano é integrante da natureza, estando saudável ou não, sob influência deste.

Para o arcabouço sobre a Covid-19 realizou-se uma análise em documentos oficiais no site de instituições de saúde, do Ministério da Saúde (MS) e Organização Mundial da Saúde (OMS). Além disso, foram consultados na literatura artigos científicos publicados sobre temática, como embasamento para fundamentação teórica.

A descrição crítica se deu por meio de eixos temáticos sobre o tema, e interpretados à luz da literatura, conforme a impressão reflexiva dos autores.

Resultados e Discussões

Para organizarmos a reflexão e de modo a facilitar a compreensão do leitor, dividimos esta secção do artigo em três tópicos, a saber: I. Teoria Ambientalista de Florence Nightingale; II. Processo saúde-doença da Covid-19 e, por fim, III. O processo saúde-doença da Covid-19 na perspectiva da Teoria Ambientalista.

Teoria Ambientalista de Florence Nightingale

No ano de 2020, comemorou-se o 200° aniversário do nascimento de Florence Nightingale (Figura 1). Também foi nomeado o Ano Internacional da Enfermeira e da Parteira pela Organização Mundial da Saúde. Neste ano especial destacou-se o papel central que os enfermeiros(as) desempenham na promoção da saúde e na resposta a uma variedade de necessidades que o indivíduo possa ter ao longo de suas vidas (WHO, 2020).

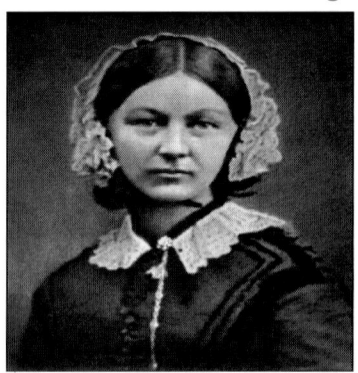

Figura 1 – O retrato de Florence Nightingale

Fonte: (KARIMI; ALAVI, 2015).

Tendo em conta os diferentes tempos, a variedade de problemas contemporâneos e a evolução do status dos profissionais de enfermagem, pode parecer inusitado indagar que as enfermeiras do século XXI podem aprender com a vida e o trabalho de Florence Nightingale de quase dois séculos atrás. Entretanto, pesquisar, refletir e questionar-se sobre assunto é de suma importância para compreender as teses da precursora da Enfermagem Moderna.

Florence, em suas instruções sobre a prática de enfermagem, relacionava a importância do ambiente no paciente da seguinte forma: 1- o paciente e o ambiente; 2- enfermeiro e paciente; 3- enfermeiro e meio ambiente do paciente (Figura 2). Para a autora, o centro principal é o ambiente em que o paciente está.

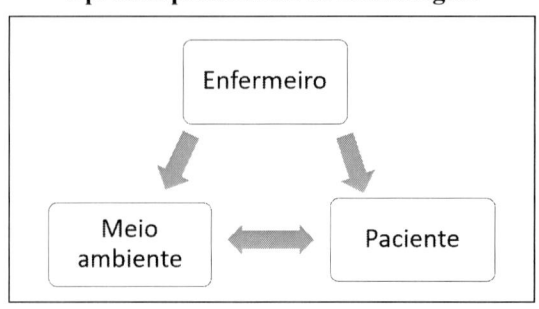

Figura 2 – Instruções de Florence Nightingale sobre a prática profissional de enfermagem

Fonte: Elaboração própria, baseada no modelo de Peres *et al.*, 2015.

Assim, o processo de recuperação do paciente depende dos elementos que compõem o ambiente em que este se encontra, como o ar que circula no local, a temperatura, sons, luz e limpeza. Dessa forma, o cuidado de enfermagem não está restrito a medicamentos e curativos, mas, envolve o gerenciamento do bem-estar do paciente. Para isso, manter as janelas abertas por um período, permitindo a entrada de ar fresco e limpo, limpeza diária, troca de roupas de cama, higiene do paciente, entre outras medidas, são defendidas pela autora como essenciais para recuperação do indivíduo adoecido (CORBELLINI *et al.*, 2018; PALUMBO; CHAGAS, 2020).

A história de Nightingale começou quando quebrou os paradigmas da sociedade, abrindo mão de casamentos e bordados e, em vez disso, seguiu um "chamado" para torna-se uma enfermeira, liderando um pequeno grupo de mulheres na desastrosa Guerra da Criméia (1853-1856) (HAMILTON, 2015).

Seu compromisso com a melhoria da assistência nas condições de calamidade no qual os soldados gravemente feridos e enfermos estavam foi considerado revolucionário e inspirador, desenvolvendo uma base de evidências que firma o compromisso da enfermagem com a resiliência, no qual pavimentou o caminho para a enfermagem moderna (GALLAGHER, 2020).

Tal conhecimento investigativo também detalhou como ela forneceu assistência frente ao risco de infecção na Guerra da Criméia (1853-1856), através da triagem dos pacientes separando-os em leitos, (re)organizando o ambiente e diminuindo o contágio entre um leito e outro.

Hipóteses construídas a partir dos ensinamentos, experiência e conhecimento de Florence Nightingale sustentam e apoiam o que agora atualmente compreendemos como Enfermagem Moderna, considerada a primeira Teoria da Enfermagem: Teoria Ambientalista. Desta forma, tendo o ambiente grande influência no processo saúde-doença, a teorista infere sobre elementos essenciais que integra o cotidiano de indivíduos no contexto hospitalar e nas comunidades em torno de conceitos ambientais relacionados à saúde humana, bem-estar ou o processo de adoecimento (SANTANA; PAIXÃO; JESUS, 2011; SCHAURICH; MUNHOZ; DALMOLIN, 2020).

Ao analisar o saber nightingaliano, ressalta-se que a teorista atribuiu grande importância aos cuidados com o ambiente do paciente em relação aos aspectos relacionados à limpeza, ar puro, conforto, higiene e salubridade, referindo-se à importância do cuidado ao nível ambiental, fisiológico e psicológico. Nessa perspectiva, foi possível reduzir significativamente o número de mortes e contaminação cruzada em ambientes de guerra (BEDFORD *et al.*, 2020; TAVARES *et al.*, 2020).

Na atual pandemia de Covid-19, os fatores ambientais mencionados por Florence têm sido fonte de preocupação na nossa sociedade atualmente

(FERNANDES, 2020), no qual pode-se destacar que, segundo a teoria, o cuidado de enfermagem deve ser focado na importância da higiene ambiental. Para Nightingale (1989), limpeza, ar fresco, aspectos sanitários, luz, sons, conforto e socialização são necessários para cura.

Portanto, as descobertas de Florence tinham uma base sólida que contribuíram para o cenário atual, ao trazer, naquela época, como centro de sua teoria, o meio ambiente que afeta a vida e o desenvolvimento dos organismos, sendo que essa influência tem a capacidade de prevenir e minimizar as doenças ou de contribuir para sua propagação (MEDEIROS; ENDERS; LIRA, 2015; GEORGE, 2000).

Processo saúde-doença da Covid-19

Os números relacionados à pandemia de Covid-19 são cada vez mais alarmantes, com dimensões globais. De janeiro a junho de 2021, foram notificados 175.541.600 casos confirmados, no mundo, incluindo 3.798.361 mortes. Foram notificadas 1.166.329 mortes na Europa, 1.831.222 nas Américas, 50.232 nos países do Pacífico Ocidental, 209.053 na região do Mediterrâneo Oriental, 451.838 no Sudeste Asiático e 89.674 na África, segundo os dados da Organização Mundial da Saúde (WHO, 2021).

No Brasil, de janeiro de 2020 até junho de 2021, houve 17.374.818 casos confirmados de Covid-19, independentemente dos casos de subnotificação – assim como ao redor do mundo – pela não testagem da totalidade dos sintomáticos, e somam 486.272 óbitos. Em 4 de junho de 2021, um total de 65.853.664 doses de vacina foram administradas, conforme dados de notificação da OMS (WHO, 2021).

Esses dados representam apenas uma das faces do tema em discussão e, embora importantes, são agora objeto de reflexões que vão se desenvolvendo em uma direção que ajuda a compreender sua fundamentação histórica e social. Ou seja, para além dos números, procura-se esclarecer a natureza e a dinâmica do processo de determinação social saudável à escala global, embora se trate de um termo muito geral e preliminar. A situação da pandemia Covid-19 se revela como a manifestação de um movimento mais amplo, do qual aprendemos as peculiaridades que permitem nos conectarmos com a universalidade da sociedade sob o prisma do materialismo histórico (SOUZA, 2020).

A equipe de enfermagem atua nesse cenário, mesmo em um contexto pré-pandemia, utilizando-se de conhecimentos culturais, técnicos-científicos e a orientação da comunidade, tendo a educação em saúde como o eixo principal da sua habilidade profissional. O conhecimento cultural permite o "reconhecimento das características culturais dos grupos sociais e de suas diferentes necessidades e concepções do processo saúde-doença" sendo de fundamental importância para o pleno conhecimento do seu território (GOUVEIA; SILVA; PESSOA, 2019; MACIEL *et al.*, 2020).

Modelos de determinantes de saúde desenvolvidos pela OMS contribuem para uma análise estendida de *saúde*. Compreender a saúde como objeto, de ação metodológica, implicará na verificação da saúde como um complexo multidimensional e dialético; com inovações em termos de categorias e operações metodológicas; e a transformação de projeções práticas e nas relações sociais (PETTRES; DA ROS, 2018).

Pode-se inferir então que a *doen*ça, segundo o modelo da determinação social, não nega atenção apenas ao indivíduo, mas se manifesta na relação entre os cidadãos, família e coletividade e como o meio pode influenciar para o seu adoecimento. Observações que vão, em contrapartida, ao modelo flexneriano, também denominado biomédico, que desde 1910 até os dias de hoje, induzem as práticas de assistência à saúde com foco na unicasualidade, individualidade, positivista, curativista, hospitalocêntrica, biologicista e fragmentada (PAGLIOSA; DA ROS, 2008).

Portanto, é possível refletir que o processo saúde-doença atua de forma holística deixando de tratar apenas fragmentos do indivíduo, mas focando no seu cuidado integral que está sujeito a diversas variáveis que determinam suas necessidades em todos os momentos de sua vida.

Observa-se que as vulnerabilidades dos determinantes sociais influenciam no processo saúde-doença, e a pandemia da Covid-19 como fator de adoecimento atinge inúmeras pessoas independentemente da idade, fatores socioeconômicos, étnicos e comportamentais. Em pesar que tais vulnerabilidades estão relacionadas intrinsecamente as desigualdades sociais, pois nem toda a população está vivenciando a pandemia de forma igualitária, em algumas partes da sociedade ela pode ser um subsídio do "efeito dominó da desigualdade" contribuindo com os riscos, instabilidade financeira e falta de acesso aos serviços essenciais, como saúde, educação e proteção social.

O processo saúde-doença da Covid-19 na perspectiva da Teoria Ambientalista

Da mesma forma que, durante a Guerra da Criméia, Florence Nightingale percebeu que o ambiente influencia diretamente na saúde do indivíduo, atualmente, na pandemia da Covid-19, percebe-se que as propostas da Teoria Ambientalista descritas pela autora, possui forte influência no processo saúde-doença.

A partir dessa reflexão inicial, a teoria proposta por Florence infere que os fatores ambientais (ar, iluminação, limpeza) podem estar relacionados no processo saúde-doença, colaborando para a cura ou o adoecimento dos indivíduos. O ambiente deve assegurar as condições sanitárias das moradias, sendo necessário ar puro, água potável, tratamento de esgoto, iluminação e higienização. Baseando-se na ideia da teorista que a doença é a perda do poder vital, Nightingale afirma que os cuidados com os pacientes devem priorizar o equilíbrio dos fatores ambientais, de modo a fortalecer o poder vital perdido e, desse modo, auxiliar na recuperação das pessoas doentes (NIGHTINGALE, 1989).

Com o avanço da pandemia, os ensinamentos de Florence Nightingale sobre a higiene pessoal e ambiental mostraram-se essenciais para a prevenção da disseminação do novo Coronavírus (Sars-Cov-2) que embora pareçam básicos, são necessários e de suma importância atualmente. Tais medidas são fundamentais, pois a humanidade está enfrentando um grave problema de saúde global (NUNES, 2020) em que os caminhos para a cura ainda estão a passos lentos.

A pandemia, então, forçou a maioria dos governantes – que tinham o propósito de resguardar a vida de seus cidadãos – a tomarem medidas cabíveis e urgentes para evitar o maior número de contaminações e mortes, considerando a grande letalidade do vírus (PADILHA, 2020).

Esse vírus pode se propagar pelo contato direto (pessoa para pessoa), indiretamente, quando as mãos entram em contato em superfícies ou objetos contaminados, ou próximo (na faixa de um metro) com pessoas infectadas através de secreções como saliva ou de suas gotículas respiratórias (aerossóis), que são expelidas quando uma pessoa tosse, espirra, fala ou canta (OPAS/OMS, 2020).

Dado a este fato, em sua obra, Nightingale retoma os cuidados relacionados à higiene do ambiente para a cura dos pacientes, propondo medidas importantes de manter o ar do cômodo em que o doente está instalado sempre "fresco e limpo", realizando-se a limpeza diária do cômodo (NIGHTINGALE, 1989; PALUMBO; CHAGAS, 2020).

Através do protocolo realizado pela Organização Mundial da Saúde (OMS), a fim de amparar a população no contexto da pandemia provocada pela Covid-19 (OPAS/OMS, 2020), foi possível observar relações entre as recomendações proposta pela principal instância de saúde pública no mundo e as orientações formuladas por Nightingale relativas à limpeza dos ambientes (NIGHTINGALE, 1989).

Assim, portanto, aplicação dos saberes nightingalianos na atualidade se mostrou promissora para a criação desses protocolos, medidas sanitaristas para minimizar a propagação do vírus, como higienização das mãos, uso de máscaras, protetores faciais e a redução do contato direto das mãos com o rosto, além da educação/conscientização da população e da capacitação dos profissionais para a atenção em saúde (BRASIL, 2020b; BRASIL, 2020a; FLORIANO *et al.*, 2020).

Seu legado, amplamente utilizado para basear protocolos e diretrizes, mostra como é possível "achatar a curva" de disseminação da Covid-19 por meio do distanciamento social utilizando dados epidemiológicos e gráficos para facilitar as decisões de prevenção de doenças, bem como para aliviar as medidas de isolamento social. Nightingale acreditava que os ambientes familiares eram um espaço fundamental para intervenções de prevenção de doenças (MCDONALD, 2017).

No tocante às definições que a teoria apresenta, pode-se relacionar que os protocolos utilizados atualmente no meio intra-hospitalar mesmo na realidade pré-Covid, foram consolidados na pandemia, de forma a reduzir a propagação do vírus.

A partir desse entendimento, relaciona-se com a gestão do cuidado durante a pandemia Covid-19. No Brasil, em meados de fevereiro de 2020, quando foi publicado o Plano de Contingência Nacional para Infecção Humana pelo novo coronavírus, cuidar do ambiente assim como os aspectos que o rodeiam, tornou-se peça central em (re)organização dos serviços de saúde (FERNANDES *et al.*, 2020; TAVARES *et al.*, 2020).

O caminho percorrido com os pacientes internados nas enfermarias, assim como nos hospitais, foi adaptado e os espaços foram reduzidos. Nesse sentido, deve-se entender que ao fazer essa separação, beneficiam tanto para a redução do contágio de infecções quanto favorecem a intervenção dos pacientes após o óbito (TAVARES *et al.*, 2020).

Por conseguinte, segundo as recomendações do Ministério da Saúde, os documentos oficiais do governo federal, a veiculação das medidas protetivas é recomendada tanto no serviço de saúde quanto nos domicílios. Isso porque, no Brasil e no mundo, nas últimas décadas, verificou-se a centralidade do domicílio nas políticas públicas de saúde, tanto do ponto de vista curativo, preventivo e paliativo (SÃO PAULO, 2020).

Pressupõe-se, portanto, que o cuidado de enfermagem nos tempos de pandemia no qual vivemos deve, além das preocupações com o ambiente, modificar comportamentos. Deste modo, constata-se que as intervenções e mudanças no Ambiente nos serviços de saúde e no espaço domiciliar constituem-se como práticas de cuidado evocadas e sustentadas por Nightingale, mas estão sendo atualizadas para os tempos modernos. São estratégias produtivas adotadas pelo Estado para minimizar e combater a pandemia (TAVARES *et al.*, 2020; NIGHTINGALE, 1989).

Implicação para a prática clínica, pesquisa e gestão

No presente artigo foi possível refletir acerca das contribuições da Teoria de Florence Nightingale e as atuais recomendações de prevenção e controle no cenário pandêmico mundial da Covid-19, sendo a teoria factível de aplicação no cuidado em saúde, seja no cenário hospitalar ou na comunidade.

A visão da teorista mostrou que seu pensamento avançado para a época contribuiu para formulações de protocolos e cuidados para a população em geral. Suas recomendações com relação a higienização e limpeza dos ambientes permanecendo estes salubres, iluminados e arejados, além da organização do cuidado e separação dos mais adoecidos, reforçam a importância de suas contribuições para a saúde, especialmente a enfermagem, na prevenção de doenças e para um cuidado adequado e integral (SCHAURICH; MUNHOZ; DALMOLIN, 2020).

Considerações finais

As reflexões a respeito dos postulados de Florence Nightingale e da Teoria Ambientalista constata que o pensamento da autora estava à frente do seu tempo. Sua teoria se entrelaça ao cenário de pandemia 2020/2021, de modo que parece ter sido escrita no século atual. Os aspectos relevantes perduram e se adequam ao contexto Covid-19, em que o ambiente insalubre e as taxas de infecção pela doença reforçam a importância de sua contribuição não só para a enfermagem, mas para a saúde de um modo geral.

Os aspectos de higiene e cuidados com o ambiente, como prevenção principal contra o coronavírus (SARS-Cov-2), descrito por Florence, foram fortemente recomendados pelo MS para contenção da disseminação do vírus. No entanto, ao divulgarem a importância de tais medidas, não se relacionam às teorias da autora, não prestando créditos à enfermagem baseada em evidências. Contudo, é notório que a teoria ambientalista fundamenta as recomendações existentes, devendo ser difundida e reconhecida pela população e pelas autoridades públicas.

Para a enfermagem, o valor do legado de Florence permanece norteando a prática do profissional enfermeiro, contribuindo para um cuidado baseado em evidências. Colabora ainda, com a pesquisa, uma vez que, estudos como esse difundem o conhecimento e valorizam as ações da categoria, rompendo com paradigmas de que a enfermagem é somente arte, sem nenhuma ciência.

REFERÊNCIAS

BASTOS, G. A. N. *et al.* Clinical characteristics and predictors of mechanical ventilation in patients with COVID-19 hospitalized in Southern Brazil. **Revista Brasileira de Terapia Intensiva**, v. 32, n. 4, p. 487-492, 2020.

BRASIL. Ministério da Saúde. **Plano de contingência nacional para infecção humana pelo novo coronavírus 2019**. 1. ed. Brasília, DF, 2020a. Disponível em: https://portalarquivos2.saude.gov.br/images/pdf/2020/fevereiro/13/plano-contingencia-coronavirus-COVID19.pdf. Acesso em: 10 jun. 2021.

BRASIL. Ministério da Saúde. **Nota Técnica nº9/2020-CGAHD/DAHU/SAES/MS**: recomendações da coordenação-geral de atenção hospitalar e domiciliar em relação à atuação dos serviços de atenção domiciliar (sad) – programa melhor em casa na pandemia do coronavírus (COVID-19). 2020b. Disponível em: https://www.conasems.org.br/wp-content/uploads/2020/03/SAD-NOTA-T%C3%89CNICA-N%C2%BA-9_2020-CGAHD_DAHU_SAES-1.pdf. Acesso em: 1 jun. 2021.

BEDFORD, J. *et al.* COVID-19: towards controlling of a pandemic. **The Lancet**, v. 395, n. 10229, p. 1015-1018, 2020.

CAMPOS, N. G.; COSTA, R. F. Alterações pulmonares causadas pelo novo Coronavírus (COVID-19) e o uso da ventilação mecânica invasiva. **Journal of Health & Biological Sciences**, v. 8, n. 1, p. 1-32020, 2020.

CORBELLINI, V. L. *et al.* **Algumas considerações acerca da Teoria Ambientalista de Florence Nightingale**. Ciência e cuidado [recurso eletrônico]: Florence Nightingale no Museu de Ciências e Tecnologia – PUCRS / Pontifícia Universidade Católica do Rio Grande do Sul, Museu de Ciências e Tecnologia. Dados eletrônicos. Porto Alegre: EDIPUCRS, 2018. 54p. Disponível em: https://editora.pucrs.br/edipucrs/acessolivre//livros/ciencia-e-cuidado/#ficha. Acesso em: 21 jun. 2021.

FERNANDES, C. A. *et al.* Desafios e recomendações para o cuidado intensivo de adultos críticos com doença de coronavírus 2019 (COVID-19). **Health Residencies Journal (HRJ)**, v. 1, n. 1, p. 21-47, 2020.

FLORIANO, A. A. *et al.* Contributo de Florence Nightingale na ascendência do cuidar em enfermagem: do contexto histórico ao cuidado contemporâneo. **Research, Society and Development,** v. 9, n. 7, 2020.

GALLAGHER, A. Learning from Florence Nightingale: A slow ethics approach to nursing during the pandemic. **Nursing Inquiry,** v. 27, n. 3, p. e12369, 2020.

GEMELLI, A. A. COVID-19 Post-Acute Care Study Group. Post-COVID-19 global health strategies: the need for an interdisciplinary approach. **Aging clinical and experimental research**, v. 32, n. 8, p. 1613-1620, 2020.

GEORGE, J. B. **Teorias de enfermagem**: os fundamentos para a prática profissional. Porto Alegre: Artmed, 2000.

GOUVEIA, A. H.; SILVA, R.; PESSOA, B. H. Competência Cultural: uma Resposta Necessária para Superar as Barreiras de Acesso à Saúde para Populações Minorizadas. **Revista Brasileira de Educação Médica**, v. 43, n. 1, p. 82-90, 2019.

HAMILTON, L. M. **Florence Nightingale**: A life inspired. Wyatt North Publishing, LLC, 2015.

HADDAD, V. C. N.; SANTOS, T. C. F. The environmental theory by Florence Nightingale in the teaching of the nursing school Anna Nery (1962 – 1968). **Escola Anna Nery**, v. 15, n. 4, p. 755-761, 2011.

KARIMI, H.; ALAVI, N. M. Florence Nightingale: The Mother of Nursing. **Nursing and Midwifery Studies**, v. 4, n. 2, 2015.

LANA, R. M. *et al.* The novel coronavírus (SARS-CoV-2) emergency and the role of timely and effective national health surveillance. **Caderno de Saúde Pública**, v. 36, n. 3, 2020.

LOPES, C. H. A. F.; JORGE, M. S. B. Interacionismo simbólico é a possibilidade para o cuidar interativo em enfermagem. **Revista Escola de Enfermagem da USP**, v. 39, n. 1, p. 103-108, 2005.

MEDEIROS, A. B. A.; ENDERS, B. C.; LIRA, A. L. B. C. The Florence Nightingale's Environmental Theory: A Critical Analysis. **Escola Anna Nery**, v. 19, n. 3, p. 518-524, 2015.

NIGHTINGALE, F. **Notes on Nursing**: What It Is, and What It Is Not. São Paulo: Cortez, 1989.

MCEWEN, M.; WILLS, E. M. Grandes teorias da enfermagem baseadas nas necessidades humanas. *In*: MCEWEN, M.; WILLS, E. M. **Bases teóricas para enfermagem**. 2. ed. Porto Alegre: Artmed, 2009. p. 156-185.

MCDONALD, L. **Florence Nightingale, nursing and healthcare today**. New York, US: Springer Publishing Company, 2017. 446p.

MACIEL, F. B. M. *et al.* Agente comunitário de saúde: reflexões sobre o processo de trabalho em saúde em tempos de pandemia de Covid-19. **Ciência & Saúde Coletiva**, v. 25, p. 4185-4195, 2020.

NUNES, B. M. V. T. Os ensinamentos de Florence Nightingale em tempos de pandemia. **Revista de Enfermagem UFPI**, v. 9, 2020.

ROBERTO, G. A. Ventilação mecânica em pacientes portadores de COVID-19. **ULAKES Journal of Medicine**, v, 1, n. 1, p. 142-150, 2020.

SILVA, A. A. M. On the possibility of interrupting the coronavirus (COVID-19) epidemic based on the best available scientific evidence. **Revista Brasileira de Epidemiologia**, v. 23, n. 1, 2020.

SOUZA, D. D. O. A pandemia de COVID-19 para além das Ciências da Saúde: reflexões sobre sua determinação social. **Ciência & Saúde Coletiva**, v. 25, p. 2469-2477, 2020.

PADILHA, M. I. C. S. De Florence Nightingale à pandemia Covid-19: o legado que queremos. **Texto & Contexto Enfermagem,** v. 29, 2020.

PALUMBO, I. C. B.; CHAGAS, S. S. M. Contribuições da Teoria Ambientalista de Florence Nightingale para a prevenção e tratamento da COVID-19. **História da Enfermagem Revista eletrônica**, v. 11, n. 1, p. 39-45, 2020.

PAGLIOSA F. L.; DA ROS, M. A. O Relatório Flexner: para o bem e para o mal. **Revista brasileira de educação médica**, v. 32, n. 4, p. 492-499, 2008.

PERES, M. A. A. El modelo teórico enfermero de Florence Nightingale: una transmisión de conocimientos. **Revista Gaúcha de Enfermagem**, v. 42, 2021.

PETTRES, A. A.; DA ROS, M. A. A determinação social da saúde e a promoção da saúde social determination of health and health promotion. **Arquivos Catarinenses de Medicina**, v. 47, n. 3, p. 183-196, 2018.

SÃO PAULO. Academia Nacional de Cuidados Paliativos (ANCP). **Posicionamento da Academia Nacional de Cuidados Paliativos sobre COVID-19** [Internet]. São Paulo: ANCP (SP), 2020. Disponível em: https://wp.ufpel.edu.br/francielefrc/files/2020/04/Orientac%CC% A7a%CC%83o-sobre-atendimentos-em-Cuidados-Paliativos-22032020.pdf. Acesso em: 15 abr. 2021.

SANTANA, A. P.; PAIXÃO, C. A. P.; JESUS, M. R. Teoria Ambientalista – Florence Nightingale. *In*: BRAGA, C. G.; SILVA, J. V. (org.). **Teorias de Enfermagem**. 1. ed. São Paulo: Iátria, 2011. p. 105-116.

SCHAURICH, D.; MUNHOZ, O. L.; DALMOLIN, A. Teoria de Florence Nightingale: aproximações reflexivas no contexto da pandemia da Covid-19. **Enfermagem em Foco**, v. 11 n. 2. p. 12-17, 2020.

TAVARES, D. H. *et al*. Aplicabilidade da Teoria Ambientalista de Florence Nightingale na pandemia do novo Coronavírus. **Journal of Nursing and Health**, v. 10, 2020.

WALKER, L. O.; AVANT, K. C. **Strategies for Theory construction in nursing**. 5. ed. Upper Saddle River, NJ, USA: Pearson/Prentice Hall, 2011.

WHO, WORLD HEALTH ORGANIZATION. **Coronavírus (COVID-19) Dashboard**. Genebra: WHO, 2021. Disponível em: https://covid19.who.int/. Acesso em: 1 jun. 2021.

WHO, WORLD HEALTH ORGANIZATION. **The state of the world's nursing report**. Genebra: WHO, 2021. Disponível em: https://www.who.int/publications/i/item/9789240003279. Acesso em: 1 jun. 2021.

CAPÍTULO 3
UTILIDADE DA TEORIA DE SISTEMA COMPORTAMENTAL AOS PROFISSIONAIS DE ENFERMAGEM NO ENFRENTAMENTO DA PANDEMIA DE COVID-19

Kellyane Folha Gois Moreira
José de Siqueira Amorim Júnior
Fernando Lopes e Silva-Júnior
Elaine Maria Leite Rangel Andrade

Introdução

A doença causada pelo coronavírus *Severe Acute Respiratory Syndrome Coronavirus* 2 (SARS-CoV-2), causador da *Coronavirus Disease* 2019 (Covid-19), é responsável por causar infecções assintomáticas, sintomáticos (febre, tosse seca e fadiga, podendo progredir à dispneia), e em casos mais críticos à Síndrome Respiratória Aguda Grave. A transmissão pode ocorrer de um indivíduo contaminado para outro não contaminado (transmissão direta), assim como também pelo contato com objetos e superfícies contaminados com secreções por gotículas de saliva, espirro, tosse, seguido de contato com a boca, nariz ou olhos (ALMEIDA *et al.*, 2020).

Devido a atual conjuntura de pandemia ocasionada pelo coronavírus SARS-CoV-2, ter sido considerada pela Organização Mundial de Saúde (OMS) em 2019 como uma emergência de saúde pública global, no Brasil, por exemplo, mesmo o Sistema Único de Saúde (SUS) sendo considerado o maior sistema público do mundo, seu sucateamento trouxe entraves que dificultaram o trabalho dos profissionais da saúde. Como reflexo, pode-se destacar a escassez de recursos humanos, deficiência de capacitação dos profissionais para atuarem em situações de crises, além da carência de equipamentos, insumos, destacando-se os equipamentos de proteção individual (EPIs) (SANTOS; SOUSA; PASSOS, 2021).

Em março de 2021, a FIOCRUZ realizou uma pesquisa para avaliar os impactos da pandemia nos profissionais de saúde. Os dados comprovaram que

43,2% dos profissionais de saúde não se sentiam protegidos no trabalho de enfrentamento a Covid-19, sendo que 23% destacaram que o principal motivo está relacionado à falta, escassez ou inadequações no uso de EPIs. Os profissionais também relataram sentir medo de se infectar no trabalho (18%), bem como a deficiência de estrutura adequada para realização de suas atividades (15%). O despreparo técnico dos profissionais para atuar na pandemia foi citado por 11,8%, enquanto 10,4% denunciaram a insensibilidade de gestores para suas necessidades profissionais (SANTOS; SOUSA; PASSOS, 2021).

Diante dessa realidade, houve a necessidade das unidades e instituições de saúde promover e implementar novas ações de capacitação, proteção, segurança, suporte, apoio psicológico e social em um pequeno espaço de tempo. Diante do cenário delineado, alguns autores destacam ainda que tais estratégias devem ser permanentes, e que requerem investimento financeiro de forma contínua, acompanhamento da saúde mental dos profissionais por um período maior além de assistência e tratamento pelas instituições de saúde tanto públicas quanto privadas (MIRANDA *et al.*, 2021).

Os profissionais de enfermagem que trabalham na linha da frente da Covid-19, vêm sofrendo com profundas e rápidas mudanças, sendo estas, associadas a aspectos organizacionais, à interação trabalho-família, ao teletrabalho e a riscos acrescidos para os que exercem em contexto de emergência. Além de problemas físicos e mentais, como estresse, estresse pós-traumático, depressão, ansiedade e o aumento no consumo de álcool (BORGES *et al.*, 2021).

Por meio de estudos, destaca-se ainda que houve um aumento considerável de profissionais de enfermagem que prestam serviços de média e alta complexidade durante a pandemia da Covid-19 com sintomas de ansiedade e depressão (QUET *et al.*, 2020). Também é possível constatar uma elevada predominância destes profissionais com sintomas da Síndrome de Burnout, que atuam no setor privado por não possuírem estrutura eficaz para prestar assistência qualificada nessa pandemia (SANTOS *et al.*, 2021).

Quanto aos profissionais enfermeiros, o medo, a insegurança, a angústia, a ansiedade e a falta de valorização por parte do poder público afetam negativamente essa categoria, corroborando assim, com elevados riscos de adoecimento no trabalho (CARVALHO FILHA *et al.*, 2021). Diante disso, o uso da Teoria de Sistema Comportamental, pode ser utilizada visando a prevenção da doença desses profissionais no enfrentamento a pandemia Covid-19 nos serviços de saúde.

O modelo de Johnson apresenta uma visão do indivíduo como um sistema aberto e vivo, no qual o indivíduo é visto como uma coleção de subsistemas comportamentais que se relacionam em um sistema comportamental. Dessa forma, o comportamento é o sistema e não o individual (HOLADAY, 1981).

A teoria comportamentalista de Johnson Dorothy teve início no final da década de 1950 enquanto ela examinava o objetivo explícito da ação do bem-estar do indivíduo que era exclusivo da enfermagem. O foco de seu modelo reside nas necessidades, no ser humano como um sistema comportamental e no alívio do estresse como cuidado de enfermagem (MCEWN; WILLS, 2016).

Segundo Jonhson, o trabalho de Florence Nightingale inspirou seu modelo que passou a considerar a pessoa mais importante do que a própria doença (JOHNSON, 1990). Ela relatou ainda que extraiu partes de sua teoria dos trabalhos de Selye sobre o estresse, da teoria do comportamento humano de Grinker e das teorias de sistemas de Buckley e Chin (JOHNSON, 1980, 1990). Os conceitos do metaparadigma são evidentes nos escritos de Johnson, em que a enfermagem é vista como «uma força reguladora externa que age para preservar a organização e a integração do comportamento do paciente em um nível ideal sob condições em que o comportamento constitui uma ameaça à saúde física ou social ou em que é encontrada uma doença; e o conceito de ser humano foi definido como um sistema comportamental que luta para fazer ajustes contínuos para atingir, manter ou retomar o equilíbrio ao estado regular, ou seja, a adaptação (JOHNSON, 1980).

Logo, destaca-se neste estudo a teoria do Modelo de Sistema Comportamental de Dorothy E. Johnson, a qual representa uma possibilidade de fundamentação do cuidado aos profissionais de enfermagem da linha de frente na pandemia do Covid-19. Esta teoria foi selecionada, diante da possibilidade de realizar uma análise da sua aplicabilidade aos profissionais de enfermagem, buscando assim, garantir com que os esses profissionais da linha de frente, possam atingir, manter ou retomar ao equilíbrio ao estado regular.

Assim, objetivou-se refletir sobre a utilidade da teoria do Modelo de Sistema Comportamental para o cuidado com os profissionais de enfermagem na pandemia da Covid-19. A avaliação desta teoria poderá contribuir para sua maior utilização nos serviços de saúde, permitindo assim, melhorar as condições de trabalho dos profissionais, bem como a assistência e o cuidado de enfermagem.

Método

Para realizar esse estudo de reflexão teórica acerca da utilidade da Teoria do Modelo do Sistema Comportamental de Dorothy Johnson nos profissionais de enfermagem que atuam na linha de frente da pandemia Covid-19 foi utilizado o Modelo de Análise de Teorias proposto por Meleis. Tal Modelo, torna-se viável analisar os componentes funcionais como o foco, o cliente, a enfermagem e o ambiente (MELEIS, 1997).

O estudo foi realizado no período entre março e julho de 2021, por discentes do Programa de Pós-Graduação em Enfermagem (PPGENF) da Universidade Federal do Piauí (UFPI) em nível de Doutorado, como critério de avaliação da disciplina Fundamentos Teóricos e Filosóficos do Cuidar em Enfermagem.

Para o levantamento de material bibliográfico foram realizadas buscas em bases de dados eletrônicas indexadas: Medline (via Pubmed), Scielo, Biblioteca Virtual em Saúde e Google Scholar. Foram utilizados os descritores: Cuidados de enfermagem; Assistência de enfermagem; Teoria de enfermagem e Covid-19, além dos operadores booleanos AND, OR e NOT.

De posse dessas informações, este estudo foi estruturado em quatro tópicos: Teoria do Modelo do Sistema Comportamental, pressuposições do Modelo do Sistema Comportamental, conceitos e relações, além de utilidade da Teoria do Sistema Comportamental aos profissionais de enfermagem no enfrentamento da pandemia de Covid-19, afim de facilitar a compreensão.

Resultados e Discussão

Teoria do Modelo do Sistema Comportamental

Dorothy E. Johnson nasceu no dia 21 de agosto de 1919 em uma cidade chamada Savannah, na Grécia. Dentre suas experiências profissionais, o ensino teve maior destaque em sua trajetória, no entanto, Johnson também foi enfermeira. Como teórica, criou a Teoria do Modelo do Sistema Comportamental (1950-1990), a qual, surge da crença de Florence Nightingale em que o foco da enfermagem é ajudar os indivíduos na prevenção e recuperação da doença (TONEY; ALIGOOG, 2002).

O modelo de Johnson pode ser definido como ações ou respostas complexas e abertas a uma variedade de estímulos presentes no ambiente circundante que são propositais e funcional (AUGER, 1976). Essas formas de comportamento formam um sistema organizado e integrado, unidade funcional que determina e limita a interação entre o indivíduo e o meio ambiente, e estabelece a relação da pessoa com os objetos, eventos e situações no ambiente. Johnson (1980) considera o comportamento e afirma que este deve ser ordenado, proposital e previsível; ou seja, é considerado funcional, eficiente e eficaz na maioria das vezes e é suficientemente estável e recorrente para ser passível de descrição e exploração.

Para desenvolver sua teoria, Johnson utilizou o trabalho dos cientistas comportamentais da psicologia, sociologia e etnologia. A estrutura da teoria é representada segundo um modelo de sistema; onde um sistema é definido como consistindo em partes na qual se relacionam e funcionam em conjunto para que assim, forme o todo. Em suas escrituras, a teórica conceitualiza o indivíduo enquanto um sistema comportamental no qual o resultado do funcionamento é o comportamento observado (TONEY; ALIGOOG, 2002).

Johnson, ao desenvolver a Teoria do Modelo do Sistema Comportamental mediante uma perspectiva filosófica, destaca que a enfermagem colabora facilitando o funcionamento comportamental eficaz no doente antes, durante e depois da doença. Sua teoria utiliza conceitos de outras disciplinas, tais como aprendizagem social, motivação, estimulação sensorial, adaptação, modificação comportamental, processo de mudança, tensão e estresse visando expandir a teoria para a prática de enfermagem (TONEY; ALIGOOG, 2002).

Pressuposições do Modelo do Sistema Comportamental

De acordo com Fialho *et al.* (2014), os pressupostos do modelo de Johnson são tanto novos quanto derivados. Em sua teoria, Johnson apresenta quatro pressupostos sobre os subsistemas comportamentais do homem (JOHNSON, 1980):

- O primeiro pressuposto é a existência de organização, interação, interdependência e integração das partes dos elementos que estruturam o sistema (são as partes inter-relacionadas que contribuem para o desenvolvimento do todo);
- O segundo presume que o sistema necessita adquirir um equilíbrio as várias forças operando dentro e sobre ele, sendo que o homem luta constantemente para manter o equilíbrio do sistema comportamental assim como dos estados regulares, por meio de adaptações ou ajustes mais ou menos automáticos às forças naturais impostas a ele;
- O terceiro afirma que o sistema tanto exige quanto resulta em algum grau de regularidade e constância no comportamento;
- Por fim, o quarto destaca que o equilíbrio do sistema reflete os ajustes e adaptações nas quais foram bem sucedidas de alguma maneira e em algum grau, o que pode variar de indivíduo para indivíduo.

A associação destes quatro pressupostos pelo indivíduo possibilita ao sistema comportamental modelos de ações que formam uma unidade funcional organizada e integrada que estabelece e limita interação entre o indivíduo e o seu meio ambiente com os objetos, eventos e situações em seu meio. Sendo assim, a função do sistema comportamental é regular a resposta do indivíduo a conservação do ambiente de forma que o equilíbrio do sistema seja mantido (FIALHO *et al.*, 2014).

Conceitos e Relações

Mesmo tendo adotado conceitos de outras disciplinas, Johnson modificou-os e definiu-os para utilizar especificamente diante das situações vivenciadas na prática profissional de enfermagem. Foi um processo de evolução, conforme demostram seus escritos.

Os conceitos de metaparadigma são expressos nos escritos de Johnson. A enfermagem, conforme a teoria, é entendida como "uma força externa e reguladora que age para preservar a organização e a integração do comportamento do indivíduo, mantendo um nível ideal, perante condições em que o comportamento institui uma ameaça à saúde física, social ou em que é encontrada uma doença". Quanto ao conceito de ser humano, define-se como um sistema comportamental que mantém esforços visando realizar ajustes contínuos para atingir, manter ou retornar o equilíbrio ao estado regular, ou seja, a adaptação (MCEWN; WILLS, 2016).

Para Johnson, a saúde é como um estado dinâmico, elusivo e influenciado por fatores biológicos, psicológicos e sociais. A saúde é um bem desejado pelos profissionais de saúde e centra-se no indivíduo e não na doença. Quanto ao conceito de ambiente, para Johnson, são todos os fatores que não fazem parte do sistema comportamental da pessoa, no entanto, influenciam o sistema, alguns dos quais podem ser manipulados pelo enfermeiro visando alcançar o objetivo de saúde para o doente (TONEY; ALIGOOG, 2002).

Em sua teoria, Johnson (1980) delineia sete subsistemas no qual o seu modelo se aplica. São eles:

- **Subsistema de apego ou afiliação** – atende à necessidade de segurança por meio de inclusão ou intimidade social;
- **Subsistema da dependência** – comportamentos destinados a obter atenção, reconhecimento e assistência física;
- **Subsistema de ingestão** – atende à necessidade de suprir as exigências biológicas de alimentos e líquidos;
- **Subsistema de eliminação** – funciona para excretar os resíduos;
- **Subsistema sexual** – atende à exigência biológica de procriação e reprodução;
- **Subsistema da agressão** – funciona na proteção e preservação própria e social;
- **Subsistema de realização** – funciona para dominar e controlar o próprio eu ou o ambiente.

Por último, Johnson (1980) destaca três exigências funcionas para cada subsistema. São as seguintes:

1. Ser protegido das influências nocivas que a pessoa não pode enfrentar;
2. Ser nutrido pelo fornecimento de suprimentos do ambiente;
3. Ser estimulado para favorecer o crescimento e prevenir a estagnação.

A figura 1 apresenta o fluxograma representativo da Teoria do Modelo do Sistema Comportamental.

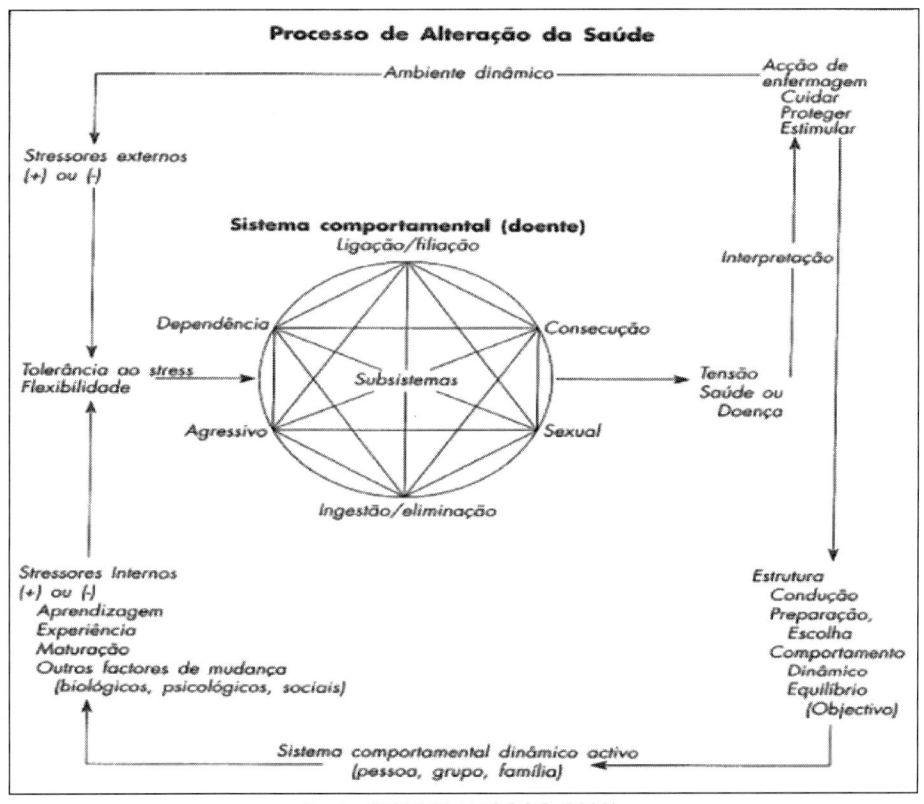

Figura 1 – Fluxograma representativo da Teoria do Modelo do Sistema Comportamental

Fonte: (TONEY; ALIGOOG, 2002).

Utilidade da Teoria do Sistema Comportamental aos Profissionais de Enfermagem no enfrentamento da pandemia de Covid-19

Conforme a teoria de Dorothy Johnson, o profissional de enfermagem (ser humano) é um sistema comportamental. Esse sistema como um "todo", funciona mediante uma interdependência entre suas partes, constituído por um complexo de sete subsistemas inter-relacionados, interdependentes e organizados sistematicamente. Cada subsistema possui uma estrutura e funções (BUD; BENEDET, 1996).

Diante da pandemia da Covid-19, os profissionais de enfermagem tiveram que ajustar suas rotinas, realizando adaptações tanto no âmbito pessoal quanto no profissional. Seguindo as recomendações preconizadas por órgãos e entes federativos, tiveram que respeitar o isolamento social e o distanciamento, manter a mãos higienizadas e usar máscara frequentemente, bem como exercer a profissão promovendo o cuidado aos pacientes vítimas da doença. Sendo assim, buscando manter o equilíbrio, os profissionais tiveram que trabalhar os subsistemas visando prevenir o adoecimento nesse cenário de pandemia (Quadro 1).

Quadro 1 – Subsistemas da Teoria de Sistema Comportamental e os elementos do contexto de trabalho de enfermagem que podem ser regulados

• Subsistema de apego ou afiliação	Ambiente de trabalho
• Subsistema da dependência	Valorização profissional
• Subsistema de ingestão/ eliminação	Jornadas de trabalho
• Subsistema sexual	Técnicas/estratégias de relaxamento
• Subsistema da agressão	Recursos humanos/materiais
• Subsistema de realização	Normas de combate a Covid-19

No primeiro subsistema, apego ou afiliação, os profissionais de enfermagem em meio a pandemia se tornaram os protagonistas no combate a Covid-19, mantendo assim um importante vínculo com a população. Esta, inclusive realizou atos em homenagem, como também passaram a valorizar esses profissionais. No entanto, esses laços afetivos entre população e a enfermagem, devem ser vistos também pelos órgãos públicos, para que assim, a profissão cresça e seja valorizada.

Diante disso, mediante o subsistema de dependência, os profissionais de enfermagem devem criar laços fortes com os demais profissionais de saúde e a população, buscando obter atenção e reconhecimento dos órgãos governamentais, para que assim, recebam salários adequados e realizem jornadas de trabalho compatíveis com a profissão. Em 2021, após mais de 30 anos de luta dos profissionais de Enfermagem, o Senado Federal se prepara para colocar em votação o Projeto de Lei 2564, que aprova o piso salarial dos profissionais de enfermagem e uma jornada de digna de trabalho.

O terceiro e quarto subsistema referem-se a duas necessidades humanas básicas, a ingestão e a eliminação. A ingestão consiste em um processo de ingerir alimentos e líquidos que proporcionem nutrientes necessários para o desenvolvimento do organismo. Já a eliminação (vesical e intestinal), são processos essenciais para a manutenção do equilíbrio hidroeletrolítico e funcionamento normal do corpo (POTTER; PERRY, 2013). Por esse motivo, os profissionais de enfermagem devem reivindicar dos gestores jornadas de trabalhos adequadas, garantindo intervalos e repousos, pois assim poderão descansar e realizar as refeições. As unidades de saúde também devem possuir ambientes adequados para essas atividades, refeitórios e banheiros exclusivos para os profissionais, todos seguindo protocolos de prevenção da Covid-19.

Quanto ao subsistema sexual, esse talvez deva ser um dos mais difíceis de se trabalhar entre os profissionais de enfermagem, tendo em vista que o contato íntimo se tornou um fator de risco para a infecção por coronavírus. Evitar o contato próximo (1 metro de outras pessoas), usar máscaras descartáveis ou de tecido, manter e lavar as mãos ou utilizar álcool a 70% são recomendações estabelecidas no combate a Covid-19 (SILVA *et al.*, 2020). Inclusive, houve casos de profissionais de enfermagem, que passaram a evitar o contato próximo com a própria família, temendo a transmissão do vírus. Sendo assim, com objetivo minimizar esses impactos, os profissionais de enfermagem podem buscar estratégias (meditação, atividade física, técnicas de relaxamento muscular) que promovam o prazer e a diminuição do estresse.

O quinto subsistema aborda a agressão, que consiste nos profissionais em se proteger visando a preservação de sua integridade física e mental. Esse subsistema deve ser colocado em prática por todos os profissionais da enfermagem, pois é a maior categoria que no momento encontra-se na linha de frente contra a Covid-19. Diante da pandemia marcada por um cenário caótico com um elevado número de infecções, internações e óbitos, bem como exaustivas jornadas de trabalho, torna-se necessário garantir a segurança a estes profissionais, pois os mesmos estão sujeitos a sofrer danos físicos ou psicológicos, podendo então serem afetados integralmente. Sendo assim, os profissionais devem reivindicar e cobrar por melhores condições de trabalho, pois a proteção nos serviços de saúde deve ser assegurada a todos.

Por fim, o subsistema de realização, onde habilidades intelectuais, físicas, criativas, mecânicas e sociais, possibilitam os profissionais de enfermagem em manter o controle próprio e do ambiente. Por esse motivo, mesmo vivenciados momentos difíceis nessa pandemia, os profissionais de enfermagem devem manter a calma, e em equipe adotar e seguir medidas e protocolos que favoreçam no controle dos ambientes, serviços e dos cuidados prestados em saúde.

A pandemia da Covid-19 se tornou um importante problema de saúde pública, com elevados números de óbitos e infectados, bem como o aumento no fluxo de atendimentos e internações nos serviços de saúde. Vale ressaltar que os impactos da pandemia também afetaram a economia, turismo e a realização de eventos. Ou seja, se tornou um cenário altamente estressor, ocasionando estímulos internos ou externos que consequentemente resultaram em um processo de estresse ou instabilidade da população, principalmente nos profissionais de enfermagem a atuam na linha de frente.

Diante disso, a aplicabilidade da Teoria de Johnson aos profissionais de enfermagem no cenário da pandemia da Covid-19 torna-se relevante, pois segundo a teórica, a enfermagem é uma força externa reguladora. Sendo assim, as ações comportamentais desses profissionais, podem consequentemente favorecer a busca pela estabilidade comportamental, que consiste em alcançar o equilíbrio, resultante da interação entre o indivíduo e o seu ambiente. Para alcançar a estabilidade, torna-se necessário adaptar e ajustar o ambiente o que termina provocando mudanças no comportamento.

Destaca-se também a necessidade dos profissionais de enfermagem em seguir as três exigências funcionas apresentadas no modelo Johnson. Sendo assim, primeiramente devem se sentir protegidos das influências nocivas ocasionadas pela pandemia. Também precisam receber apoio e serem nutridos pelo fornecimento de suprimentos do ambiente que possibilite exercer adequadamente a profissão e os cuidados com os pacientes infectados perlo vírus. Por fim, os profissionais devem receber estímulos que favoreçam o crescimento da categoria, promovendo assim o progresso da enfermagem e evitando a estagnação desses profissionais de saúde.

Com base no exposto, pode-se perceber que o objetivo da enfermagem mediante a utilidade da Teoria de Sistema Comportamental, é promover a integridade dos profissionais e manter a instabilidade, bem como ajustar os comportamentos e o funcionamento adequado do sistema. No cenário da pandemia da Covid-19, chegar ao equilíbrio e manter a homeostasia é um desafio para enfermeiros e técnicos de enfermagem, no entanto, alcançar a instabilidade de alguns dos subsistemas minimizam os danos ao indivíduo e ajuda na prevenção da doença.

Sendo assim, conclui-se que o estudo apresenta contribuições para a compreensão da teoria de Johnson, assim como para a sua aplicabilidade. Podendo ser utilizada nos profissionais de enfermagem que trabalham na linha de frente, buscando assim, promover o cuidado desses profissionais visando prevenir o adoecimento em decorrência da pandemia da Covid-19.

REFERÊNCIAS

ALMEIDA *et al*. Coronavirus pandemic in light of nursing theories. **Rev. Bras. Enferm**., v. 73, suppl 2, 2020. Doi:https://doi.org/10.1590/0034-7167-2020-0538.

BUD, M. B. C.; BENEDET, S. A. Teoria de Dorothy Johnson e a Classificação Diagnóstica da NANDA: Um modelo para Unidade de Terapia Intensiva. **Cogitare Enfer**., v. 1, n. 1, p. 67-72, 1996.

BORGES, E. M. N. *et al*. Percepções e vivências de enfermeiros sobre o seu desempenho na pandemia da COVID-19. **Rev Rene**., v. 22, e-60790, 2021.

CARVALHO FILHA, F. S. *et al*. Nem glamour dos super heróis, nem aplausos nas janelas: a realidade vivenciada por enfermeiros na linha de frente de combate à COVID-19 no Brasil. **Rev Enferm Atual In Derme**., v. 95, n. 34, e-021053, 2021.

FIALHO, F. A. *et al*. Instrumentos para o processo de enfermagem do neonato pré-termo à luz da teoria de Dorothy Johnson. **Rev Cuid**., v. 5, n. 1, p. 652-60, 2014.

HOLADAY, B. Maternal response to their chronically ill infants' attachment behavior of -crying. **Nurs Res**., v. 30, n. 6, p. 343-348, nov./dez. 1981. PMID: 6913881.

JOHNSAN, D. E. The behaviaral system model far nursing. *In*: RIEHL, J. P.; RAY, C. (ed.). **Conceptual models for nursin pradice**. New York: Appleton-Century-Crolts, 1980. p. 207-216.

JOHNSON, D. E. The behaviaral system model for nursing. *In*: PARKER, M. E. (ed.). **Nursin theories in predice**. New York: Nationalleague for Nursing Press, 1990. p. 23-32.

MCEWN, M.; WILLS, E. M. **Bases Teoricas de Enfermagem**. 4. ed. Porto Alegre: Artmed, 2016. 608 p.

MELEIS, A. I. **Theoretical nursing**: development and progress. 3. ed. Philadelphia/New York: Lippincott, 1997.

MIRANDA, F. B. G. *et al.* Sofrimento psíquico entre os profissionais de enfermagem durante a pandemia da COVID-19: Scoping Review. **Esc Anna Nery.**, v. 25, e-20200363, 2021.

POTTER, P. A.; PERRY, A. G. **Fundamentos de enfermagem**: conceitos, processo e prática. 6. ed. Rio de Janeiro: Guanabara, Koogan, 2013.

QUE, J.; SHI, L.; DENG, J. *et al.* Psychological impact of the COVID-19 pandemic on healthcare workers: a cross-sectional study in China. **General Psychiatry**, v. 33, e100259, 2020. doi: 10.1136/gpsych-2020-100259.

SANTOS, R.; SOUZA, M. O. S.; PASSOS, J. P. A pandemia do covid-19 e as repercussões para a saúde do trabalhador do setor saúde. **Rev Enferm Atual In Derme.**, v. 95, n. 34, e-021085, 2021.

SILVA, A. L. D. *et al.* Medidas de prevenção da covid-19 em pessoas que vivem com diabetes mellitus. **Rev Enferm Atual In Derme.**, v. 9, e-020004, 2020.

TONEY, A. M.; ALLIGOOD, M. A. **Teóricas de Enfermagem e a Sua Obra (Modelos e Teorias de Enfermagem**. 5. ed. Loures: LUSOCIÊNCIA, 2014. 766 p.

CAPÍTULO 4

INTERFACES DO CUIDADO DE ENFERMAGEM AO PACIENTE DOMICILIAR EM ISOLAMENTO POR COVID-19 UTILIZANDO OS MODELOS TEÓRICOS DE IMOGENE KING

Danila Barros Bezerra Leal
Mariana Mesquita Silva
Grazielle Roberta Freitas da Silva
José Wicto Pereira Borge
Andreia Rodrigues Moura da Costa Valle

Introdução

O atual cenário de saúde global imposto pela pandemia do novo coronavírus SARS-COV-2, vem há quase dois anos repercutindo diretamente na vida dos indivíduos em todo o mundo. No Brasil, em março de 2020 foi reconhecida a transmissão comunitária do vírus em todo o território nacional. Do início da pandemia até o período de junho de 2021, o número de óbitos no país chega a cerca de 511.142 pessoas, e segue em uma crescente significativa, juntamente com o número de casos e internações (BRASIL, 2021).

Não obstante, a pandemia manifesta uma série de inquietações e desafios em diversos campos, dentre eles a educação, a saúde, e as discussões a respeito da prática profissional. Além das preocupações com avanço acelerado do vírus, muito se discute sobre a adoção de medidas de prevenção com vista à mitigação e ao combate à doença (AQUINO et al., 2020).

Assim, a saúde global convoca a rápida reorganização da rede assistencial, fazendo com que os serviços de saúde sigam se reinventando, a partir da atualização constante de protocolos e medidas tradicionais de saúde pública, como a quarentena, a higiene das mãos, a utilização de máscaras e, o isolamento e distanciamento social (ALMEIDA et al., 2020).

No Brasil, as autoridades sanitárias, por meio de um esforço coletivo, têm sugerido a adoção dessas medidas de contenção, principalmente as de prevenção no enfrentamento da pandemia, sendo uma das mais eficazes até o momento a de distanciamento e o isolamento social (SILVA; SANTOS; OLIVEIRA, 2020).

Contudo, somado a essa emergência de saúde pública, há inúmeras questões que permeiam o paciente positivado para Covid-19, como os sintomas somáticos de insônia, ansiedade, ruminação, diminuição da concentração, mau humor e perda de energia, além dos relatos de tédio, solidão e raiva. Por esse motivo, o aguçamento das preocupações consigo e com os outros tendem a elevar carga emocional, física e de papéis sociais, facilitando o desencadeamento, agravamento ou recidiva de transtornos mentais ou doenças físicas, para além da Covid-19 (FARÓ *et al.*, 2020).

Dentro da abordagem multiprofissional aos pacientes com Covid-19 em isolamento domiciliar, destaca-se a importância do atendimento de enfermagem, pois na consulta de enfermagem são realizadas avaliações, individual e integral do paciente, além da utilização de intervenções e estímulos ao autocuidado, em que, a partir do momento que as orientações e os cuidados são implementados, estabelecem-se vínculos entre o enfermeiro e o paciente, que passa a conviver diretamente com a doença e continuamente promove ações para a melhoria da qualidade de vida (ARAÚJO *et al.*, 2017).

Nesse sentido, considerando o relevante papel do enfermeiro na linha de enfrentamento contra a Covid-19, torna-se necessário fomentar um olhar crítico para a assistência de enfermagem. Em consonância com os fundamentos conceituais que estruturam as bases teórico-científicas para sua prática assistencial, o profissional de enfermagem deverá se apropriar de teorias de enfermagem para embasar cientificamente as suas decisões clínicas a partir de conhecimentos próprios, com o propósito de melhorar a qualidade da assistência ofertada (ALMEIDA *et al.*, 2020).

Uma teoria caracteriza-se como sendo uma representação dos aspectos da realidade que são elaborados para apresentar ou responder acontecimentos, situações, condições ou relações, tomando forma segundo a relação entre uma ideia ou um pensamento da natureza e um determinado fenômeno (BRANDÃO *et al.*, 2017). Como destaca Moreira, Araújo e Pagliuca (2001), a teoria constitui-se como um caminho para apresentar um fenômeno e direcionar seus componentes e na enfermagem, as teorias são compostas a partir da prática pensada, com o objetivo de melhorar a assistência.

A teórica de Enfermagem Imogene King, foi responsável por desenvolver diversos estudos que serviriam de base para a representação sistemática da enfermagem, descrevendo o propósito dos seus trabalhos como a formação de estruturas conceituais de referência que serviria como uma forma de pensar sobre a profissão, mostrando um processo para o desenvolvimento que detêm experiências físicas, psicológicas e sociais (MOREIRA; ARAÚJO, 2002).

Sobre seus pressupostos, é possível relacioná-los no contexto em destaque, para orientar o agir em Enfermagem, o Modelo Conceitual para a Enfermagem e a Teoria do Alcance de Metas. A primeira propõe que a saúde/doença no ser humano seja determinada pela interação de três sistemas: o pessoal, que compreende os próprios indivíduos; o interpessoal, que abrange agrupamentos do sistema pessoal e o social, que se constitui de relações entre sistemas interpessoais, com fins comuns (KING, 1981).

Logo, a Teoria do Alcance de Metas considera que o paciente seja o centro do processo e envolvido em todas as etapas, tendo como principal objetivo, alcançar os melhores resultados e satisfazer as necessidades a partir do alcance das metas. Também, presume que por meio da relação entre enfermeiro e paciente, torna-se possível estabelecer conjuntamente as necessidades de cada indivíduo (KING, 1999).

A presente pesquisa justifica-se pela necessidade de se realizar um cuidado baseado em conhecimentos científicos à luz de um referencial teórico, o qual subsidiará a prática de trabalho, visto que em tempos de pandemia o trabalho sistematizado e comprovado cientificamente é possível ser desenvolvido em outros contextos e evidenciar resultados satisfatórios apoiado na tomada de decisão compartilhada entre enfermeiro e paciente.

Nessa perspectiva, os conceitos teóricos de Imogene King foram utilizados na presente pesquisa, com a intenção de promover um cuidado interpessoal junto ao paciente, por meio do estabelecimento do acordo mútuo entre o profissional de enfermagem e o paciente.

Portanto, emerge a seguinte questão de pesquisa: como o arcabouço teórico de Imogene King pode ser utilizado para nortear a prática dos enfermeiros no âmbito do atual contexto pandêmico? O objetivo do estudo foi refletir sobre a interface entre o isolamento social advindo da pandemia pelo coronavírus e os aspectos das teorias de Imogene King para o cuidado desses pacientes com Covid-19.

Método

A presente pesquisa se caracteriza como uma análise teórico-reflexiva, de abordagem qualitativa, que se propõe a relacionar os constructos teóricos de Imogene King em interface ao cuidado de enfermagem ao paciente com Covid-19 em situação de atendimento domiciliar, seguindo os moldes de revisão narrativa da literatura.

A abordagem qualitativa se configura como uma conduta de desempenho na pesquisa que busca compreender o significado e a intencionalidade inerente à estrutura social da realidade e dos fenômenos estudados, sujeita a subjetividade presente na compreensão dos pesquisadores (MINAYO, 2014). A escolha pelo método de revisão narrativa da literatura se deu, visto posto que, o método permite descrever e refletir sobre determinados temas sob a perspectiva teórica e contextual, permitindo um referencial amplo de materiais literários (ROTHER, 2007), condizente com a proposta da temática.

Para a concretização da pesquisa, as buscas se deram durante os meses de maio a junho de 2020, ancorada na literatura relacionada a construção teórica de Imogene King, e suas teorias do Modelo Conceitual e a do Alcance de Metas com a leitura de textos e artigos científicos, sendo estes utilizados para que haja a aproximação, reflexão e crítica.

A pesquisa foi feita nas bases de dados *Scientific Eletronic Library Online* (SciELO), Literatura Latino-Americana em Ciências de Saúde (LILACS) *e Medical Literature Analyses and Retrievel System Online* (MEDLINE), incluindo artigos disponíveis na íntegra, nos idiomas português, inglês e espanhol, que englobasse a temática proposta, sem recorte temporal estabelecido, desconsiderando artigos duplicados nas bases e que não possuíssem relação para com a proposta da pesquisa. Os achados se deram mediante o cruzamento dos descritores específicos no Descritores em Ciências da Saúde (DECS): "Cuidados de Enfermagem", "Sars-Cov-2", "Teoria de Enfermagem", "Atendimento Domiciliar", utilizados os operadores *booleanos* "*AND*" e "*OR*", colocando como assuntos relacionados Imogene King.

A busca e análise dos artigos resultou em um total de 18 artigos, que se deram pela leitura dos títulos e resumos e posterior leitura completa, excluindo-se estudos fora da temática proposta. Para a discussão narrativa, houve a análise completa e a sondagem das informações encontradas gerando a interpretação dos resultados apresentados em tópicos discursivos.

Pressupostos do Sistema Conceitual de King para o Cuidado ao paciente em isolamento social

Imogene King desenvolveu o modelo conceitual para a Enfermagem intitulado "Estrutura dos Sistemas de Interação", sustentada/composta por sistemas dinâmicos, que interagem entre si, denominados como pessoal, interpessoal e social. Fornecendo uma estrutura para observar os elementos de interação que aumentam ou afetam a qualidade de vida, como ilustrado na figura 1. As interações decorrentes desta teoria permitem o estabelecimento de metas para os indivíduos, famílias e sociedade (KING, 1981).

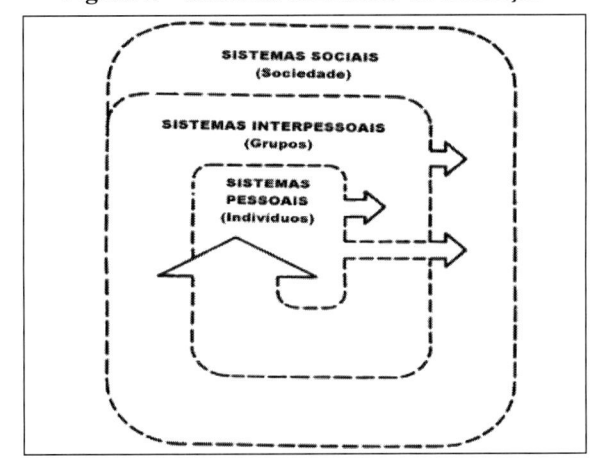

Figura 1 – Sistemas dinâmicos de interação

Fonte: (KING, 1981).

Atualmente, a enfermagem busca fundamentar sua prática em um arcabouço teórico. Para King (1981) a partir destes sistemas, a interação enfermeiro paciente permite estabelecer juntos objetivos reais e alcançáveis pelo paciente. Trata-se de um método participativo, em que o enfermeiro emprega elementos preconizados para a obtenção de metas definidas pelo paciente e por ele, a percepção, comunicação e transação.

O pressuposto filosófico da teorista considera que o objeto de estudo no campo da enfermagem são as interações dos seres humanos com o ambiente; e é isso que os leva a um estado de saúde/doença e que possibilita as condições sociais. Infere-se ainda que os seres humanos são como seres sociais orientados para a ação e orientados no tempo, de acordo com seus objetivos (MOURA; PAGLIUCA, 2003).

King desenvolve a organização desses fenômenos em três sistemas dinâmicos de interação: sistemas pessoais, interpessoais e sociais. Nos sistemas pessoais ou individuais, o enfermeiro deve buscar interagir com o cliente/paciente, considerando as características próprias de cada pessoa, que reagirá aos eventos vivenciados segundo suas percepções, expectativas e ansiedades. Sendo importante ainda, o crescimento e o desenvolvimento, a imagem corporal, o espaço, o aprendizado e o tempo (KING, 1981).

Esse conceito de sistema pessoal pode ser aplicado à temática do isolamento social dos pacientes acometidos pela Covid-19, ao constatar que eles reagem ao diagnóstico e a percepção do isolamento segundo suas expectativas prévias e anseios (ARAÚJO, 2018).

Já o sistema interpessoal considera o relacionamento interativo entre as pessoas, quando em grupos pequenos ou grandes, os quais definem como um indivíduo se percebe e reage diante das ações do outro. Além disso, abrange definições como comunicação, transação, estresse, papel. Esses constituem os meios usados pelo homem no processo de interação para alcançar suas metas (PORTAL EDUCAÇÃO, 2020). Os dias que transcorre o isolamento domiciliar as interações entre os indivíduos ficam reduzidas fisicamente, pela alta virulência do patógeno, sendo atenuada pelo uso dos smartphones e das mídias sociais (NASCIMENTO, 2020).

E por fim, os sistemas sociais estão relacionados às interações em grupos: família, religiosos, educacional, de trabalho e grupos de amigos, que se organizam e formam sociedade. Essas situações são recorrentes nos mais diferentes contextos dos pacientes em tratamento domiciliar, os quais se ausentam por um período, ficando as relações prejudicadas nos diferentes ambientes (PISSINATI *et al.*, 2020).

A autora reforça a importância de cinco elementos indispensáveis para cada sistema, que são metas, estrutura, funções, recursos e tomada de decisão (KING, 1999). A partir desta teoria pode-se realizar uma avaliação da assistência de enfermagem direcionada para o tratamento domiciliar do paciente positivado para Covid-19, de forma a contribuir na participação recíproca dos envolvidos, tendo por base o saber científico que permite subsidiar o cuidado com o propósito de ampliar a qualidade da assistência realizada aos pacientes (ROLIM, 2020).

Neste sentido, a comunicação entre enfermeiro e paciente torna-se fundamental, devendo ser realizada de modo intencional, para que ambos definam as metas e o profissional às necessidades e potencialidades a serem trabalhadas para o alcance dos objetivos (PISSINATI, 2020).

Ademais, o cliente deve ser ativo no processo de cuidado. A interação é de fundamental importância para o alcance de metas e restabelecimento do bem-estar do indivíduo. Sendo assim, é necessário ofertar ao paciente que se encontra em domicílio e consequentemente isolados oportunidades de reflexão e consecução de metas pós-isolamento (FARÓ, 2020).

Entretanto, abordar o paciente positivado para Covid-19 na ótica dos sistemas interatuantes não é algo sutil, visto a complexidade do tema. Ademais, pretende-se abordar a consecução de metas para os pacientes em isolamento domiciliar por Covid-19 e os aspectos envolvidos.

O enfermeiro deve apoiar o seu trabalhador na reflexão sobre a reinserção desses pacientes nos seus ambientes, ponderando os aspectos de sequelas que possam perpassar e refletir negativamente, além disso o reforço familiar e ações que possam desempenhar na comunidade. Torna-se necessário que o paciente reflita sobre o quanto está preparado para a estigmatização da doença e, sobretudo, sobre a importância de estabelecer metas que contribuam para melhor adaptação e convivência dentro da mesma casa durante o isolamento (AQUINO *et al.*, 2020).

Assim, evidencia-se a relevância do papel do enfermeiro na disseminação de informações úteis e aplicáveis em momento oportuno, ao passo que a vigente teoria considera os seres humanos como racionais, perceptivos, intencionais e, ao interagir, podem adquirir autonomia e estabelecer objetivos de vida, bem como definir meios para alcançá-los (OLIVEIRA *et al.*, 2021).

Estabelecimento de metas como estratégia facilitadora no acompanhamento do paciente em isolamento domiciliar por Covid-19

No tocante a assistência de enfermagem face à pandemia do coronavírus, e a depender dos prováveis estágios em que o paciente pode estar situado, o profissional consegue ser introduzido em diversos cenários, que vão desde a assistência hospitalar de alta a média complexidade, como também orientações comuns de prevenção à Covid-19 realizadas nos demais níveis de assistência.

A Teoria de Alcance de Metas busca além do estabelecimento de uma relação promissora entre enfermeiro e paciente, o status funcional dessa relação, o qual é quantificado pela capacidade do paciente em participar de atividades da vida diária, como comer, tomar banho, ir ao banheiro, transferir e vestir. Com essa visão, está vinculado às características físicas capazes de realizar as atividades cotidianas, e inclui os domínios social, cognitivo, psicológico e espiritual (ADIB-HAJBAGHERY; TAHMOURESI, 2018).

Os sistemas propostos por King estão em constante interação e inter-relacionados apresentando vários componentes. Dentre eles, os recursos podem ser tangíveis, como dinheiro, propriedade e comida; a intangíveis, que inclui autoestima, suporte social e resiliência; ou a falta dela. Esses recursos fazem parte do sistema como entradas advindas da interação com o ambiente como está explícito na tabela 1.

Tabela 1 – Componentes do sistema conceitual de King. Teresina, Piauí, Brasil, 2021

Pessoal	Interpessoal	Social
Percepção	Interação	Organização
Crescimento e desenvolvimento	Comunicação	Autoridade
Imagem corporal	Função	Poder
Tempo	Estresse	Ao controle
Espaço pessoal	Lidar	Status

Fonte: (KING, 1981).

A figura 2, ilustra como a teoria do alcance de metas propõe que essa interação entre os três sistemas propostos pelo modelo conceitual determina o processo de saúde/doença dos indivíduos.

Figura 2 – organograma da teoria do alcance de metas. Teresina, Piauí, Brasil, 2021

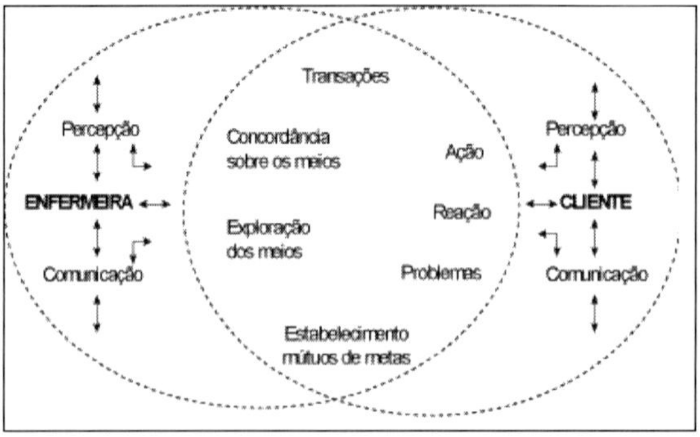

Fonte: (KING, 1981).

Ao considerar a perspectiva da correlação entre os três sistemas da teoria, as atitudes do enfermeiro constituem um elemento crucial para o empoderamento do paciente frente às suas decisões. Pois, dentro do Processo de Enfermagem, King considera o alcance de metas em cada etapa: Na identificação, a etapa é influenciada pela comunicação estabelecida entre enfermeiro-paciente nos primeiros instante; no Diagnóstico, a detecção das necessidade e metas do cuidado a serem alcançadas; no Planejamento, o estabelecimento das metas com base nos diagnósticos; a Implementação, busca-se o viés para o alcance das metas; e a Avaliação, analisa-se continuamente a capacidade de enfrentamento dos problemas e alcance de metas segundo os papéis cotidianos (KING, 1981).

Sobre a perspectiva do isolamento social, do ponto de vista do sistema pessoal, é possível relacionar essa percepção com os seguintes fatores: realização de atividade física, e espaço pessoal. A realização de atividade física é um aspecto importante e está relacionado ao bem-estar, ao passo que se tornou um desafio, pois apenas 40% dos pacientes relatam conseguir realizar algum tipo de atividade. Em relação a isso, o enfermeiro pode atuar na motivação e na divulgação de canais na internet com atividades físicas atraentes as quais podem ser vistas como algo diferencial, uma vez que reflete no tempo disponível, espaço pessoal e na imagem corporal (BEZERRA, 2020).

Sobre o espaço pessoal, a maioria dos pacientes estão dispostos a cumprir o isolamento mesmo em condições habitacionais de baixa qualidade, logo, o conforto e a estrutura que esse espaço tem pode fazer muita diferença, entre está ou não em isolamento, mas também nas condições desse isolamento. Para melhorar esse aspecto, o enfermeiro pode ajudar o paciente a tornar o seu ambiente o mais agradável possível, incentivando a ventilação, iluminação, e o acesso a conteúdo de gosto do paciente (BRISCESE *et al.*, 2020).

Na ótica do sistema interpessoal, o estresse ganha espaço. É apontado como uma das principais causas do isolamento social, aproximadamente 73% dos pacientes relatam algum tipo de estresse, uma dessas influências está relacionada ao sono, uns dormem muitas horas, e outros nem tanto (VAN BAVEL *et al.*, 2020).

Do ponto de vista social, a organização da sociedade vive um momento atípico. Todos se encontram reféns deste novo status e a sensação de que o controle da situação foi perdido está presente no cotidiano das pessoas. As reuniões antes realizadas presencialmente em igrejas, a educação, os encontros familiares, e o ambiente de trabalho, foram impactadas diretamente com a adoção de novos modos e as medidas de saúde pública constituíram fatores essenciais no controle da disseminação do vírus.

Sobre isso, Silva, Santos e Soares (2020) abordam que a sociedade tem experimentado uma reclusão necessária, no entanto, administrar a experiência do confinamento e transformar o ambiente no qual as pessoas estão isoladas em um lugar que lhes agregue sentido além da proteção física e que possa proporcionar conforto, relaxamento e produtividade é algo difícil. Por isso, a educação ambiental ligada à interdisciplinaridade proporciona ações no intuito de tornar esse período menos estressante e mais tranquilo do ponto de vista clínico.

Não obstante, e dentro desse cenário supracitado, a comunicação é o veículo que estabelece relacionamentos. E as transações referem-se às interações entre os indivíduos, os pacientes e o meio ambiente, sejam a casa como um todo, o quarto, e a comunicação com os familiares e a equipe de enfermagem em prol de atingir os objetivos, que é o restabelecimento da saúde com o mínimo de complicações. Nessa perspectiva, o enfermeiro é crucial para as transações, uma vez que King vê o alcance das metas como o propósito da relação enfermeira-cliente (KING, 1981).

Como observado em estudos, a teoria proposta por Imogene King para o alcance de metas é viável, pois o paciente compreende-se como responsável pela sua saúde e pelo seu tratamento, e atua ativamente nas melhorias da adesão ao cuidado proposto (ARAÚJO *et al.*, 2018).

Considerações Finais

Diante das reflexões apresentadas, nota-se que as teorias propostas por Imogene King permitem compreender a importância da interação entre enfermeiro e cliente no estabelecimento de metas, aplicável à temática do isolamento social que ocorre para com os pacientes com Covid-19. Compete ao profissional buscar estratégias para inserir o paciente na definição das prioridades de acordo com seus sentimentos e expectativas diante do isolamento social.

Além disso, deve-se incitar a diminuição do espaço entre os enfermeiros e os pacientes para que situações possam ser resolvidas com uma comunicação simples entre os envolvidos e o constante feedback para reavaliação das metas é um dos pontos que proporciona sustentação a práxis da enfermagem e, desta forma, desvela também a teoria do alcance de metas como ferramenta para aplicação consciente, crítica e reflexiva do processo de enfermagem nesta conjuntura pandêmica, além de viabilizar a qualidade da assistência.

Contudo, a presente reflexão apresenta como limitação o fato de a teoria ser extensa e envolver um contexto bem amplo que abarca dentre outras coisas, as pessoas e o vírus e toda a conjuntura que estamos vivendo a partir dessa relação. Ademais, a ausência de estudos que abordem esta teoria no aspecto do isolamento social, e a sua importância como estratégia prioritária na contenção da disseminação do vírus, evidencia ainda mais, a relevância da mesma frente ao cenário de saúde atual.

REFERÊNCIAS

ADIB-HAJBAGHERY, M.; TAHMOURESI, M. Nurse–patient Relationship Based on the Imogene King's Theory of Goal Attainment. **Nursing and Midwifery Studies**, v. 7, I. 3, p. 141-144, 2018.

ALMEIDA, I. J. S. *et al.* Pandemia pelo coronavírus à luz de teorias de enfermagem. **Rev. Bras. Enferm.**, v. 73, supl. 2, p. 1-5, 2020.

AQUINO, E. M. M. L. *et al.* Medidas de distanciamento social no controle da pandemia de COVID-19: potenciais impactos e desafios no Brasil. **Ciênc. saúde coletiva**, Rio de Janeiro, v. 25, supl. 1, p. 2423-2446, 2020.

ARAÚJO, E. S. S. *et al.* Intervenções Educativas À Pessoa com Diabetes Fundamentada na Teoria de King. **Rev. enferm. UFPE** [On Line], Recife, v. 11, n. 2, p. 515-22, 2017.

ARAÚJO, E. S. S. *et al.* Cuidado de enfermagem ao paciente com diabetes fundamentado na Teoria de King. **Rev Bras Enfer.**, v. 71, n. 3, p. 1157-1163, 2018.

BEZERRA, A. C. V. *et al.* Fatores associados ao comportamento da população durante o isolamento social na pandemia de COVID-19. **Ciência & Saúde Coletiva**, v. 25, n. 1, p. 2411-2421, 2020.

BRANDÃO, M. A. G. *et al.* Reflexões teóricas e metodológicas para a construção de teorias de médio alcance de enfermagem. **Texto Contexto Enferm.**, v. 26, n. 4, e-1420017, 2017.

BRASIL. **Painel Coronavírus**. Brasília, 2021. Disponível em: https://covid.saude.gov.br/. Acesso em: 13 abr. 2021.

BRISCESE, G. *et al.* **Compliance with covid-19 social-distancing measures in italy**: the role of expectations and duration. Cambridge: NBER Working Paper Series, 2020.

CACERES, B. A. Teoria de King de Alcance de Meta: Explorando o Status Funciona. **Nursing Science Quarterly**, v. 28, n. 2, p. 151-155, 2015.

FARÓ, A. *et al.* COVID-19 e saúde mental: a emergência do cuidado. **Estud. psicol.**, Campinas, v. 37, e200074, p. 1-14, 2020.

KING, I. M. **A theory for nursing**: systems, concepts, process. New York: Wiley Medical Publications, 1981.

KING, I. M. A Theory of Goal Attainment: Philosophical and Ethical Implications. **Nursing Science Quarterly**, v. 12, n. 4, p. 292-296, 1999.

MINAYO, M. C. S. **O desafio do conhecimento**: pesquisa qualitativa em saúde. 14. ed. São Paulo: Hucitec, 2014.

MOREIRA, T.; ARAÚJO, T. L.; PAGLIUCA, L. M. F. Alcance da teoria de king junto a famÍlias de pessoas portadoras de hipertensão arterial sistêmica. **Rev. gaúcha Enferm.**, Porto Alegre, v. 22, n. 1, p. 74-89, 2001.

MOREIRA, T. M. M.; ARAÚJO, T. L. **O modelo conceitual de sistemas abertos interatuantes e a teoria de alcance de metas de Imogene King**. v. 10, n. 1. 2002. p. 97-103.

MOURA, E. R. F.; PAGLIUCA, L. M. F. Teoria de King e sua interface com o programa "Saúde da Família". **Rev. Esc. Enferm. USP**, v. 38, n. 3, p. 270-279, 2004.

NASCIMENTO, J. M. F. *et al.* Escuta terapêutica: uma tecnologia do cuidado em saúde mental. **Rev enferm UFPE on line**, v. 14, e244257, p. 1-10, 2020.

OLIVEIRA, I. C. *et al.* Preparação para aposentadoria de docentes universitários: revisão integrativa. **Rev. Bras. Geriatr. Gerontol**, v. 24, n. 1, e. 200286, 2021.

PISSINATI, P. S. C. Estabelecimento de metas no planejamento da aposentadoria: reflexão à luz de Imogene King. **Rev. Min. Enferm.**, v. 24, e-1283, p. 1-5, 2020.

PORTAL EDUCAÇÃO. **Teoria de Imogene M. King**. 2020. Disponível em: https://siteantigo.portaleducacao.com.br/conteudo/artigos/enfermagem/teoria-de-imogene-m-king/25168. Acesso em: 5 jun. 2020.

ROLIM, G. L. *et al.* A teoria de king e sua interface com o parto humanizado. *In*: CONBRACIS, 3, 2018. **Anais III CONBRACIS**, Campina Grande: Realize Editora, 2018. p. 1-10.

ROTHER E. T. Revisão sistemática x revisão narrativa. **Acta Paul Enferm.**, v. 20, n. 2, p. 20-21, 2007.

SILVA, H. G. N.; SANTOS, L. E. S.; OLIVEIRA, A. K. S. Efeitos da pandemia do novo Coronavírus na saúde mental de indivíduos e coletividades. **J. nurs. health.**, v. 10, e.20104007, p. 1-10, 2020.

SILVA, D. S. C.; SANTOS, M. B.; SOARES. M. J. N. Impactos causados pela covid-19: um estudo preliminar. **Rev. Bras. Educ. Ambiental**, São Paulo, v. 15, n. 4, p. 128-147, 2020.

VAN BAVEL, J. J. *et al.* Using social and behavioural science to support COVID-19 pandemic response. **Nat Hum Behav.**, v. 4, n. 5, p. 460-471, 2020.

CAPÍTULO 5

ISOLAMENTO DOMICILIAR NO CONTEXTO DA COVID-19: reflexões à luz do modelo dos sistemas de Neuman

Amanda Karoliny Meneses Resende Fortes
Luís Felipe Oliveira Ferreira
Herla Maria Furtado Jorge
Elaine Maria Leite Rangel Andrade

Introdução

Iniciado na China, desde dezembro de 2019, uma epidemia provocada pelo vírus SARS-CoV-2 causador da Covid-19, espalhou-se por diversos países provocando elevada morbimortalidade mundial em âmbito global. Segundo a Organização Mundial da Saúde (OMS), no mês de junho de 2021 dados de mortalidade por Covid-19 alcançaram 3.733.980 mortes, com 173.271.769 casos confirmados de Covid-19. Nesse período, nas Américas houve registro de aproximadamente 1.802.104 mortes. No Brasil, entre janeiro e junho de 2021, foram 16.947.062 casos confirmados de Covid-19 com 473.404 óbitos (SILVA *et al.*, 2021; MENDONÇA *et al.*, 2020; DUARTE *et al.*, 2020; WHO, 2020; WHO, 2021).

O estado de pandemia é responsável por provocar mudanças sistêmicas na vida das pessoas por impor novos comportamentos de segurança, mudanças de hábitos, rotinas, distanciamento social, além de diversas outras alterações na vida dos indivíduos. Diante disso, no Brasil foram necessárias medidas restritivas de distanciamento, isolamento social, quarentena, entre outras, para a contenção da disseminação do vírus. Essas mudanças provocaram consequências no cotidiano dos indivíduos. Afetou aspectos econômicos com repercussões na saúde mental, em especial no público que teve sua renda diminuída, sexo feminino, menor idade, pertencer ao grupo de risco e estar mais informado acerca dos dados de mortalidade gerou maior preocupação e danos à saúde mental (DUARTE *et al.*, 2020).

Para as pessoas que testam positivo para Covid-19 e possuem sintomatologia leve, há a recomendação de isolamento domiciliar por dez dias (BRASIL, 2020). Esse período pode trazer danos à saúde mental e ser prejudicial emocionalmente se não houver disponível as informações necessárias sobre as razões das medidas de isolamento, sua durabilidade, os cuidados domiciliares e quando procurar o serviço de saúde (PANCANI *et al.*, 2020). Por isso, a rede de apoio familiar e dos profissionais de saúde são considerados fundamentais para o enfrentamento dessa situação de crise (FARO *et al.*, 2020; EDC, 2020).

Nesse período, há ainda a necessidade de atenção as estigmatizações que podem ocorrer com os pacientes em isolamento para tratamento de Covid-19, como "Covid positivo" ou "contaminado pela Covid" que pode agravar situações de sofrimento emocional, retardar a procura pelo sistema de saúde e levar a instabilidade do paciente. Cabe ao profissional de saúde o incentivo e educação da população para adequações dessas expressões por termos que sejam menos enfáticos na doença e mais sensíveis com a situação do indivíduo como "pessoa que foi diagnosticada com a Covid-19", para prevenir o estigma e reduzir desconfortos emocionais (FARO *et al.*, 2020; EDC, 2020).

A enfermagem tem um papel fundamental no contexto da Covid-19, desde as orientações da detecção até a reabilitação. O processo de cuidado de enfermagem acontece de forma inter-relacionada ao contexto, momento histórico, cultura, condições fisiológicas e psicológicas, em que existe a troca de interações entre o meio e o indivíduo. Para isso é uma ciência fundamentada em um arcabouço teórico, filosófico e ético com a aplicação prática das Teorias de Enfermagem (ALMEIDA *et al.*, 2018).

Diante da pandemia por Covid-19 e da situação de isolamento domiciliar o Modelo de Sistemas de Betty Neuman possibilita uma análise multidimensional acerca dos estressores que interferem na assistência de enfermagem. Os estressores são forças ou estímulos que atuam sobre o doente e interferem na estabilidade ou equilíbrio. Nesse sentido, são inúmeros os estressores que podem afetar o indivíduo em isolamento domiciliar no contexto da Covid-19 como o medo de morrer e perder familiares, instabilidades financeiras por não ser possível trabalhar durante o período do isolamento, entre outros. Os cuidados de enfermagem sustentados nessa teoria são fundamentais para direcionar ações, planos assistenciais de enfermagem e suporte capazes de reduzir as consequências decorrentes da influência dos estressores no processo saúde-doença e proporcionar o apoio necessário para que o indivíduo produza uma reação necessária para atingir o equilíbrio (FIOCRUZ, 2020; BRAGA *et al.*, 2018; WANDEKOKEN; SIQUEIRA, 2013).

Neste estudo, serão considerados os desafios do isolamento domiciliar para o paciente com Covid-19, e a dinamicidade das relações necessárias para a manutenção do equilíbrio guiado pelo Modelo de Sistemas de Betty Neuman. Essa teoria foi selecionada por abordar de forma dinâmica a preocupação da enfermagem com as relações existentes entre o todo e suas partes para manter o equilíbrio adaptativo do indivíduo ou sistema frente aos estressores, em que o cuidado de enfermagem leva a superação das diversas situações e bem-estar do indivíduo (ALMEIDA *et al.*, 2018; LIMA, 2014).

Com base nesse conhecimento, é possível traçar um plano de cuidados de enfermagem integral que responda às necessidades do paciente diante do isolamento domiciliar provocado pela Covid-19 com vista a proporcionar menores conflitos inter e intrapessoais (estressores) do indivíduo em isolamento e favorecer as estratégias de enfrentamento como a rede de apoio, incentivo à adequação das formas de contato com a rede socioafetiva em ambiente virtual, entre outras, que favoreçam os mecanismos de reação e ao estado de equilíbrio. O qual é fundamental devido ao atual contexto de saúde pública fortalecer práticas e reflexões que denotem sobre a saúde do indivíduo em isolamento para favorecer a saúde mental, qualidade de vida e assim ser possível obter um retorno satisfatório a rotina pós-isolamento (FIOCRUZ, 2020; DINIZ *et al.*, 2019).

Destaca-se que a enfermagem é uma ciência cuja prática embasada é guiada por referencial teórico e que o Modelo de Sistemas de Betty Neuman permite a aplicabilidade nos mais diversos contextos e culturas. Assim, essa reflexão tem como objetivo refletir sobre o isolamento domiciliar do paciente com Covid-19, fundamentado a partir da teoria do Modelo de Sistemas de Betty Neuman para guiar a assistência de enfermagem de forma qualificada e alinhada com as premissas da teoria com a análise dos seus estressores e intervenções de enfermagem.

Método

Trata-se de uma reflexão teórica baseada no modelo desenvolvido por Betty Neuman em 1970, denominado de Modelo de Sistemas de Neuman e baseado na literatura pertinente publicada sobre o tema. A análise teórica foi realizada no mês de junho e julho de 2021, durante a disciplina de Fundamentos Teóricos e Filosóficos do Cuidar em Enfermagem do Programa de Pós-Graduação em Enfermagem (nível mestrado) da Universidade Federal do Piauí – UFPI.

A reflexão-teorização das práticas em Enfermagem compreende a investigação dos pontos-chaves da pesquisa e a sua relação com o assunto ou tema proposto a fim de aprofundar os conhecimentos acerca do problema estudado e agregar uma perspectiva cientifica (SCHAURICH; CABRAL; ALMEIDA, 2007).

Nessa reflexão seguiu-se como base o livro "*The Neuman Systems Model*" sendo utilizado sua 5° edição, para aprofundar os conhecimentos do Modelo dos Sistemas de Neuman. Além disso, foi realizado uma busca ampla e não sistematizada na literatura publicada sobre o tema e utilizados artigos científicos que abordassem as temáticas de: isolamento domiciliar, saúde mental e Covid-19, estudos de reflexões sobre os sistemas de Neuman, manuais do Ministério da Saúde sobre a Covid-19, considerados relevantes para alcançar os objetivos propostos.

Diante da leitura aprofundada dos artigos e materiais publicados sobre o tema e da vivência prática dos autores na assistência do paciente com Covid-19 no contexto de isolamento domiciliar, foi construído um caso fictício para direcionar as discussões teóricas e a implantação do processo de enfermagem frente à teoria proposta, fortalecendo a compreensão e aplicabilidade da teoria.

Dessa forma, puderam ser levantadas e interpretadas os conceitos e as premissas do arcabouço teórico do Modelo de Sistemas de Neuman e estabelecer sua aplicação no contexto do isolamento domiciliar do indivíduo com diagnóstico de Covid-19, haja vista ser uma teoria multidimensional que considera o indivíduo ou sistema de maneira integral, assim possibilita sua utilização prática em diferentes contextos.

Resultados e discussões

Para o aprofundamento teórico e estruturação das discussões foram delimitados pelos autores eixos temáticos para relacionar o arcabouço teórico e o isolamento domiciliar. Assim foram divididos em: I. Mapeamento Teórico da Teoria do Modelo de Sistemas de Neuman II. Construindo o plano de cuidados segundo o modelo de Sistemas de Neuman.

Mapeamento Teórico do Modelo de Sistemas de Neuman

O modelo desenvolvido por Betty Neuman em 1970, denominado de Modelo de Sistemas de Neuman é centrado nas necessidades humanas de proteção ou alívio do estresse alcançadas pelas intervenções de enfermagem, por isso é considerado como prescritivo, abstrato, universal e aplicável a diferentes contextos. Sua abordagem sistematiza as intervenções de enfermagem para controlar o estresse humano, uma vez que considera que os seres humanos devem possuir um estado chamado de "equilíbrio dinâmico", que sofre interações do meio ambiente, e o enfermeiro possui o papel de proporcionar condições, por meio do plano de cuidados, para alcançar, restaurar e prevenir os fatores estressores (NEUMAN, 1996).

No sistema considera-se que o indivíduo (de forma individual ou grupos) está inserido em um sistema aberto com constantes interações entre o ambiente (aplicável a pessoas, materiais e aos mais diversos contextos). Dentro do sistema há interações, trocas de energias e reações, que possibilita ao indivíduo reconhecer os fatores estressores do ambiente, interpretar sua reação, bem como os danos causados (NEUMAN, 1996; LOWRY; AYLWARD, 2015; NEUMAN; FAWCETT, 2011; BRAGA *et al.*, 2018).

No modelo de sistemas criado, a autora aderiu aos conceitos do metaparadigma no qual, definiu o indivíduo como uma composição dinâmica de inter-relações entre as variáveis fisiológicas, psicológicas, socioculturais, de desenvolvimento, espirituais e estruturais básicas. O ambiente foi definido como todos os fatores internos e externos de influências que circundam o paciente. O processo saúde-doença é um *continuum* que possui em uma extremidade a representação da estabilidade ou harmonia do todo e subpartes do sistema de forças do indivíduo e na outra extremidade as condições de instabilidade ou desarmonia que se configura como o estado de doença. E o enfermeiro como o profissional de saúde que busca manter a estabilidade, prevenir ou restaurar as melhores condições de acordo com o embasamento científico (NEUMAN, 1996; GRECO *et al.*, 2016).

Além disso, elaborou diversos outros conceitos adicionais para fundamentar o seu modelo teórico, por exemplo: estrutura básica, linhas de limite, conteúdo, grau de reação, entropia, linha de defesa flexível, meta, alimentação/produto, linhas de resistência, negentropia, linha de defesa normal, sistema aberto, prevenção como intervenção, reconstituição, estabilidade, estressores, bem-estar/doença. Além do mais, Neuman definiu variáveis sociológicas, psicológicas, socioculturais, de desenvolvimento e espirituais que interagem umas com a outras para assegurar a estabilidade (NEUMAN, 1996).

Esse modelo é estruturado por linhas que desencadeiam funcionalidades específicas (Figura 1), no centro estão contidos os recursos de energia e estrutura básica, que compreendem as características intrínsecas dos indivíduos como a temperatura e estrutura genética. Em seguida, há as linhas de resistência que possuem função protetora, essa linha é rodeada pela linha de defesa normal, que representa as reações do indivíduo aos estressores, e por fim a linha mais externa do sistema, trata-se da linha de defesa flexível que tem função de proteção de todo o sistema (NEUMAN; FAWCET, 2011).

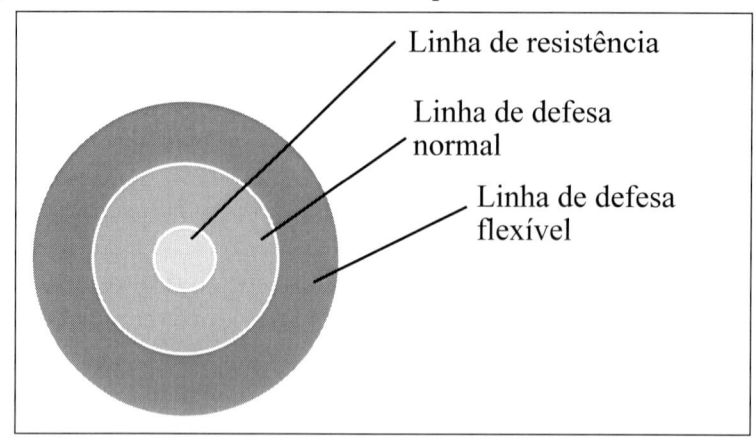

Figura 1 – Modelo dos anéis concêntricos protetores do sistema de Neuman

Linha de resistência
Linha de defesa normal
Linha de defesa flexível

Fonte: Adaptado de Neuman e Fawcett (2011).

O processo de enfermagem delineado por Neuman foi baseado em três etapas, sendo a primeira o diagnóstico de enfermagem, que consiste no levantamento de dados, necessários para que o enfermeiro possa identificar os estressores do meio ambiente e definir os diagnósticos. A segunda etapa, definida por metas de enfermagem, consiste no plano de cuidados e implementação das ações de prevenção adequadas com aceitabilidade do paciente. A terceira etapa, compreende os resultados de enfermagem, em que é feita a confirmação das intervenções e avaliado se há a necessidade de novas metas de cuidado, o sistema é de retroalimentação (NEUMAN, 1996; MARTINS; SILVINO, 2010).

Diante disso, o enfermeiro deve identificar os comportamentos e os estímulos que causam o estresse traçando os diagnósticos ao paciente com Covid-19, que podem ser intrapessoais (relacionados as cinco variáveis definidas por Neuman e a inter-relação sistema paciente), interpessoais e extrapessoais. A partir desse conhecimento podem ser traçadas as metas adequadas para fortalecer a linha de defesa do doente, bem como deve ser feita a análise dos resultados alcançados (feedback). Nesse caso, o cuidado do enfermeiro é centrado no doente, cujo resultado que busca alcançar é a estabilidade diante do contexto do isolamento domiciliar (MARTINS; SILVINO, 2010).

As metas ou intervenções de enfermagem são estabelecidas por prioridades conforme os estressores identificados previamente, podem ser classificadas em primárias, quando são capazes de intervir antes da ocorrência propriamente dita do estressor minimizando os fatores de risco; secundárias no caso de não ser mais possível impedir a ocorrência, porém pode-se reduzir as consequências pelo tratamento dos sintomas provocados e aumentar a força da linha de resistência; ou terciárias quando o doente já é capaz de mobilizar energia e mantém interações entre as cinco variáveis para manter o equilíbrio, por isso esse período também pode ser denominado de adaptação (MARTINS; SILVINO 2010; GEORGE, 1993).

Plano de cuidados segundo o Modelo de Sistemas de Neuman

De acordo com o protocolo de manejo clínico na atenção primária à saúde, algumas medidas devem ser adotadas quando o indivíduo é infectado pelo vírus Sars-Cov-2 tais como: o indivíduo acometido pela Covid-19, deve manter-se em um quarto isolado, com uma boa ventilação, preferencialmente deve realizar suas refeições em quarto individual e sua circulação no domicílio deve ser restrita (BRASIL, 2020).

O indivíduo com Covid-19 pode manifestar sintomatologia ampla, mas alguns sintomas são mais comuns em casos leves. Os sintomas podem ser tosse, dor de garganta ou coriza, seguido ou não de anosmia, ageusia, diarreia, dor abdominal, febre, calafrios, mialgia, fadiga e/ou cefaleia. Esses que devem realizar os cuidados no domicílio (BRASIL, 2021).

O processo saúde-doença, pode sofrer influência por estressores externos, no caso ambientais, oriundos de uma condição de adoecimento, que leva a alterações nas variáveis fisiológicas, psicológicas, sociocultural, espiritual e desenvolvimento como caracterizadas no modelo de Neuman.

Diante do exposto e entendendo que a teoria do modelo de sistemas de Neuman é uma teoria prescritiva e permite a implementação em um contexto de saúde pública, cabe apresentar um caso clínico fictício para embasar a implementação de todos os passos preconizados pela autora.

F.M.S, 45 anos, masculino, casado, comerciante, trabalha em uma feira livre vendendo frutas e verduras, católico não praticante, tem quatro filhos, sua única rede de apoio é a mulher e os filhos. Mora de aluguel e depende da renda diária para pagar suas contas. Possui algumas doenças crônicas, como diabetes mellitus (DM) tipo II e hipertensão arterial sistêmica (HAS) estágio II. Além disso, é tabagista, faz uso de bebida alcoólica de forma regular e não faz atividade física.

Há cinco dias começou a sentir sintomas sugestivos de síndrome gripal, tais como: coriza, cefaleia, sensação febril, alteração do olfato e do paladar, tosse seca, fraqueza e cansaço aos pequenos esforços. Por achar que os sintomas eram diferentes do que costumava sentir, decide então procurar a Unidade Básica de Saúde (UBS) próxima de sua casa para ser avaliado. Na UBS tem seus sinais verificados pela técnica de enfermagem (PA: 150X90mmhg, SatO2: 95%, glicemia capilar: 200mg/dl, Temperatura: 37,8°C), a técnica questiona se faz uso adequado das medicações e ele relata que não. Após isso, passa pela avaliação de enfermagem, que procede à notificação do caso e realiza a coleta do exame de teste rápido para detecção de antígeno, por estar no período ideal de coleta (entre três a sete dias de início dos sintomas).

Passados 15 minutos, o resultado positivo do teste é comunicado ao paciente pelo enfermeiro que explica as medidas que ele deverá adotar no isolamento domiciliar e os cuidados de enfermagem que deverão ser realizados. Em seguida passa por avaliação da médica da equipe, que prescreve os medicamentos para os seus sintomas e entrega-lhe um atestado de cinco dias, e explica que se no décimo dia, caso ele esteja sem sintomas, poderá voltar a trabalhar e em caso de qualquer piora dos sintomas, que ele deveria retornar para ser reavaliado.

F.M.S. fica bastante preocupado, com medo de piorar seus sintomas, precisar de internação e teme também perder a vida, devido a todas as notícias que vê na televisão. Antes de deixar a UBS ele passa no consultório de enfermagem para os esclarecimentos de dúvidas e para a construção do plano de cuidados de forma colaborativa.

O plano de cuidados foi construído seguindo os passos preconizados por Neuman e Fawcett (2011), mediante o caso apresentado. A identificação dos estressores é o passo fundamental para elaboração do plano de cuidados, visto que, eles estão associados as variáveis que podem afetar as linhas de defesa do indivíduo/sistema e gerar o processo de adoecimento. O quadro a seguir apresenta os problemas identificados no caso e os possíveis diagnósticos de enfermagem baseados no modelo de Neuman.

Quadro 1 – Levantamento dos diagnósticos de enfermagem com base nos estressores e as variáveis, preconizados pelo modelo de sistemas de Neuman. Teresina, Piauí, Brasil, 2021

Avaliação		
Problema/Situação	**Variável**	**Diagnósticos de enfermagem***
1. Trabalhador informal e Moradia	Sociocultural	• Conforto prejudicado
2. Não utilização das medicações	Fisiológica	• Falta de adesão
3. Tabagista e Etilista	Fisiológica	• Comportamento de saúde propenso a riscos
4. Sedentarismo	Fisiológica	• Estilo de vida sedentário
5. Cefaleia	Fisiológica	• Dor aguda

continua...

continuação

Avaliação		
Problema/Situação	Variável	Diagnósticos de enfermagem*
6. Alteração do olfato e do paladar	Fisiológica	• Percepção sensorial gustativa e olfativa alterada.
7. Febril	Fisiológica	• Risco de temperatura corporal desequilibrada
8. Fraqueza e cansaço aos pequenos esforços	Fisiológica	• Intolerância a Atividade • Fadiga
9. Medo de piorar os sintomas e evoluir para o óbito	Psicológica	• Ansiedade relacionada à Morte
10. Preocupação com situação financeira	Psicológica	• Risco de tensão do papel de cuidador
11. Rede de apoio fragilizada	Sociocultural	• Interação social prejudicada
12. Não praticar a religião	Espiritual	• Religiosidade prejudicada

*Nota: Diagnósticos estabelecidos pela taxonomia *Nursing Diagnosis Association* (NANDA).
Fonte: Autor (2021).

Após estabelecer os diagnósticos de enfermagem no primeiro passo, o segundo passo consiste na elaboração de um plano terapêutico com metas de enfermagem elaboradas em cima dos problemas encontrados, nível de prevenção afetado e estabelecimento de resultados que devem ser alcançados para tentar restabelecer o equilíbrio dinâmico do sistema afetado por todos os estressores identificados. Destaca-se ainda nessa etapa, a importância da construção das metas de enfermagem serem realizadas com a participação do paciente, para aumentar a chance de engajamento e alcance dos resultados esperados.

O quadro 2, apresenta as metas de enfermagem de acordo com cada diagnóstico e com base nas ligações NIC e NOC para as intervenções de enfermagem e estabelecimento dos resultados esperados.

Quadro 2 – Elaboração do plano de cuidados de acordo com o modelo dos sistemas de Neuman e com base nas ligações NANDA-NOC-NIC, Teresina, Piauí, Brasil, 2021

Diagnóstico de enfermagem	Metas de enfermagem	Nível de prevenção	Resultados esperados	Intervenções de enfermagem
1. Conforto prejudicado.	Melhorar o conforto.	Primário.	Paciente apresenta estado de conforto ambiental, físico, psicoespiritual e sociocultural.	• Promover terapia de relaxamento, apoio espiritual e melhoria do sistema de apoio.

continua...

continuação

Diagnóstico de enfermagem	Metas de enfermagem	Nível de prevenção	Resultados esperados	Intervenções de enfermagem
2. Falta de adesão.	Melhorar a adesão ao tratamento.	Primária e secundário.	Paciente apresenta comportamento de aceitação, faz uso de medicação prescrita e apresenta motivação do comportamento para tratamento.	• Estabelecer metas mútuas, apoio à tomada de decisão; • Promover o envolvimento familiar e ensino dos medicamentos prescritos.
3. Comportamento de saúde propenso a riscos.	Melhorar o comportamento da saúde.	Primário.	Paciente apresenta comportamento de saúde para enfrentamento e busca de saúde.	• Estabelecer metas mútuas para melhora do enfrentamento; • Realizar educação em saúde para autorresponsabilização.
4. Estilo de vida sedentário	Melhorar estilo de vida e hábitos.	Primário.	Paciente apresenta motivação para melhora da aptidão física.	• Auxiliar na automodificação; • Facilitar a auto responsabilidade para realização de exercícios físicos após recuperação.
5. Dor aguda	Aliviar e/ou reduzir a dor	Primário e secundário.	Paciente apresenta controle da dor.	• Administrar medicamentos analgésicos; • Orienta realização de acupressão; • Promover assistência analgésica controlada pelo paciente.
6. Percepção sensorial gustativa e olfativa alterada	Melhorar a percepção sensorial.	Primário e secundário.	Paciente apresenta melhora do apetite e função sensorial.	• Promover controle da náusea e controle nutricional; • Orientar uso da aromaterapia.
7. Risco de temperatura corporal desequilibrada.	Promover controle da temperatura.	Primário e secundário.	Paciente apresenta Termorregulação eficaz.	• Monitorar sinais vitais; • Promover regulação da temperatura por meio da administração de medicamentos e medidas alternativas para controle da temperatura.
8. Intolerância à atividade.	Melhorar a disposição para atividades.	Primário.	Paciente apresenta redução do nível de fadiga e disposição para realização de atividades de vida diária.	• Controlar gasto de energia; • Promover melhora do sono; controle de humor; • Auxiliar nas atividades essenciais de vida diária.
9. Ansiedade relacionada a morte;	Reduzir níveis de ansiedade.	Primário e secundário.	Paciente apresenta redução do nível de ansiedade; nível de medo; e aumento da esperança.	• Promover redução da ansiedade por meio de técnica para acalmar e aromaterapia; • Promover melhora do enfrentamento; promoção da esperança e estímulo a rituais religiosos.

continua...

continuação

Diagnóstico de enfermagem	Metas de enfermagem	Nível de prevenção	Resultados esperados	Intervenções de enfermagem
10. Risco de tensão do papel de cuidador.	Promover apoio familiar e social.	Primário.	Paciente apresenta apoio familiar e apoio social.	• Promover melhora do enfrentamento; apoio familiar; assistência quanto aos recursos financeiros; orientação quanto ao sistema de saúde.
11. Interação social prejudicada	Melhorar bem-estar familiar	Primário.	Paciente apresenta bem-estar familiar.	• Auxiliar na promoção da integridade familiar.
12. Religiosidade prejudicada	Melhorar a saúde espiritual.	Primário.	Paciente apresenta melhora do estado de conforto: psicoespiritual. esperança e saúde espiritual.	• Auxiliar na promoção da esperança e estimular a participação em rituais religiosos.

Fonte: Adaptado de Johnson *et al.* (2013) e Sultan (2018).

Para o indivíduo em questão a linha de defesa normal, pode ser entendida como a manutenção de sua autonomia, no sentido de permanecer no trabalho, manter a figura paterna ativa, manutenção das suas atividades de vida diária. Dessa forma, atrelado ao conceito de entropia, que se caracteriza como processo de desorganização da energia do indivíduo, levando assim ao adoecimento, no caso em questão, por conta principalmente de fatores extrapessoais, mais especificamente, a Covid-19. Isso faz com que os estressores oriundos dessa patologia e mudanças inerentes provocadas por ela, atravessem as linhas de defesa normal e atinjam as linhas de resistência, o que gera o desencadeamento de respostas do indivíduo para combater os estressores.

Nesse sentido, os resultados deste estudo corroboram com os achados da literatura em que emergiram preocupações com a saúde mental da população geral e dos indivíduos positivos para Covid-19, público mais afetado pelo isolamento social. Foi verificado o aumento dos estressores que repercutem na saúde mental, como os sentimentos de medo, insegurança e incertezas, que foram associadas com o possível desenvolvimento de alguns distúrbios mentais como a ansiedade, depressão e até possibilidade de influenciar negativamente em comportamentos suicidas (FARO *et al.*, 2020; BARARI *et al.*, 2020; BARBISCH; KOENING; SHIH, 2015).

Assim, a enfermagem insere-se nesse contexto de cuidado, principalmente auxiliando no processo de restabelecimento do "equilíbrio dinâmico", conceituado por Neuman. Os pressupostos da teoria, facilitam a construção dos diagnósticos de enfermagem segundo a taxonomia do *Nursing Diagnosis Association* (NANDA), como evidenciado também em um estudo realizado por Wandekoken e Siqueira (2013). Além disso, a teoria facilita a aplicação e construção do processo de enfermagem. Isso, de acordo com as ligações

NANDA-NOC-NIC e estruturam o plano terapêutico do paciente de uma forma holística, pois envolve de maneira mais ampla todos os aspectos do processo saúde-doença.

Ademais, essa taxonomia é aplicável em diversos contextos, e no cuidado ao paciente com Covid-19 não poderia ser diferente, estudo realizado por Chicharro *et al.* (2021) aplica tal taxonomia e demonstra a importância de utilização frente a esse contexto em questão e os benefícios para a prática clínica.

Encaminhamentos para a prática clínica e científica

A definição de um plano terapêutico pelo profissional enfermeiro ao paciente com Covid-19 deve fortalecer a linha flexível de defesa durante o isolamento domiciliar, no que tange às mudanças provocadas pela falta de convívio social, danos à saúde mental decorrentes das incertezas de lidar com uma doença nova e agressiva, para compreender as questões intrínsecas, extrínsecas e ambientais. Além disso, a aplicação das taxonomias de enfermagem, aplicadas com base nos pressupostos e conceitos de uma teoria, promovem a elaboração de um plano terapêutico holístico, capaz de prestar uma assistência integral e de maior qualidade passível de ser aplicado em diferentes contextos de cuidado.

Considerações finais

A presente reflexão tornou possível a aplicação da teoria do Modelo de Sistemas de Betty Neuman, frente ao contexto do paciente com Covid-19 em isolamento domiciliar. Por meio do aprofundamento na teoria em questão, ficou evidente como o processo de enfermagem deve ser pautado em uma construção teórica prévia.

Sendo de suma importância pensar em uma fundamentação teórica para aplicar o processo de enfermagem na prática clínica e proporcionar um cuidado holístico e integral, considerando toda a complexidade do indivíduo. Além disso, espera-se que esse constructo sirva de base para estudantes e profissionais de enfermagem para auxiliar na reflexão teórica e aplicação do processo de enfermagem.

REFERÊNCIAS

ALMEIDA, N. G. *et al.* Betty Neuman Systems Model: Analysis according to Meleis. **SOJ Nur Health Care**, n. 2, v. 4, p. 1-6, 2018.

BARARI, S. *et al.* **Evaluating COVID-19 public health messaging in Italy**: self-reported compliance and growing mental health concerns. 2020. Disponível em: http://gking.harvard.edu/covid-italy. Acesso em: 8 jun. 2021.

BARBISCH, D.; KOENING, K. L.; SHIH, F. Y. Is there a case for quarantine? Perspectives from SARS to Ebola. **Disaster Medicine and Public Health Preparedness**, n. 5, v. 9, p. 547-53, 2015.

BRAGA, L. M. *et al.* O modelo de Betty Neuman no cuidado ao doente com cateter venoso periférico. **Revista de Enfermagem Referência**, Série IV, n. 19, p. 159-168, 2018.

BRASIL. Ministério da Saúde. Secretaria de Atenção Primária à Saúde. **Protocolo de Manejo Clínico do Coronavírus (COVID-19) na Atenção Primária à Saúde**. Ministério da Saúde. Brasília, 2020. versão 7. Disponível em: https://saude.rs.gov.br/upload/arquivos/202004/14140606-4-ms-protocolomanejo--aps-ver07abril.pdf. Acesso em: 20 jun. 2021.

BRASIL. Ministério da Saúde. Secretaria de Vigilância em Saúde. Departamento de Análise em Saúde e Doenças não Transmissíveis. **Guia de vigilância epidemiológica Emergência de saúde pública de Importância nacional pela Doença pelo coronavírus 2019 – covid-19**. Brasília: Ministério da Saúde, Secretaria de Vigilância em Saúde, 2021.

CHICHARO, Sandra Conceição Ribeiro *et al.* Diagnóstico de enfermagem para pacientes portadores do COVID-19. **Research, Society and Development**, v. 10, n. 2, p. e26410212384-e26410212384, 2021.

DINIZ, J. S. P. *et al.* Intervenção de enfermagem baseada na teoria de Neuman mediada por jogo educativo. **Acta Paulista de Enfermagem**., v. 32, n. 6, p. 600-607, 2019.

DUARTE, M. Q. *et al.* COVID-19 e os impactos na saúde mental: uma amostra do Rio Grande do Sul, Brasil. **Ciência & Saúde Coletiva**., v. 25, n. 9, p. 3401-3411, 2020.

EDC, European Centre for Disease Prevention and Control. **Considerations relating to social distancing measures in response to COVID-19 – second update**. Stockholm: ECDC; 2020. Disponível em: https://www.ecdc.europa.eu/sites/default/files/documents/covid-19-social-distancing-measuresg-guide--second-update.pdf Acesso em: 8 jun. 2021.

FARO, A. *et al.* COVID-19 e saúde mental: a emergência do cuidado. **Estudos de Psicologia (Campinas)**, v. 37, e200074, 2020.

FIOCRUZ, Fundação Oswaldo Cruz. Mistério da Saúde. Recomendações Gerais. **Saúde Mental e Atenção Psicossocial na Pandemia COVID-19**. 2020. Disponível em: https://www.fiocruzbrasilia.fiocruz.br/wp-content/uploads/2020/04/Sa%c3%bade-Mental-e-Aten%c3%a7%c3%a3o-Psicossocial-na-Pandemia-Covid-19-recomenda%c3%a7%c3%b5es-gerais.pdf. Acesso em: 3 jul. 2021.

GEORGE, J. B. **Teorias de enfermagem**: os fundamentos para a prática profissional. Porto Alegre: Artes Médicas, 1993.

GRECO, R. M. Condições laborais e teoria de Betty Neuman: trabalhadores terceirizados de uma universidade pública. **Rev enferm UFPE on line**, Recife, v. 10(Supl. 2), p. 727-735, 2016.

JOHNSON, M. **Ligações NANDA-NOC-NIC**: condições clínicas suporte ao raciocínio e assitência de qualidade. 3. ed. Elsevirer, 2013.

LIMA, F. D. M. Teoria de Betty Neuman no cuidado à pessoa idosa vítima de violência. **Revista Baiana de Enfermagem**, Salvador, v. 28, n. 3, p. 219-224, 2014.

LOWRY, L. W.; AYLWARD, P. D. Betty neuman's systems model. *In*: SMITH, M.; PARKER, M. E. (ed.). **Nursing theories & nursing practice**. 4 .ed. Philadelphia: F. A. D. Company Ed., 2015. p. 165-184.

MARTINS, T. S. S.; SILVINO, Z. R. Um marco conceitual para o cuidado a criança hospitalizada à luz da Teoria de Neuman*. **Cogitare Enferm.**, v. 15, n. 2, p. 340-344, 2010.

MENDONÇA, K. S. *et al.* Fatores de Risco Para o Agravamento da COVID-19 em Indivíduos Jovens. **Enfermagem em Foco**, [S.l.], v. 11, n. 2, ESP, 2020.

NEUMAN, B.; FAWCETT, J. **The Neuman Systems Model**. 5. ed. Upper Saddle River, NJ: Pearson, 2011.

NEUMAN, B. The Neuman systems model in research and practice. **Nursing Science Quarterly**, v. 9, n. 2, p. 67-70, 1996.

PANCANI, L. *et al.* Forced social isolation and mental health: a study on 1006 Italians under COVID-19 quarantine. **PsyArXiv Preprints**, 2020. Disponível em: https://psyarxiv.com/uacfj/. Acesso em: 20 jun. 2021.

SILVA, C. R. *et al.* Alterações fisiológicas ocasionadas pela COVID-19 e suas consequências no agravamento da doença: graduandos de farmácia aplicando o aprendizado de bioquímica clínica. **Revista Textura**, n. 2, v. 14, p. 23-37, 2021.

SCHAURICH, D.; CABRAL, F. B.; ALMEIDA, M. A. Metodologia da problematização no ensino em Enfermagem: uma reflexão do vivido no PROFAE / RS. **Escola Anna Nery**, v. 11, n. 2, p. 318-324, 2007.

WANDEKOKEN, D. K.; SIQUEIRA, M. M. Aplicação do Modelo de Neuman e Diagnósticos de Nanda ao cuidado do usuário de Crack. **Ciencia y Enfermeria XIX**, n. 2, p. 125-139, 2013.

WHO, World Health Organization. **Novel Coronavirus (2019-nCoV) situation report – 1**, 21 jan. 2020. Disponível em: https://www.who.int/docs/default-source/coronaviruse/situation-reports/20200121-sitrep-1-2019-ncov.pdf?sfvrsn=20a99c10_4. Acesso em: 8 jun. 2021.

WHO, World Health Organization. **WHO Coronavírus (COVID-19) Dashboard**. 8 jun. 2021. Disponível em: https://covid19.who.int/region/amro/country/br. Acesso em: 8 jun. 2021.

CAPÍTULO 6

ISOLAMENTO DOMICILIAR POR COVID-19: plano de cuidados baseado em Dorothea Orem

Adão Baptista Cassoma Chimuanji
Nelito Lopes Barros
Daniela Reis Joaquim de Freitas
Elaine Maria Leite Rangel Andrade
José Wicto Pereira Borges

Introdução

A enfermagem desde a era da civilização moderna vem desenvolvendo teorias que a sustentam enquanto ciência e arte do cuidado ao ser humano. Com o advento da Covid-19 no século XXI, o enfermeiro tem integrado às diversas teorias clássicas e emergentes na sua prática clínica. No caso desta pesquisa em concreto, aplicou-se a teoria de Dorothea Oren ao paciente com covid-19 em isolamento domiciliar.

O mundo mudou completamente desde a descoberta do novo coronavírus, pois a sua evolução foi tão rápida que, a 30 de janeiro de 2020, a OMS declarava a Covid-19 como uma emergência de saúde pública mundial. Em Angola os primeiros dois casos de Covid-19 foram declarados no dia 21 de março de 2020. Em novembro do mesmo ano, os casos confirmados já ultrapassavam os 13.000 (cerca de 40,6 por 100.000 habitantes) com uma taxa de mortalidade de 2,4%. Em junho 2021, Angola se encontrava em Estado de Calamidade Pública com 36600 casos positivos, 30207 recuperados e 825 óbitos (PORTAL OFICIAL DO GOVERNO DE ANGOLA, 2021).

A enfermagem em Angola é exercida ao nível das unidades sanitárias públicas, público-privadas e privadas. De acordo com o Decreto Presidencial 187 de 10 de agosto de 2018, a carreira de enfermagem é exercida por quatro grupos profissionais, nomeadamente: auxiliares de enfermagem, técnicos de enfermagem, bacharéis em enfermagem e por enfermeiros. Segundo Luvualo[4], os auxiliares e técnicos médios são os que ocupam maior representatividade,

---

4 LUVUALO, Paulo. Bastonário da Ordem dos Enfermeiros de Angola. Entrevista cedida à Angop, no âmbito do 12 de maio, dia Internacional do Enfermeiro. 10 maio 2021.

4.730 e 43.988 respectivamente, enquanto os profissionais de nível superior Bacharéis (456) e enfermeiros (4.453) constituem o menor número, perfazendo um total geral de 53.749 profissionais Inscritos na Ordem dos Enfermeiros de Angola (Ordenfa). Esses profissionais não são suficientes para o sistema de saúde do país.

A escassez de profissionais qualificados para a demanda populacional interfere na prestação de uma assistência qualificada. No setor público há uma desproporção na razão enfermeiro/paciente. Em hospitais de nível secundário e terciário a razão é de 1 enfermeiro para 30 pacientes. Esta realidade ganha novos desafios no contexto da Covid-19 e se mostra uma grande barreira para a realização de uma assistência de enfermagem qualificada.

O exercício da enfermagem, para além das habilidades, envolve também sensibilidade para administrar os aspectos técnicos e não técnicos da terapia do paciente, sendo crucial a combinação de conhecimentos psicológicos, fisiológicos, culturais e sociológicos sobre o processo de cuidado e de tratamento (LEININGER, 1970 *apud* MELO, 2016). Diante das implicações impostas aos sistemas de saúde no mundo pela Covid-19 a ação dos profissionais de enfermagem tem vindo a ser reconhecida cada vez mais. Os enfermeiros são chamados para liderar a linha da frente, desde a educação, testagem, vacinação, assistência integral no ambulatório e nas unidades hospitalares de todos os níveis.

Em Angola, o enfrentamento da pandemia da Covid-19 pela enfermagem, consubstancia-se no ônus decorrente da demanda que encerra todas as frentes de atuação. A sensibilização e educação para a saúde (normas de prevenção), assistência aos pacientes em internamento nos centros de tratamento, hospitais e ao domicílio, incluindo execussão do processo vacinal contra a Covid-19, são parte desse enfrentamento.

A 4ª atualização das medidas excepcionais para a situação de calamidade pública por Covid-19 em Angola estabelece as medidas para o isolamento domicilicar. Os cidadãos que tenham resultado positivo no teste SARS-Cov-2 devem se sujeitar ao isolamento domiciliar que será continuado até a emissão de do título de alta pela autoridade sanitária competente, a qual acontece após a realização do teste SARS-Cov-2 com resultado negativo. Situações de violação do isolamento domiciliar foram tratadas com aplicação de multa que varia entre os Kz 250.000 (duzentos e cinquenta mil kwanzas[5]) e os Kz 300.000 (trezentos mil kwanzas), dando ainda origem à responsabilização criminal, nos termos da lei, sem prejuízo da colocação compulsiva do infractor em isolamento institucional (ANGOLA, 2020).

---

5   1 Dólar americano igual a 526,23 Kwanza angolano.

Nesse contexto, o acompanhamento dessas pessoas em isolamento domiciliar pelo enfermeiro é imprescindível para evitar complicações e promover o bem-estar. O paciente e os membros da família devem receber apoio, educação e monitoramento contínuo. Os enfermeiros devem orientar pacientes e familiares a seguirem as recomendações e apoiá-los socioemocionalmente (TONIN *et al.*, 2020).

Esses cuidados podem ser pensados a partir de uma teoria de enfermagem (MELO, 2016). A Teoria de Dorothea Orem, pela corresponsabilidade do usuário mostra pertinencia para o contexto do isolamento domiciliar por Covid-19 (ALMEIDA *et al.*, 2020). Ao considerar a perspectiva do autocuidado tratada nessa teoria, as atitudes do enfermeiro fomentam a autonomia do paciente, elemento crucial para o seu empoderamento frente às suas decisões em saúde no processo de isolamento domiciliar (ALMEIDA *et al.*, 2020).

O objetivo foi elaborar um plano de cuidados para um paciente com Covid-19 em isolamento domiciliar com base na Teoria do déficit do Autocuidado de Dorothea Orem.

Teoria de Dorothea Orem

A teoria de Dorothea Orem é composta por outras em três teorias: teoria do autocuidado, teoria do déficit do autocuidado e teoria de sistemas de enfermagem.

Na **teoria do autocuidado**, Orem descreve que todo o ser humano possui as competências e requisitos básicos universais para o autocuidado, que são: requisitos universais, requisitos de desenvolvimento e requisitos de desvios de saúde. Os universais são comuns a todos os seres humanos durante todo o ciclo vital, enquanto os requisitos de desenvolvimento, referem-se a provisão de cuidados que apoiam os processos vitais e estágios de desenvolvimento da vida; e por fim, os requisitos de desvios da saúde, constituem a demanda de autocuidado terapêutico direcionados para pessoas doentes, que apresentam formas específicas de patologias, defeitos ou incapacidades, que estejam sob diagnóstico e tratamento (OREM, 1991; OREM, 2001).

Na Teoria do deficit de autocuidado: Orem apresenta cinco atividade fundamentais na prática de enfermagem (agir ou fazer para o outro, guiar o outro, apoiar o outro; proporcionar um ambiente que promova o desenvolvimento pessoal, quanto a se tornar capaz de satisfazer demandas futuras ou atuais de ação; e ensinar o outro) (OREM, 1991; SILVA, 2008, p. 87).

Durante o processo da assistência de enfermagem domiciliar ao paciente com Covid-19, o enfermeiro deve: verificar e avaliar se o ambiente domiciliar é adequado para a continuidade da prestação dos cuidados; avaliar se o paciente é capaz de aderir as precauções recomendadas como parte do isolamento domiciliar; e manter um vínculo de comunicação com o enfermeiro ou equipe multidisciplinar até que a situação de saúde seja melhorada (TONIN *et al.*, 2020).

A **teoria dos sistemas de enfermagem** é a teoria unificadora, que alberga a teoria do déficit do autocuidado, que por sua vez integra a teoria do Autocuidado. Estrutura-se em três sistemas que são: Totalmente compensatório, parcialmente compensatório e de apoio. No primeiro sistema o enfermeiro realiza medidas de autocuidado, ajuda o paciente que está impossibilitado de realizar ações de autocuidado; no segundo, o enfermeiro realiza algumas medidas de autocuidado, ajuda o paciente que participa das ações de autocuidado; e por último o enfermeiro educa, orienta e apoia a realização das medidas de autocuidado (QUEIRÓS, 2014).

O "déficit de autocuidado", emerge na descrição das limitações de ações que se relacionam ou derivam da saúde que a tornam completa ou parcialmente incapaz de conhecer os requisitos existentes e que impeçam a pessoa de se autocuidar regularmente ou cuidar de seus dependentes (OREM, 2001).

Método

Trata-se de um estudo de caso. Neste estudo pretendemos descrever a identificação do deficit de autocuidado ao paciente com Covid-19 no domicílio, estabelecer o plano de cuidados, as ações de enfermagem baseadas nas atividades da teoria do deficit do autocuidado. Foram utilizadas as taxonomias NANDA *International* para estabelecer os diagnósticos de enfermagem; *Nursing Outcomes Classification* (NOC) para os resultados e a *Nurgins Intervention Classification* (NIC) para mapeadas as intervenções de.

O domicílio do paciente, foi o local escolhido para a realização do estudo, situado na província de Luanda, capital de Angola. Os dados foram coletados pelos autores na casa do paciente, obedecendo o princípio do consentimento, mediante prévia informação sobre o objetivo da pesquisa. A entrevista foi a técnica utilizada, com base na escuta, observação e no exame físico. Tendo em conta a doença e os cuidados que ela encerra, foi realizada apenas uma visita ao domicílio do paciente para operacionalizar o processo de enfermagem com base na teoria do deficit do autocuidado de Oren.

Princípios éticos

Para Ferrari e Rocha (2011, p. 9), "*a ética tem por função melhor conduzir as ações do homem, seja individualmente como em sociedade*". A bioética é uma das ramificações da ética que surgiu com objetivo de repensar a maneira como a ética e as ações nas ciências interferiam na vida dos sujeitos, e com isso proteger o sujeito envolvido em pesquisas a fim de se conquistar o avanço da ciência e da tecnologia de forma a garantir o respeito e dignidade. A aprovação ética foi obtida do Coordenador do curso de enfermagem da Universidade Jean Piaget de Angola. Foi assinado o Termo de Consentimento Livre e Esclarecido para participação voluntária após prévio esclarecimento antes de ter cedido a entrevista aos pesquisadores em seu domicílio.

Resultados e discussão

Histórico de enfermagem (Anamnese e exame físico)

Trata-se de um jovem de 23 anos de idade, frequenta o último ano da graduação em enfermagem.

Situação social:

Vive sozinho na Provincia de Luanda em uma casa alugada, com 3 compartimentos (quarto, sala, cozinha), partilha o banheiro e quintal com outros vizinhos. O pagamento do aluguer é semestral, equivalente a 9.000, 00 (kz) mês e 54.000,00 (kz) semestral. A propina da Universidade, alimentação, pagamento da casa e compra de água (não corrente), adquirida em bidons de 20 litros por 60, 00 (Kz), abastecida por cisterna, é paga pela mãe que é doméstica na Província de Zaire. Os valores monetários por ela adquiridos para enviar ao filho provêm da venda de produtos do campo. O caso recebe ainda, ajuda proveniente de dois irmãos mais velhos, ambos professores. Tem em média uma soma mensal de 70.000, 00 (Kz) para suprir as suas necessidades.

Antecedentes pessoais:

Antigos: Dor no dorso entre a quinta e sexta vertebras (escoliose).

Atuais: Infeção urinária no mês de maio, tendo feito automedicação com os seguintes fármacos: amoxicilina e acido clavulónico.

O pesquisado referiu *"no dia 26 de maio de 2021 fomos comunicados pela direção do hospital em que frequentamos o estágio curricular, sobre a condição de saúde de um colega integrante do grupo que havia testado positivo a Sars-Cov2. Isto fez com que todos tivessemos de nos deslocar dia seguinte ao hospital (27 de junho de 2021) para a realização dos testes.*

No dia indicado foram feitas as colheitas de amostras por zaragatoa nasofaríngea que ficaram prontas no dia 28 de maio de 2021. Segundo o pesquisado *"a minha preocupação é para ter acesso ao meu teste, o hospital e a equipa de resposta rápida não entraram em comunicação comigo, fui eu que 6 dias depois (4 de junho de 2021) desloquei-me ao hospital, e neste momento que tive acesso ao resultado do meu teste e ele estava "positivo". O resultado me foi entregue por outrem que não integra a equipe específica para o efeito".* Este relato remete ao pensamento de que não houve boa comunicação entre os atores que atuam na resposta a Covid-19. A ida do pesquisado ao hospital para saber do resultado do seu teste pressupõe a possibilidade de ter contaminado outros que crusou pelo caminho, caso não tenha observado as recomendações do uso adequado da máscara e o distanciamento necessário.

Relatou que *"por ser assintomático, não me foi prescrito nenhum fármaco, apenas fui recomendado a tomar chás como: de limão, gengibre e alho, 4 vezes ao dia e suador com folha de neem (Azadirachta indica). Recentemente comecei a tomar chá de eucalipto e capungo pungo (nome tradicional). Ainda me preocupa como será o procedimento para o segundo teste já que provavelmente não estou cadastrado no boletim dos casos positivos, sendo que uma semana depois no domicílio por isolamento o hospital ainda não entrou em contacto comigo".*

Ao exame físico constatou-se: higiene do corpo limpo. Sistema neurológico: consciente enquanto pessoa e no ambiente que o circunda. Sistema pulmonar: murmúrio vesicular mantidos, sem alteração nas bases e ápices. Sistema intestinal: preservado, abdómen sem alterações, peristaltismo mantido, sem timpanismo e masseses. Sistema urinário: infeção do trato urinário (ITU), urina turva. Membros inferiores: sem alteração. Atividade e repouso: atividade restrita ao domicílio por conta do diagnóstico e repouso mantido. Lazer prejudicado por conta do diagnóstico. Hábitos e vícios: não fuma e não bebe.

Desvio da saúde: Covid-19 em isolamento docimicilar; Infeção urinária.

Diagnósticos de Enfermagem

Com base os problemas levantados do caso estudado foram formulados seis diagnósticos de enfermagem com base NANDA- Internacional (Quadro 1).

Quadro 1 – Apresentação dos principais problemas levantados e seu enquadramento aos Domínios, Classes, Código de diagnostico e Diagnóstico de Enfermagem segundo a taxonomia de NANDA International (2018-2020). Luanda, 2021

Problema de Enfermagem (PE)	Domínios (D)	Classes (C)	Código Diagnostico (CD)	Diagnóstico de Enfermagem (DE)
Não fez o controle de revisão para ITU, Não teve visita e nem avaliação da equipa da saúde para Covid-19,	D1 Promoção da saúde	C2 Controle da saúde	CD 00078	Controle ineficaz da saúde

continua...

continuação

Problema de Enfermagem (PE)	Domínios (D)	Classes (C)	Código Diagnostico (CD)	Diagnóstico de Enfermagem (DE)
Limitado a realizar as actividades diárias (restrições de atividades e lazer) por motivo da Covid-19	D4 Atividade e repouso	C3 Equilíbrio de energia	CD 00093	Fadiga
Automedicação para tratamento da ITU, deslocamento ao hospital para levantamento do resultado de exame da Sars-cov-2 (falta de comunicação); Tratamento com Chás, alho por recomendação de outrem;	D5 Percepção cognição	C4 Cognição	CD 00126	Conhecimento deficiente
Falta de água potável, casa alugada e quintal e banheiro partilhado com outros vizinhos, economicamente dependente; Comunicação tardia do resultado positivo da Covid-19	D9 Enfrentamento tolerância ao estresse	C2 Respostas de enfrentamento	CD 00077	Enfrentamento ineficaz da comunidade
Dorsalgia resultante da escoliose	D12 Conforto	C1 Conforto físico	CD 00133	Dor crônica
Vive sozinho, limitado a visitas por motivo da Covid-19	D12 Conforto	C3 Conforto social	CD 00053	Isolamento social.

Fonte: Dados da pesquisa no quadro 2 a seguir foi operacionalizado o ciclo dinâmico da planificação de cuidados ao paciente Covid-19 em isolamento domiciliar (quadro 2).

Quadro 2 – Plano de enfermagem baseado na teoria do deficit de autocuidado de Dorothea Orem para paciente de Covid-19 isolado no domicílio. Luanda, 2021

Diagnóstico de Enfermagem (NANDA-I)	Plano de atividades (Dorothea Orem)	Resultados esperados (NOC)	Intervenção de Enfermagem (NIC)
Conhecimento deficiente (DE), relacionado a informações incorrectas apresentadas por outros (FR), caracterizado por seguimento de instruções inadequadas (CD).	disponibilidade de condições que permitam obter informações correctas; guiar o outro para obtenção de instruções adequadas; apoiar o outro psicologicamente; proporcionar um ambiente que promova o desenvolvimento cognitivo; ensinar o outro a obter informações correctas.	Conhecimento: comportamento de saúde, cuidados na doença, medicação, processo de doença e promoção da saúde.	Educação para saúde, procedimento/tratamento, medicamentos prescritos, ensino processo de doença, recursos de saúde e orientação quanto ao sistema de saúde.

continua...

continuação

Diagnóstico de Enfermagem (NANDA-I)	Plano de atividades (Dorothea Orem)	Resultados esperados (NOC)	Intervenção de Enfermagem (NIC)
Controle ineficaz da saúde (DE), relacionado a conflito de decisão e conhecimento insuficiente sobre o regime terapêutico (FR), caracterizado por dificuldade com o regime prescrito e escolha na vida diária ineficaz para atingir as metas de saúde (CD).	Agir ou fazer para o outro o fornecimento de material de higiene, alimentos e água ao domicílio; guiar o outro a obter orientação correta da terapêutica a seguir; Apoiar no deslocamento (transporte) para colheita e levantamento dos resultados no hospital; Apoiar psicologicamente; Proporcionar um ambiente que promova atingir as metas de saúde; ensinar o outro ao controle eficaz de saúde.	Autocuidado: medicação não parenteral, Comportamento de tratamento: doença.	Assistência no autocuidado, Ensino: processo de doença facilitação da autorresponsabilidade, modificação do comportamento, medicamentos prescritos.
Dor crónica (DE), relacionado a agente lesivo e compressão de nervo (FR), caracterizado por representante relata comportamento de dor/alterações nas actividades (CD).	Agir ou fazer para o outro a administração de analgésico; guiar o outro ao pensamento positivo e humor positivo; apoiar o outro psicologicamente; proporcionar um ambiente que promova bem-estar e conforto; ensinar o outro aliviar a dor com acções não farmacológicas.	Controle da dor, nível de conforto.	Controle da dor, controle de medicamentos, facilitação da autorresponsabilidade e assistência a analgesia controlada pelo paciente.
Enfrentamento ineficaz da comunidade (DE), relacionado a falta de sistemas comunitários, recursos comunitários insuficientes e recursos inadequados à solução de problemas, caracterizado por a comunidade não atender as expectativas de seus membros e percepção de impotência da comunidade (CD).	Agir ou fazer para o outro os contactos com as entidades sanitária (Ministério da saúde e equipa de resposta rápida da comunidade); guiar o outro ao cumprimento das medidas de biossegurança para não proliferar a infecção a outras pessoas (comunidade) e a enfrentar a doença; apoiar o outro psicologicamente; proporcionar um ambiente que promova o desenvolvimento da saúde individual e colectiva; ensinar o outro a ultrapassar as dificuldades	Controle de risco comunitário: doença contagiosa.	Controle de doenças transmissíveis, avaliação da saúde, desenvolvimento de programas de saúde, educação para saúde, controle de imunização/vacinação, controle da infecção e documentação.
Fadiga (DE), relacionado a barreira ambiental e ansiedade, caracterizado por desinteresse quanto ao ambiente que o cerca e capacidade prejudicada para manter as rotinas habituais (CD).	Agir ou fazer para o outro a estimulação do humor positivo; guiar o outro a prática de exercícios físicos; apoiar o outro psicologicamente; proporcionar condições para relaxamento; e ensinar o outro ao controle e conservação de energia.	Energia psicomotora, Conservação da energia	Controle de energia e do humor, aconselhamento, facilitação, controle do ambiente, promoção do exercício, musicoterapia ou terapias simples de relaxamento.

continua...

continuação

Diagnóstico de Enfermagem (NANDA-I)	Plano de atividades (Dorothea Orem)	Resultados esperados (NOC)	Intervenção de Enfermagem (NIC)
Isolamento social (DE), relacionado a dificuldades para estabelecer relacionamentos (FR), condição associada a alteração do bem-estar, caracterizado por doença e solidão imposta por outros (CD).	Agir ou fazer para o outro as relações sociais em que encontra-se limitado; guiar o outro a prática de relacionamentos ou interacções sócias por intermédio das redes sociais; apoiar o outro a manter o bem estar físico e mental; proporcionar condições de relaxamento; e ensinar o outro ao equilíbrio de humor.	Bem-estar pessoal, Equilíbrio do humor, habilidades de integração social	Melhora do enfrentamento e autopercepção, Redução da ansiedade, controle do humor, construção de relação complexa, modificação do comportamento: habilidades sociais.

Fonte: Elaboração própria.
DE – Diagnostico de Enfermagem, FR – Factor relacionado, CD – Características definidoras. NANDA I – NANDA *International* ou Grupo de Conferência Nacional Para Classificação dos Diagnósticos de Enfermagem (*National Conference Group for the Classification of Nursing Diagnoses*); NIC – Classificação das Intervenções de Enfermagem (*Nursing Interventions Classification*); NOC – Classificação de Resultados de Enfermagem (*Nursing Outcomes Classification*).

A Teoria do autocuidado permitiu, verificar os déficits apresentados pelo paciente, bem como fatores contribuintes para execução de prática do autocuidado. O ao conhecimento deficiente, controle ineficaz da saúde, enfrentamento ineficaz da comunidade, ansiedade, isolamento social, e situação econômica e social, bem como à aceitação social do seu estado de saúde (Covid-19). Permitiu ainda contemplar que os déficits eram resultantes e tinham agravantes em consequência das condições contextuais em que vivia o paciente.

Nesse âmbito, é possível, com a utilização da Teoria do autocuidado, que o enfermeiro planeje e promova a implementação de ações destinadas a estimular a prática do autocuidado no concernente aos déficits identificados e fortalecer as práticas já implementadas.

Importa realçar que o enfermeiro é o detentor de todos os princípios necessários para cuidar do outro (HORTA, 1979). Entretanto, toda ação de enfermagem que vise recuperar o autocuidado do indivíduo poderá remontar a importância dos pressupostos, métodos e metas da teoria do déficit de autocuidado proposta por Orem (VICTOR, 2010).

Assim, o enfermeiro é o agente social no incentivo ao autocuidado do paciente com Covid-19 em isolamento no domicílio. A troca de saberes tornaram oportuna o agregamento de medidas de autocuidado e a elaboração do planejamento de cuidados, com objetivo de proporcionar um ambiente com estratégias promotoras do desenvolvimento pessoal, tornando a pessoa capaz de satisfazer suas demandas atuais e futuras (OREM, 1991).

Neste estudo, a teoria teve sua vantagem na identificação dos problemas que interferem na recuperação da saúde e a análise destes para a promoção dessas ações. Contudo, o reconhecimento da pertinência do paciente é fundamental ao alcance dos objetivos, visto que este necessita adquirir conhecimentos e habilidades e incorporá-los em seu sistema de cuidado a Covid-19.

Conclusão

A teoria do deficit do autocuidado de Dorothea Orem apresentou-se útil ao contexto do paciente em isolamento domiciliar por Covid-19. O plano de cuidados baseado na teoria de Dorothea Orem permitiu sistematizar a assistência de enfermagem, que reflete nas mudanças fundamentais promotoras do autocuidado.

O modelo de Dorothea Orem, os diagnósticos de enfermagem da NANDA-I, os resultados esperados da NOC e as intervenções de enfermagem da NIC, devem confluir na prática clínica do exercício da profissão para a resposta devida aos problemas e necessidades que as pessoas em algum momento de suas vidas possam apresentar.

Portanto, ao considerar a teoria do defice do autocuidado proposto por Orem, sua aplicabilidade no atendimento as necessidade do paciente com Covid-19 em isolamento domiciliar, foi possível compreender que o Enfermeiro tem a possibilidade de aplicá-la as outras realidades ou situações em que o individuo esteja com autocuidado deficiente e por conta disto, haja necessidade para o cuidado de enfermagem.

REFERÊNCIAS

ALMEIDA, Isabella Joyce Silva de *et al.* Coronavirus pandemic in light of nursing theories. **Revista Brasileira de Enfermagem** [online], v. 73, suppl 2, e20200538, 2020. Disponível em: https://doi.org/10.1590/0034-7167-2020-0538. Epub 04 Dez 2020. ISSN 1984-0446. https://doi.org/10.1590/0034-7167-2020-0538. Acesso em: 15 fev. 2022.

CHAN, J.; FUK-WOO *et al.* A familial cluster of pneumonia associated with the 2019 novel coronavirus indicating person-to-person transmission: a study of a family cluster. **The Lancet**, v. 395, p. 514-523, 2020. Disponível em: https://www.ncbi.nlm.nih.gov/pubmed/3206704 3.

CHENG, V. C. C. *et al.* Severe acute respiratory syndrome coronavirus as an agent of emerging and reemerging infection. **ClinicalMicrobiologyReviews**, v. 20, p. 660-694, 2007. Disponível em: https://www.ncbi.nlm.nih.gov/pmc/articles/PMC 2176051/.

DIAGNÓSTICOS DE ENFERMAGEM DA NANDA-I: definições e classificação 2018-2020 [recurso eletrônico] / [NANDA International]. Tradução: Regina Machado Garcez. Revisão técnica: Alba Lucia Bottura Leite de Barros *et al.* 11. ed. Porto Alegre: Artmed, 2018. ISBN 978-85-8271-504-8.

FERREIRA, R. J. O.; LUZIO, F. C. M.; SANTOS, M. C. M. **Passagem de turno dos enfermeiros nos quartos (visita de enfermagem)**: Opinião dos Utentes. Coimbra: Escola Superior de Enfermagem de Enfermagem, 2010. Disponível em: http://www.redalyc.org/pdf/3882/388239959007.pdf. Acesso em: 30 jul. 2019.

JOHNSON, Marion *et al.* **Ligações Nanda – NOC – NIC**: condições clínicas: suporte ao raciocínio e assistência de qualidade. Tradução: Soraya Imon de Oliveira *et al.* Rio de Janeiro: Elsevier, 2012.

KANNAN, S. *et al.* COVID-19 (Novel Coronavirus 2019) – recent trends. **European Review for Medical and Pharmacological Sciences**, v. 24, p. 2006-2011, 2020. Disponível em: https://pesquisa.bvsalud.org/brasil/resource/pt/ mdl-32141569.

KONG, W.; AGARWAL, P. P. Chest Imaging Appearance of COVID-19 Infection. **Radiology**: CardiothoracicImaging, v. 2, 2020. Disponível em: https://pubs.rsna.org /doi /10.1148/ryct. 2020200 028.

LAUER, S. A. *et al.* The incubation period of Coronavirus Disease 2019 (COVID-19) from publicly reported confirmed cases: estimation and application. **Na nalsof Internal Medicine**, 2020. Disponível em: https://www.ncbi.nlm.nih.gov/pubmed/3215074 8.

MELO, L. P. Enfermagem como uma ciência humana centrada no cuidado. **Rev Min Enferm**. v. 20, e 979, 2016. Disponível em: http://www.reme.org.br/artigo/detalhes/1115. Acesso em: 12 jun. 2021.

OREM, D. E. **Conceitos de prática de enfermagem**. 6. ed. 2001.

OREM, D. E. **Nursing concepts of practice**. St. Louis: Mosby, 1991.

PORTAL OFICIAL DO GOVERNO DE ANGOLA. **Combate ao Coronavírus**. Disponível em: https://governo.gov.ao/ao/covid-19/. Acesso em: 12 jun. 2021.

QUEIRÓS, P. J. P.; VIDINHA, T. S. dos S.; FILHO, A. J. de A. **Autocuidado**: o contributo teórico de Orem para a disciplina e profissão de Enfermagem. 2014. Disponível em: /Rev._Enf._Ref._RIV14081T.pdf. Acesso em: 12 jun. 2021.

QUEIRÓS, P. J. P.; VIDINHA, T. S. dos S.; FILHO, A. J. de A. **Autocuidado**: o contributo teórico de Orem para a disciplina e profissão de Enfermagem. 2014. Disponível em: /Rev._Enf._Ref._RIV14081T.pdf. Acesso em: 12 jun. 2021.

SILVA, V. da; HADDAD, J. G. V.; LIMA, R. S. **Teoria de Enfermagem do Deficit do Autocuidado Dorothea Orem**. 2008. Disponível em: http://moodle.stoa.usp.b r/file .php/1342/Capitulo-Livro Teorias_de_Enfermagem_orem. PDF. Acesso em: 11 jun. 2021.

TAYS, P. D.; COSMO, A. S. A.; VITHÓRIA, R. T. R.; RAUL, R. G. S.; MARIA, I. C. S.; LUIS, R. L. S.; WONESKA, R. P. **Diagnostico de enfermeria para pacientes con COVID-19**. 2020. Disponível em: https://periodicos.unemat.br/index.php/jhnpeps/article/view/4575. Acesso em: 12 jun. 2021.

THANDARA, R. S. F. A. **Assistência de enfermagem aos casos leves da COVID-19**. 2021. Disponível em: https://www.researchgate.net/publication/348196309_Assistencia_de_enfermagem_aos_casos_leves_da_COVID-19. Acesso em: 12 jun. 2021.

TONIN, L.; LACERDA, M. R.; CACERES, N. T. G.; HERMANN, A. P. Recomendações em tempos de COVID-19: um olhar para o cuidado domiciliar. **Rev Bras Enferm.**, v. 73, Suppl 2, 2020. Disponível em: http://dx.doi.org/10.1590/0034-7167-2020-0310 e2020. Acesso em: 12 jun. 2021.

VITOR, A. F.; LOPES, M. V.; ARAUJO, T. L. Teoria do déficit de autocuidado: análise da sua importância e aplicabilidade na prática de enfermagem. **Esc Anna Nery Ver Enferm.**, v. 14, n. 3, p. 611-616, 2010.

CAPÍTULO 7

EVITAR PERIGOS AMBIENTAIS NO CONTEXTO DA PANDEMIA:
cuidados de enfermagem na manutenção da integridade social da pessoa idosa

Angelina Monteiro Furtado
Vanelly de Almeida Rocha
Alice Silva Osterne Ribeiro
Alana Bezerra Lima
Thaynara Ferreira Lopes
Maria Célia de Freitas

Introdução

O envelhecimento é um fenômeno humano que reflete uma conquista do esforço do homem na busca de melhores condições de saúde, bem como o avanço da ciência que resultou no aumento da expectativa de vida global. Tal conquista torna-se desafiadora, tendo em vista a necessidade de manter a pessoa idosa autônoma e independente, além da manutenção do campo de possibilidades que preservem a sua capacidade funcional.

Como estratégia para preservar e manter a autonomia e independência da pessoa idosa, a enfermagem guiada pela avaliação integral, planeja suas ações, especialmente, aquelas de educação em saúde. No planejamento, identifica as demandas de necessidades, conduz melhores estratégias de cuidado e orienta a pessoa idosa para a gestão do próprio cuidado. No entanto, essas ações em alguns contextos de saúde e doença são desafiadoras para todos os profissionais de saúde, incluindo aqueles que compõem a enfermagem. A esse respeito, cita-se a pandemia por Covid-19, a qual revelou para o mundo globalmente interconectado, que este está mais vulnerável a infecções circulantes em ritmo acelerado.

Johnson (2021) afirma que o progresso da ciência forma um escudo invisível que possibilita a melhora da qualidade de vida das pessoas. No entanto, as pandemias têm uma tendência de tornar súbita e brevemente perceptível esse escudo invisível, visto que a humanidade pode lembrar como a vida cotidiana depende de ciência, hospitais, autoridades de saúde pública, cadeias de suprimentos de remédios e muito mais. A pandemia causada pelo novo Coronavírus, Severe Acute Respiratory Syndrome Coronavírus 2 (SARS-CoV-2), ainda alerta e revela as brechas desse escudo, as vulnerabilidades, os lugares em que precisa de novos avanços científicos, nos sistemas, grupo de risco, bem como novas maneiras de proteger os seres humanos de ameaças emergente.

Em se tratando de grupos de risco, dentre os mais vulneráveis, ressaltam-se os idosos, especialmente, aqueles com comorbidades, as quais agravam o quadro clínico da doença quando acometidos pela Covid-19. A vulnerabilidade desse estrato social se justifica pelas alterações do processo fisiológico do envelhecimento, pela imunossenescência, que promove a diminuição da capacidade do sistema imunológico em combater infecções, aumentando a incidência de doenças infectocontagiosas como gripe, resfriados comuns e Covid-19. Alerta para a necessidade extrema de manter o isolamento social (BRASIL, 2020; NUNES *et al.*, 2020).

Com o objetivo de preservação da vida, estabeleceu-se como uma das medidas iniciais o isolamento social, no qual as pessoas, em especial os idosos, deveriam manter-se isolados para evitar perigos decorrentes de consequências indesejáveis, as quais a ameaça emergente, pandemia de Covid-19, ocasionava e ocasiona; isolar-se para manter-se mais seguro e com menos risco de adoecimento e morte.

O isolamento social, para a pessoa idosa, apesar de ser um fator de proteção contra a Covid-19, também pode desencadear comprometimentos cognitivos, aceleração do desenvolvimento da doença de Alzheimer, ansiedade, diminuição do estímulo mental e doenças vasculares. O ambiente sem estímulos social, cognitivo, sensorial e motor pode levar os idosos a condições graves decorrente da solidão, tornando-os mais dependentes de outras pessoas, elevando o potencial para perda da autonomia e independência (PLAGG *et al.*, 2020; DAY *et al.*, 2020).

Assim, para proteger a pessoa idosa dessas ameaças emergentes decorrentes da pandemia, a enfermagem recorre, dentre suas competências e habilidades, às estratégias para evitar os perigos ambientais aos idosos em isolamento social, cuja finalidade é manter a integridade social. Para isso, e na organização do cuidado, emprega-se teorias de enfermagem a exemplo a teoria de Virginia Henderson, que pressupõe a pessoa como um todo complexo com necessidades humanas que lhe são fundamentais. A teórica afirma que o enfermeiro deve cuidar de modo que o indivíduo adquira a independência tão rapidamente quanto possível por meio da satisfação destas necessidades.

Dentre as necessidades fundamentais propostas, cita-se a evitar perigos ambientais, percebida por Henderson (2004) como controle ou mudança do ambiente para proteção de perigos potenciais, em que os cuidados básicos de enfermagem servirão para afastar ou controlar tais perigos, proporcionando ao indivíduo proteção máxima à ameaça identificada. Para Berger e Mailoux-Pouirier (1995), a dimensão sociológica desta necessidade assevera que, para conservar a saúde e assegurar sua segurança, o ser humano deve proceder de forma que seu ambiente preserve o contágio das doenças e acidentes, além de conservar laços afetivos e atividades especificas, pois para a pessoa idosa, a falta desses fatores aumenta o risco da sua autonomia. Na perspectiva da enfermagem, tudo isso significa pensar em estratégia de cuidado para as pessoas idosas, possibilitando a preservação de sua integridade.

Desse modo, o capítulo propõe como objetivo: refletir sobre cuidados de enfermagem no evitar perigo ambientais de Henderson para manutenção da integridade social da pessoa idosa no contexto da pandemia da Covid-19.

Método

Trata-se de um estudo teórico-reflexivo, desenvolvido a partir da análise da literatura (artigos científicos e livros) nacional e internacional referente ao impacto do isolamento social, imposto pela pandemia da Covid-19, na integridade social da pessoa idosa segundo a Teoria de Virginia Henderson.

A partir da leitura realizada previamente, elaborou-se a análise sobre a temática com base na necessidade de evitar os perigos ambientais, cuja definição teórica possibilitou o debate a partir de três eixos condutores sobre o tema: "Solidão", "Prejuízo no hábito sono-vigília", "Comprometimento/Declínio cognitivo"; para os quais foram propostos os cuidados de enfermagem.

Resultados e discussão

O isolamento social das pessoas idosas, estabelecido durante a pandemia da Covid-19, possui como principal intuito a proteção desse estrato populacional, tendo em vista as consequências da infecção pelo coronavírus. No entanto, destaca-se, também, a perspectiva negativa do isolamento social com a privação da pessoa idosa à realização de atividades básicas de vida diárias e manutenção de relações sociais com amigos, familiares e comunidade, devido às restrições de contato.

Esse cenário representa uma ameaça à integridade social da pessoa idosa, que prejudica a sua autonomia e independência, sendo um panorama já observado pela Teoria de Enfermagem de Virginia Henderson, por meio da satisfação da necessidade de evitar os perigos ambientais definida teoricamente como:

"necessidade do ser humano de se proteger contra qualquer ameaça (física, psicológica ou social) à integridade de sua pessoa para manter o seu equilíbrio e assegurar uma boa exploração do seu potencial" (HENDERSON, 2004; GRONDIN; PHANEUF, 1995).

Com base na análise da definição teórica abordada anteriormente, possibilita-se ao Enfermeiro exercer seu raciocínio clínico e avaliar a repercussão do isolamento na manutenção da integridade social, destacando a influência da saúde psicológica nesse processo. A correlação citada é demonstrada dinamicamente por meio da figura 1.

Figura 1 – Representação ilustrativa dos acontecimentos subsequentes ao isolamento social da pessoa idosa imposto pela pandemia da Covid-19, utilizando a necessidade humana fundamental de evitar os perigos ambientais da Teoria de Virginia Henderson. Fortaleza-CE, 2022

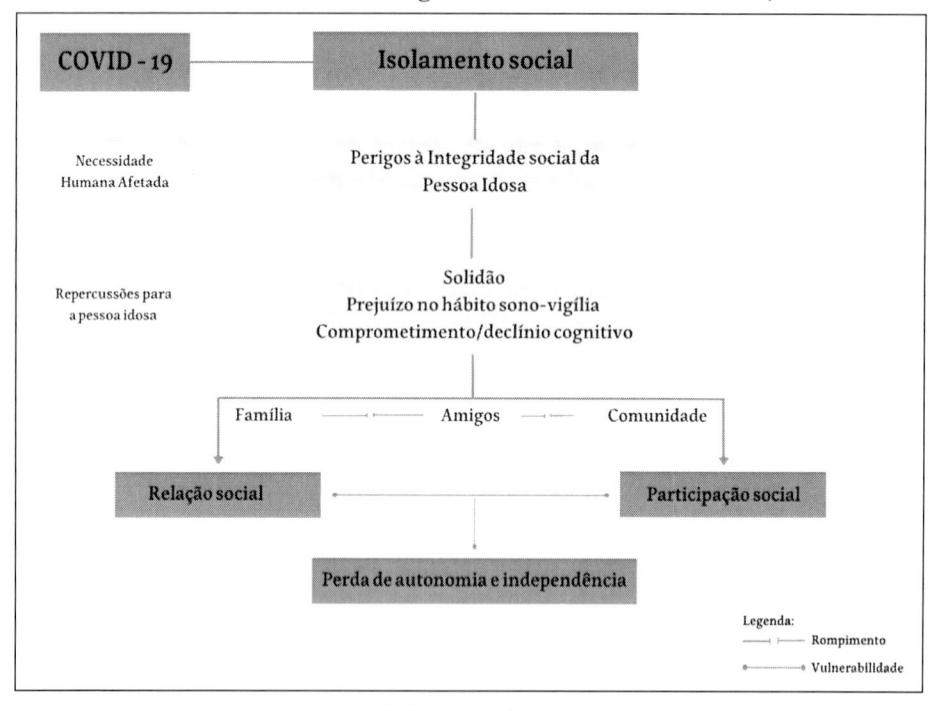

Fonte: Elaborada pelas autoras.

Em vista disso, é necessário atentar-se para a problemática das consequências do isolamento social na vida da pessoa idosa, que interfere de diversas formas, com maior risco para os problemas de saúde, a redução do bem-estar e o aumento da mortalidade. Outros achados também podem ser considerados, tais como: prejuízo para saúde cognitiva e comprometimento da saúde mental, ampliação dos riscos para depressão e ansiedade, pior qualidade do sono, maior chance de desenvolver doenças cardiovasculares, sensação de vida insatisfatória, redução da atividade física e sedentarismo (BEZERRA; NUNES; MOURA, 2021).

No contexto pandêmico, Sepúlveda-Loyola *et al.* (2020) elucidam que o isolamento social repercutiu diretamente nas atividades de vida diária e instrumentais dos idosos, seja na redução da visita de familiares ou nas participações na comunidade com amigos, produzindo impacto negativo em sua saúde mental e física. Os autores apontam, na saúde mental, uma prevalência de ansiedade, depressão, distúrbios do sono, aumento do nível de estresse psicológico e solidão durante o confinamento pelo novo coronavírus.

Nesse contexto, com o isolamento social de idosos na pandemia, estes podem ser especialmente vulneráveis ao suicídio por meio de uma sensação aumentada de desconexão da sociedade, distanciamento físico e perda de oportunidades sociais usuais, que reforçam visões negativas sobre o envelhecimento, associadas à perda de valor, produtividade e independência (WAND *et al.*, 2020).

Existem algumas estratégias para prevenção do suicídio na população idosa em isolamento, como a educação sobre este tema, disponibilidade de tratamento, apoio para aqueles que cometeram tentativas e reabilitação para estes e seus familiares (ALMAGREBI, 2021).

Posto isto, estas estratégias de enfrentamento para o cuidado com os idosos em isolamento são imprescindíveis. Estar em distanciamento social não significa que o idoso precisa permanecer no domicílio sem atividades. Muitas ações podem ser realizadas para os benefícios físicos, emocionais e sociais, com vistas a melhorar a interação social. Nesse ínterim, a enfermagem gerontológica tem função primordial nos cuidados com esta população.

Cuidados básicos de enfermagem na promoção da integridade social da pessoa idosa durante a pandemia da Covid-19

Virginia Henderson ensina que o cuidado básico de enfermagem deriva da análise singular das necessidades humanas e de como estas se afetam em diferentes contextos clínicos, tornando-se um guia para a promoção e recuperação da saúde, quando o profissional de enfermagem, concentra sua atenção na força, vontade e conhecimentos do paciente, com vista a anular o déficit encontrado e ajudá-lo a manter a sua independência e integridade (HENDERSON, 2004; ADAM, 1994).

Na busca pela identificação dos cuidados básicos de enfermagem para a promoção da integridade social da pessoa idosa na pandemia da Covid-19, as evidências científicas revelaram que a promoção da integridade social possui estreita relação com a da integridade física.

Sobre isso, Virginia Henderson nos adverte, em seus estudos sobre as necessidades humanas fundamentais, que aquelas naturalmente de dimensões psicossocioculturais comportam, também, pertinentes dimensões biofisiológicas fomentando o postulado de que todo indivíduo forma um todo complexo com necessidades fundamentais; e a não satisfação de uma necessidade gera um indivíduo incompleto (HENDERSON; NITE, 1978; ADAM, 1994).

Nessa perspectiva, os cuidados adotados pela Enfermagem requerem do profissional o exercício do raciocínio clínico de modo a fornecer uma assistência qualificada correspondente a sua necessidade e integridade. Assim, dando o enfoque nas condições que se afetam no cenário da Covid-19, verifica-se a solidão, o prejuízo no hábito sono-vigília e o consequente comprometimento/declínio cognitivo, cujos déficits devem ser prevenidos para diminuir o impacto do isolamento social, como pode ser observada na figura 2.

Figura 2 – Representação ilustrativa dos cuidados básicos de Enfermagem adotados à pessoa idosa em isolamento social imposto pela pandemia da COVID-19, utilizando a necessidade humana fundamental de "evitar os perigos ambientais" da Teoria de Virginia Henderson. Fortaleza, CE, 2022

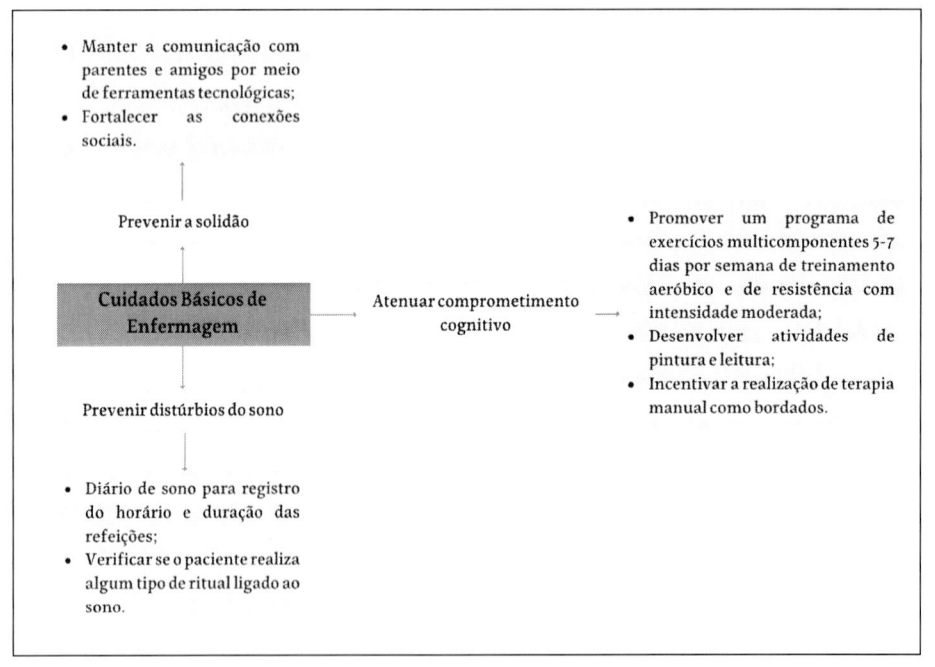

- Manter a comunicação com parentes e amigos por meio de ferramentas tecnológicas;
- Fortalecer as conexões sociais.

Prevenir a solidão

Cuidados Básicos de Enfermagem

Atenuar comprometimento cognitivo

- Promover um programa de exercícios multicomponentes 5-7 dias por semana de treinamento aeróbico e de resistência com intensidade moderada;
- Desenvolver atividades de pintura e leitura;
- Incentivar a realização de terapia manual como bordados.

Prevenir distúrbios do sono

- Diário de sono para registro do horário e duração das refeições;
- Verificar se o paciente realiza algum tipo de ritual ligado ao sono.

Fonte: Elaborada pelas autoras.

No envolvimento com os cuidados à pessoa idosa no isolamento social devem participar idosos, cuidadores e profissionais de saúde em atenção a prevenção da solidão, proporcionando manutenção das relações sociais e preservação da autonomia e independência.

Neste contexto, Goethals *et al.* (2020) afirmam que a redução dos laços sociais para os idosos durante a quarentena pode levar a uma diminuição significativa da atividade física, acelerando o declínio físico e cognitivo. Para tanto, os autores alertam, que, na preservação da capacidade funcional em idosos, é preciso considerar a relação intrínseca entre a atividade física e capacidade funcional, proporcionando manutenção do nível de independência, saúde mental e bem-estar; sendo possível observar durante a quarentena, redução da atividade física em idosos, detectando-se efeitos deletérios em sua saúde mental e emocional.

A partir desta perspectiva, Scarmagnan *et al.* (2021) assinalam que o entendimento das alterações que ocorrem no organismo é importante para analisar o impacto do envelhecimento sobre a rotina dos idosos, prevenindo complicações e riscos diversos, principalmente no atual panorama da Covid-19, em que a vulnerabilidade da pessoa idosa se exacerba e o quadro de modificações psicológicas, sociais e físicas se agrava. Nesse cenário, urge a atuação do Enfermeiro com a identificação dessas mudanças para intervir antes do agravamento da condição clínica e planejar o cuidado individualizado.

A importância de prevenir a solidão repercute na necessidade de manter o padrão de sono-vigília, apesar da inquietude causada pela situação do coronavírus. Magalhães *et al.* (2017) enfatizam que as modificações no padrão de sono e repouso alteram o balanço homeostático, com repercussões sobre a função psicológica, sistema imunológico, desempenho, resposta comportamental, humor e habilidade de adaptação. Além disso, nos idosos, o próprio ritmo circadiano sofre alterações e não são raros os casos que a pessoa idosa fica acordada a noite e sonolento de dia.

Nesse cenário, a atuação do Enfermeiro é primordial para identificar os fatores intervenientes no processo do sono/repouso da pessoa idosa, e, assim, observar as modificações já existentes e aquelas advindas do processo de isolamento social. Para tanto, recomenda-se como principal cuidado de Enfermagem, a adoção do diário de sono, que mantém o registro do horário e da duração das refeições e atividades passíveis de realização em domicílio, além de verificar se o paciente realiza algum tipo de ritual ligado ao sono, possibilitando a visão mais especializada para planejar a assistência futura.

A prevenção da solidão e do comprometimento do hábito sono-vigília é um elemento crucial para evitar a repercussão negativa do isolamento social, uma vez que a apreensão de estar isolado e a falta de socialização possuem influência, também, no nível cognitivo.

Os estímulos do mundo exterior são essenciais na construção da linguagem e expressão da pessoa idosa, além do regresso do declínio cognitivo. Em vista disso, destaca-se que os cuidados de Enfermagem adotados nesse cenário possuem o foco na manutenção do processo de comunicação, por meio de ferramentas eletrônicas como celulares e computadores, denotando a atuação do familiar e/ou cuidador nesse processo, para fornecer todo o suporte necessário à pessoa idosa e manter sua participação ativa socialmente pelo meio virtual.

Além disso, os instrumentos tecnológicos podem auxiliar no desenvolvimento de atividades práticas. O Enfermeiro, em parceria com um educador físico, pode atribuir programas de exercícios, por meio dos aparelhos mais acessíveis para os receptores idosos, incrementando e personalizando treinos aeróbicos e de resistência com intensidade moderada, em cinco a sete dias por semana, para fortalecer a capacidade funcional da pessoa idosa e minimizar o impacto físico causado pelo isolamento social (JIMÉNEZ-PAVÓN et al., 2020; PINTO et al., 2020).

Destaca-se que o isolamento social pode provocar impacto nos níveis de humor, principalmente em idosos que moram só, em decorrência das mudanças nos hábitos de vida e nas relações sociais, sendo importante propor atividades físicas, como já mencionadas, além de lúdicas e recreativas, mantendo o nível cognitivo ativo.

No estudo de Ribeiro et al. (2020), em relação aos interesses manuais, a culinária por prazer, a jardinagem e cuidar de plantas continuaram a ser vivenciadas durante o isolamento social e outras atividades foram incluídas, como a confecção de objetos de decoração e artesanatos por uma parcela dos sujeitos da pesquisa. Junto a essas práticas, cita-se, também, ler livros ou revistas, realizar pinturas e assistir apresentações musicais virtuais, que estimulam a memória da pessoa idosa e promove o bem-estar e relaxamento, evitando o excesso de informações negativas relacionadas à pandemia.

Assim como toda atividade manual, as técnicas artesanais, como crochê, bordado e tricô podem aliviar o estresse, ajudar na concentração, além de exercitar as articulações. Jogos de tabuleiro ou cartas também podem ser adicionados nas atividades diárias com o objetivo de entreter e melhorar a função cognitiva (MARINS et al., 2020).

O estudo de Gil (2017), mostra que há diversos relatos de pessoas que utilizam o bordado para reconfigurar memórias e superar situações difíceis, deixando claro que essas atividades manuais podem ir além de uma simples arte decorativa, estimulando a criatividade e memória de quem borda.

Nesse sentido, fica evidente a importância dessas atividades terapêuticas durante o período de isolamento e seus benefícios em assegurar a integridade social da pessoa idosa. O uso dessas ferramentas como prevenção das consequências do isolamento é essencial para manutenção da saúde desse extrato populacional, auxiliam na prevenção do sentimento de solidão, ajudam nas atividades cognitivas, na prevenção nas tentativas de suicídio, além dos outros benefícios já citados.

Encaminhamentos para a prática clínica e científica

O levantamento de discussões sobre a pandemia da Covid-19 é de extrema pertinência, uma vez que, esse cenário vulnerabiliza os seres humanos, principalmente, as pessoas idosas, em várias dimensões, inclusive a social. Esse cenário, portanto, junto a abordagem do Enfermeiro com o uso da necessidade de "evitar os perigos ambientais" da Teoria de Virginia Henderson, possibilita instigar a comunidade científica para o desenvolvimento de pesquisas com as demais necessidades humanas fundamentais propostas pela teoria, trazendo os diversos panoramas do cuidado ao idoso e fornecendo o embasamento teórico ao enfermeiro.

Além disso, a construção do capítulo possibilita nortear a prática clínica do enfermeiro, fundamentando-se em elementos inerentes a categoria como as Teorias de Enfermagem, com foco na manutenção de necessidades.

Agradecimentos à agência de fomento e/ou grupo de pesquisa

À Linha de Pesquisa Cuidado Clínico de Enfermagem à Pessoa Idosa e as Práticas Educativas, da Universidade Estadual do Ceará, que proporciona a vivência e o conhecimento necessários para a qualificação da assistência à pessoa idosa, a partir da perspectiva multiprofissional do cuidado.

REFERÊNCIAS

ADAM, E. **Ser Enfermeira**. Lisboa: Instituto Piaget, 1994.

ALMAGREBI, A. H. Risk factors for attempting suicide during the COVID-19 lockdown: Identification of the high-risk groups. **J Taibah Univ Med Sc**, v. 16, n. 4, p. 605-611, 2021.

BERGER, L.; MAILOUX-POIRIER, D. **Pessoas idosas**: uma abordagem glogal. Processo de Enfermagem por necessidades. Lisboa: Lusodidacta, 1995.

BEZERRA, P. A.; NUNES, J. W.; MOURA, L. B. A. Envelhecimento e isolamento social: uma revisão integrativa. **Acta Paul. Enferm.**, v. 34, n.eAPE02661, 2021.

BRASIL. Ministério da Saúde. Secretária de Vigilância em Saúde. Boletim Epidemiológico. **Doença pelo Coronavírus 2019**. Brasília, DF, 2020.

DAY, P.; GOULD, J.; HAZELBY, G. A public health approach to social isolation in the elderly. **Journal of Community Nursing**, v. 34, n. 3, 2020.

GIL, M. C. Bordado terapêutico: usos de trajes de cena inspirados. *In*: COLÓQUIO DE MODA, 13. ed., 2017. **Anais Eletrônicos**. São Paulo: UNESP, 2017. p. 1-15.

GOETHALS, L. *et al.* Impact of home quarantine on physical activity among older adults living at home during the COVID-19 pandemic: qualitative interview study. **JMIR aging**, v. 3, n. 1, p. e19007, 2020.

GRONDIN, L.; PHANEUF, M. **Manual de enfermagem**: utilização dos diagnósticos de enfermagem. Lisboa: Instituto Piaget, 1995.

HENDERSON, V. **Princípios básicos dos cuidados de enfermagem do CIE**. Loures: Lusodidacta, 2004.

HENDERSON, V.; NITE, G. **Principles and practice of nursing**. Nova York: Macmillian, 1978.

JIMÉNEZ-PAVÓN, D.; CARBONERLL-BAEZA, A.; LAVIE, C.J. Physical exercise as therapy to fight against the mental and physical consequences of COVID-19 quarantine: Special focus in older people. **Prog Cardiovasc Dis**, v. 63, n. 3, p. 386-388, 2020.

JOHNSON, S. **Longevidade** – uma breve história de como e por que vivemos mais. São Paulo: ZAHAR, 2021.

MAGALHÃES, A. C. R. *et al.* Avaliação da sonolência diurna e qualidade do sono em idosos e sua relação com a qualidade de vida. **Revista Educação em Saúde**, v. 5, n. 2, p. 94-104, 2017.

MARINS, A. M. F. *et al.* A saúde da pessoa idosa no contexto da pandemia pelo coronavírus: considerações para a enfermagem. **Revista de Enfermagem do Centro-Oeste Mineiro**, v. 10, 2020.

NUNES, V. M. A.; MACHADO, F. C. A.; MORAIS, M. M.; COSTA, L. A.; NASCIMENTO, I. C. S.; NOBRE, T. T. X. *et al.* **COVID-19 e o cuidado de idosos**: recomendações para instituições de longa permanência. Natal: EDUFRN, 2020.

PINTO, A. J.; DUNSTAN, D. W.; OWEN, N.; BONFÁ, E.; GUALANO, B. Combating physical inactivity during the COVID-19 pandemic. **Nat Rev Rheumatol**, v. 16, p. 347-348, 2020.

PLAGG, B.; ENGL, A.; PICCOLIORI, G.; EISENDLE, K. Prolonged social isolation of the elderly during COVID-19: between benefit and damage. **Archives of gerontology and geriatrics**, v. 89, p. 104086, 2020.

RIBEIRO, O. C. F. *et al.* Os impactos da pandemia da covid-19 no lazer de adultos e idosos. **LICERE-Revista do Programa de Pós-graduação Interdisciplinar em Estudos do Lazer**, v. 23, n. 3, p. 391-428, 2020.

SCARMAGNAN, G. S. *et al.* A complexidade da tarefa afeta negativamente o equilíbrio e a mobilidade de idosos saudáveis. **Revista brasileira de geriatria e gerontologia**, v. 24, n. 1, 2021.

SEPÚLVEDA-LOYOLA, W.; RODRÍGUEZ-SÁNCHEZ, I.; PÉREZ-RODRÍGUEZ, P. *et al.* Impact of Social Isolation Due to COVID-19 on Health in Older People: Mental and Physical Effects and Recommendations. **J Nutr Health Aging**, v. 24, n. 9, p. 938-947, 2020.

WAND, A. P. F.; ZHONG, B. L.; CHIU, H. F. K.; DRAPER, B.; DE LEO, D. COVID-19: as implicações para o suicídio em idosos. **Int Psicogeriatr**, v. 32, n. 10, p. 1225-1230, 2020.

CAPÍTULO 8

INFECÇÃO POR SARS-COV-2:
planejamento da assistência de enfermagem fundamentado na teoria de Virginia Henderson

Anderson Araújo Corrêa
Otoniel Damasceno Sousa
Grazielle Roberta Freitas da Silva
José Wicto Pereira Borges
Maria Eliete Batista Moura

Introdução

Um dos principais agentes infecciosos para doenças emergentes no século XXI envolve vírus da família coronaviridae. O homem já viveu alguns períodos de preocupação epidêmica decorrentes de coronavírus, sendo eles a SRAG em 2003 na China e em 2012 na Arábia Saudita, ambas com alta letalidade. Porém, nenhuma afetou o mundo como a Corona Virus Disease (Covid-19), causada pelo coronavírus SARS-CoV-2 (LANA *et al.*, 2020).

Essas doenças levantam questões sobre o papel e a importância da vigilância epidemiológica em meio as diversas epidemias e pandemias atuais. É nítida a preocupação das autoridades máximas em saúde em relação ao preparo das nações no combate aos possíveis patógenos desconhecidos ou o aumento de doença até então controladas (COUSINS, 2018).

A ocorrência da pandemia provocada pelo coronavírus SARS-CoV-2 teve início na província de Wuhan, na China, com o primeiro caso notificado em 31 de dezembro de 2019. A Organização Mundial da Saúde (OMS) afirmou em janeiro de 2020 a circulação da Covid-19, sendo a Tailândia o primeiro país a registrar caso fora do epicentro. A OMS decretou emergência internacional em saúde no dia 30 de janeiro e elevou o novo vírus a categoria de pandemia em 11 de março de 2020. No Brasil o primeiro caso de Covid-19 foi confirmado em 26 de fevereiro de 2020 (CODRA; GARCIA, 2020).

O SARS-CoV-2 afeta diversos órgãos e provoca sintomas como febre, tosse seca e fadiga que pode progredir para dispneia e, em casos mais graves para SRAG. Sua transmissão ocorre pelo ar em decorrência de contato próximo com portadores do vírus, espirro, tosse e gotículas de saliva, sendo o nariz, olhos e boca as principais portas de entrada para o patógeno (LIMA, 2020).

Uma das características negativas ao novo vírus é a predisposição para agravamento do quadro em pacientes portadores de comorbidades, em especial, aqueles portadores de doenças do aparelho circulatório e o diabetes mellitus. Dados da *American College of Cardiology* demonstram que 50% da população com comorbidades acabam por adentrar nos serviços hospitalares quando infectados pela Covid-19 (ASKIN; TANRIVERDI; ASKIN, 2020). A descompensação de pacientes portadores de doenças crônicas durante o período de infecção da Covid-19 está relacionada as alterações ocasionadas pela doença e que compromete os níveis normais de saturação de oxigênio no corpo (RENTE; UEZATO JÚNIOR; UEZATO, 2020).

Os impactos gerados pelas doenças desconhecidas apresentam importância que não se limita apenas ao número total de mortes, elas criam um novo olhar sobre os sistemas de saúde atuais e seu dinamismo no combate a eventos que sobrecarregam os sistemas (COSTA; MERCHAN-HAMANN, 2016).

Dentro do contexto pandêmico observa-se a relevância da enfermagem no enfrentamento do novo coronavírus. Os enfermeiros de todo o mundo necessitam da organização e orientação do cuidado de enfermagem para a população em risco ou adoecida pela Covid-19. Seu papel é fundamental para o tratamento universal, integral e equitativo, segundo os princípios doutrinários do Sistema Único de Saúde brasileiro. A enfermagem, portanto, é imprescindível para a assistência nos serviços de urgência, terapia intensiva e internação clínica, além do papel de destaque na promoção, prevenção e reabilitação para o coronavírus (NASCIMENTO *et al.*, 2021).

A enfermagem se estrutura em consonância com os constructos conceituais advindos das bases teóricas desenvolvidas por diversos estudiosos ao longo das últimas sete décadas. As teorias de enfermagem emergiram com pretexto de fortalecer o campo de conhecimento da enfermagem e torná-la solida enquanto ciência (BRANDÃO *et al.*, 2019). O desenvolvimento da ciência da enfermagem norteado por teorias está presente na prática assistencial, na pesquisa e no ensino. A aplicação destes constructos teóricos direciona o enfermeiro ao cuidado humanizado, holístico, reflexivo e sistematizado.

Dentre as teorias de maior destaque na construção da enfermagem está a desenvolvida por Virginia Henderson, a Teoria das Necessidades Humanas Fundamentais. Henderson foi uma grande estudiosa da enfermagem, sendo conhecida como a mãe da enfermagem na modernidade. Sua formação é baseada nos princípios filosóficos e seu entendimento construiu a base para o cuidado ao paciente. Em sua teoria o paciente é apresentado como uma soma das partes e necessidades biopsicossociais. A gênese da sua teoria derivou da sua prática em enfermagem e da educação, portanto, seu trabalho é reconhecido como indutivo. As inquietudes e demandas da enfermagem levaram a análise crítico-reflexiva da realidade e necessidades fundamentais do homem (MCEWEN; WILLS, 2016).

A enfermagem na luz de teorias como a de Henderson vem se consolidando enquanto ciência com base na identificação de fenômenos decorrentes da prática profissional e como consequência a criação de constructos e conceitos que integram o processo de enfermagem, sendo este enraizado em teorias solidas a exemplo das 14 atividades de Henderson.

Mesmo sendo desenvolvidas na segunda metade do século passado as teorias de enfermagem ainda são relevantes para a prática da enfermagem, ou seja, transcenderam o tempo e são essenciais na enfermagem do século XXI, portanto, é pertinente desenvolver o cuidado de enfermagem passeado na teoria de Virginia Henderson para nortear a prática dos enfermeiros no âmbito da pandemia ocasionado pelo novo coronavírus.

Diante do exposto surge a questão: quais os possíveis diagnósticos, resultados esperados e intervenções de enfermagem para pessoa com Covid-19 a luz da Teoria das Necessidades Humanas Fundamentais de Virginia Henderson?

O presente trabalho tem por objetivo elencar os principais diagnósticos, resultados esperados e intervenções de enfermagem associados ao Covid-19 e baseado na Teoria das Necessidades Humanas Fundamentais de Virginia Henderson.

Método

Trata-se de uma produção teórico-reflexiva embasa na Teoria das Necessidades Humanas Fundamentais de Virginia Henderson e associada a sintomatologia dos indivíduos infectados pelo SARS-CoV-2. Buscou-se articular os componentes do cuidado expressos na teoria com as complicações ocasionadas pelo Covid-19, tendo em vista a construção da prática de enfermagem orientada nos preceitos teóricos de Henderson.

A composição do corpus reflexivo do estudo foi realizada a partir de buscas nas bases de dados do Scientific Electronic Library On line (SCIELO) e da Literatura Latino-Americana e do Caribe em Ciências da Saúde (LILACS). Para realização da pesquisa foram utilizados os seguintes descritores: "COVID-19" and "Sinais e Sintomas/ Signs and Symptoms". Foram elencados artigos originais em língua inglesa e portuguesa, publicados em 2020 e 2021.

Buscou-se desenvolver parte do Processo de Enfermagem para o indivíduo afetado pela pandemia da Covid-19 com apresentação de diagnósticos, resultados esperados e intervenções de enfermagem, de acordo com a taxonomia da Classificações de Enfermagem da NANDA Internacional (NANDA-I, 2018), Classificação das Intervenções de Enfermagem (NIC, 2016) e

Classificação dos Resultados de Enfermagem (NOC, 2016), associada aos 14 componentes de cuidado de Henderson (1964), expostos a seguir: 1. Respirar normalmente; 2. Comer e beber de forma adequada; 3. Eliminar os resíduos orgânicos; 4. Movimentar-se e manter posturas desejáveis; 5. Dormir e repousar; 6. Selecionar roupas adequadas – vestir-se e despir-se; 7. Manter a temperatura do corpo dentro de parâmetros normais, ajustando as roupas e modificando o ambiente; 8. Manter o corpo limpo e bem apresentado e proteger o tegumento; 9. Evitar perigos no ambiente e lesões a terceiros; 10. Comunicar-se com os outros para expressar emoções, necessidades, medos ou opiniões; 11. Seguir padrões religiosos de acordo com a própria fé; 12. Trabalhar de forma que haja sensação de realização; 13. Recrear-se e participar de várias formas de recreação; 14. Aprender, descobrir ou satisfazer à curiosidade que leve ao desenvolvimento normal e à saúde, e usar os serviços de saúde disponíveis.

Para a composição do trabalho buscou-se as principais intervenções de enfermagem que modificassem as necessidades humanas e desenvolvesse o resultado esperado com foco na progressão para independência do indivíduo.

Foram selecionados para construção do estudo os componentes teóricos relacionadas a seguir: 1. Respirar normalmente; 2. Comer e beber de forma adequada; 3. Movimentar-se e manter posturas desejáveis; 4. Dormir e repousar; 5. Comunicar-se com os outros para expressar emoções, necessidades, medos ou opiniões.

A escolha das 5 atividades acima está diretamente relacionada com as principais assistências de enfermagem em relação aos sintomas apresentados pelos pacientes em tratamento para a Covid-19. Entre os diversos sinais e sintomas desencadeados pela infecção do SARS-CoV-2 estão: febre, fadiga, dor de garganta, mialgia, cefaleia, artralgia, náuseas e vômitos, diarreia, dispneia, hipotensão, cianose, descompensação de doenças de base como diabetes e hipertensão. A evolução da doença pode ocorrer de forma assintomática ou branda até casos graves com evolução para tratamento intensivos em decorrência de síndrome da angústia respiratória aguda e sepse (BRASIL, 2020).

Resultados e discussão

Teoria das Necessidades Humanas Fundamentais

A teoria de Henderson está inserida na linha das necessidades humanas básicas, na qual o foco primordial é o cuidado baseado nas 14 atividades para assistência ao paciente. Sua teoria holística apresenta uma visão total do ser humano e estabelece um plano assistencial global. O foco no cuidado individual e o auxílio de enfermagem nas atividades essenciais para manutenção e recuperação da saúde, além de uma morte pacífica (MCEWEN; WILLS, 2016; YOUNAS; SOMMER, 2015).

Em seu modelo teórico, Henderson considera o paciente como um indivíduo que precisa de cuidados com vista a obter a independência e integralidade da saúde mental e física. Seu principal pressuposto é: a enfermagem deve assistir o paciente até que o mesmo possa cuidar de si novamente (HENDERSON, 1991). Além deste, existem os pressupostos em que os enfermeiros devem possuir nível acadêmico e que almejam cuidar do paciente dia e noite (MCEWEN; WILLS, 2016).

Para Henderson o cuidado de enfermagem deriva das necessidades humanas. Nesta visão a enfermagem é chamada de "mãe profissional", alusão ao carinho e cuidado integral do ser humano (HENDERSON, 1969). Sua definição para a enfermagem, também chamada de "conceito" é:

> "a função peculiar da enfermeira é dar assistência ao indivíduo doente ou sadio no desempenho de atividades que contribuem para manter a saúde ou para recuperá-la (ou ter uma morte serena) – atividades que ele faria sozinho, caso tivesse a força/vontade ou conhecimento necessários, e auxiliar a pessoa a tonar-se independente desse auxílio o mais breve possível" (HENDERSON, 1964).

Henderson considera os componentes biológicos, psicológicos, sociológicos e espirituais entre os 14 componentes da sua teoria. Estes podem ser categorizados de acordo com o quadro abaixo:

Quadro 1 – Divisão dos 14 componentes da Teoria das Necessidades Humanas Fundamentais de Virginia Henderson

Aspectos Fisiológicos	Respirar normalmente.
	Comer e beber de forma adequada.
	Eliminar os resíduos orgânicos.
	Movimentar-se e manter posturas desejáveis.
	Dormir e repousar.
	Selecionar roupas adequadas – vestir-se e despir-se.
	Manter a temperatura do corpo dentro de parâmetros normais, ajustando as roupas e modificando o ambiente.
	Manter o corpo limpo e bem apresentado e proteger o tegumento.
	Evitar perigos no ambiente e lesões a terceiros.

continua...

continuação

Aspectos psicológicos da comunicação e aprendizado	Comunicar-se com os outros para expressar emoções, necessidades, medos ou opiniões.
	Aprender, descobrir ou satisfazer à curiosidade que leve ao desenvolvimento normal e à saúde, e usar os serviços de saúde disponíveis.
Aspecto espiritual e moral	Seguir padrões religiosos de acordo com a própria Fé.
Aspectos de ocupação e recreação	Trabalhar de forma que haja sensação de realização.
	Recrear-se e participar de várias formas de recreação.

Fonte: (GEORGE et al., 2000).
Nota: Elaboração dos autores.

Em relação aos metaparadigmas da enfermagem: saúde, paciente, ambiente e enfermagem, Henderson não propôs uma definição para o ambiente, porém a manutenção de ambiente de apoio faz parte dos 14 componentes da sua teoria. Sua definição de saúde é baseada na capacidade do indivíduo de agir independentemente e envolve o equilíbrio dos 14 componentes estruturais. O conceito para enfermagem abrange a atuação do enfermeiro nos componentes para ajudar o paciente na sua independência. Para o paciente a definição é de alguém que necessita de cuidados de enfermagem (MCEWEN; WILLS, 2016; GEORGE et al., 2000).

Processo de Enfermagem e necessidades humanas alteradas pela Covid-19

O desenvolvimento da pandemia desde o final de 2019 impôs diversos desafios e novas implicações para os profissionais e serviços de saúde, em especial a enfermagem. O curto período de tempo entre o surgimento e a classificação de pandemia inviabilizou o preparo dos hospitais, atenção primária, pesquisadores e gestores que precisaram reestruturar suas condutas, planejamento e práticas de cuidado ao paciente (JACKSON et al., 2020).

Ocorreram mudanças nos protocolos de atendimento ao paciente com Covid-19 em decorrência dos sintomas mais prevalentes e com vistas a oferecer o melhor cuidado. Diante disso, é possível associar os principais sintomas desenvolvidos pelo coronavírus e as necessidades básicas presentes na Teoria das Necessidades Humanas Fundamentais. Os constructos de Henderson aplicados aos indivíduos acometidos pela Covid-19 devem direcionar as ações da enfermagem na prática e autonomia do cuidado.

As necessidades fundamentais do ser humano a exemplo da respiração normal, a boa alimentação, a eliminação independente de resíduos e o sono e repouso, afetados na atual pandemia da Covid-19.

A aplicação da Teoria de Henderson abrange as necessidades fundamentais do homem, portanto, dão suporte a uma intervenção da enfermagem de forma dinâmica em relação as necessidades do indivíduo. A divisão da teoria em 14 componentes atende as necessidades em diversos domínios que são aplicáveis em ambiente clínico. Os componentes afetados incluem processos relacionados a vida e sua manutenção, as adaptações decorrentes do momento vivenciado, ao distanciamento social e quebra da comunicação, em especial para os indivíduos hospitalizados.

Mediantes tais fatos a enfermagem necessita de uma conduta holística e direcionada ao cuidado, tendo em vista a aplicação da Teoria de Henderson e sua associação as taxonomias de enfermagem. Os quadros de 1 a 6 exemplificam a estruturação do planejamento do cuidado de enfermagem pautados na Teoria em discussão.

O quadro 2 apresenta o componente teórico respirar normalmente da Teoria das Necessidades Humanas Fundamentais. Pacientes infectados pelo novo coronavírus apresentam quadro que podem variar do oligossintomáticos para casos graves como Síndrome Respiratória Aguda Grave com alta demanda para intubação. A pneumonia é a condição clínica mais séria da infecção pela Covid-19 apresentando em muitos casos um comprometimento pulmonar acima de 70% (GRASSELLI; PRESENTI; CECCONI, 2020).

A função pulmonar e gravemente afetada pelo Covid-19 e seu comprometimento altera a oxigenação tissular. Nesse contexto, é importante a aplicação de diagnósticos de enfermagem relacionados ao domínio da respiração, pois se trata de uma função vital e que afeta holisticamente o indivíduo (SILVA *et al.*, 2021).

Quadro 2 – Diagnóstico, Resultados Esperados e Intervenções de Enfermagem relacionados a infecção pela Covid-19 baseados na Teoria das Necessidades Humanas Fundamentais de Virginia Henderson. Componente: Respirar Normalmente

COMPONENTE	DIAGNÓSTICOS	RESULTADOS ESPERADOS	INTERVENÇÕES
Respirar normalmente	Desobstrução ineficaz das vias aéreas	• Prevenção da Aspiração • Estado Respiratório: Permeabilidade das Vias Aéreas • Estado Respiratório: Ventilação	• Administração de Medicamentos: Inalatória • Aspiração de Vias Aéreas • Controle da Ventilação Mecânica: Invasiva • Controle da Ventilação Mecânica: Não Invasiva
	Troca de gases prejudicada	• Estado Respiratório: Troca Gasosa • Sinais Vitais	• Monitoração de Sinais Vitais • Aspiração de Vias Aéreas • Controle de Vias Aéreas Artificiais • Controle Acidobásico • Posicionamento
	Resposta disfuncional ao desmame ventilatório	• Resposta ao Desmame da Ventilação Mecânica: Adulto • Autocontrole da Ansiedade • Sinais Vitais	• Controle de Vias Aéreas • Redução da Ansiedade • Monitoração de Sinais Vitais

O quadro 3 apresenta os componentes do processo de enfermagem baseado no componente comer e beber de forma adequada da Teoria de Virginia Henderson.

Observa-se nos pacientes com Covid-19 a presença de sintomas como dor de garganta e tosse, além da dificuldade na respiração. A presença destes sintomas dificulta a boa alimentação do paciente pois estão relacionados anatomicamente ao aparelho digestivo. A queixa de desconforto na garganta prejudica a deglutição e consequentemente a recusa e perda de apetite, isso gera uma ingesta de alimentos em quantidades inferiores as necessárias para o bem-estar. É nessa perspectiva que a enfermagem deve ter atenção para sinais e sintomas associados ao padrão de alimentação, tendo em vista que a má nutrição acarreta prejuízos a recuperação (ANDRADE *et al.*, 2020).

Quadro 3 – Diagnóstico, Resultados Esperados e Intervenções de Enfermagem relacionados a infecção pela Covid-19 baseados na Teoria das Necessidades Humanas Fundamentais de Virginia Henderson. Componente: Comer e Beber de Forma Adequada

COMPONENTE	DIAGNÓSTICOS	RESULTADOS ESPERADOS	INTERVENÇÕES
Comer e Beber de Forma Adequada	Déficit no autocuidado para alimentação	• Autocuidado: Alimentação • Estado Nutricional: Ingestão de Alimentos e Líquidos • Prevenção da Aspiração	• Controle da Nutrição • Posicionamento • Terapia de Deglutição • Assistência no Autocuidado: Atividades Essenciais da Vida Diária
	Deglutição prejudicada	• Prevenção da Aspiração • Estado da Deglutição	• Precauções contra Aspiração • Supervisão • Assistência no Autocuidado: Alimentação

O quadro 4 apresenta o componente movimentar-se e manter posturas desejáveis da Teoria das Necessidades Humanas Fundamentais.

A mialgia e artralgia são duas das principais queixas da Covid-19 relacionadas ao sistema motor. Os diagnósticos dispostos no quadro 3 são aplicáveis para dor muscular geral ou local e que podem gerar desconforto ao paciente como mal-estar generalizado, indisposição para atividades que requeiram locomoção, além disso a imobilidade no leito poderá ocasionar o surgimento de lesões por pressão. Outro sintoma associado ao déficit na mobilidade é a fadiga, está predispõe o paciente a inaptidão para atividades gerais e prejudica necessidades básicas do paciente (ANDRADE *et al.*, 2020).

Quadro 4 – Diagnóstico, Resultados Esperados e Intervenções de Enfermagem relacionados a infecção pela Covid-19 baseados na Teoria das Necessidades Humanas Fundamentais de Virginia Henderson. Componente: Movimentar-se e manter posturas desejáveis

COMPONENTE	DIAGNÓSTICOS	RESULTADOS ESPERADOS	INTERVENÇÕES
Movimentar-se e manter posturas desejáveis	Risco de integridade da pele prejudicada	• Integridade Tissular: Pele e Mucosas • Controle de Riscos • Posicionamento do Corpo: Autoiniciado	• Cuidados com Lesões • Cuidados com o Repouso no Leito • Identificação de Risco • Monitoração das Extremidades Inferiores • Posicionamento • Supervisão
	Risco de lesão por pressão	• Prevenção contra Quedas • Detecção do Risco • Integridade Tissular: Pele e Mucosas • Mobilidade	• Cuidados com Úlceras por Pressão • Terapia com Exercício: Deambulação • Prevenção contra Quedas
	Mobilidade física prejudicada	• Mobilidade • Desempenho da Mecânica Corporal • Posicionamento do Corpo: Autoiniciado • Tolerância à Atividade	• Assistência no Autocuidado • Promoção do Exercício • Cuidados com o Repouso no Leito

O quadro 5 apresenta o componente dormir e repousar da Teoria das Necessidades Humanas Fundamentais.

O sono pode ser afetado por diversos fatores, entre eles: preocupações, relacionamentos interpessoais, atividade laboral, transtornos mentais e, mais recentemente, pela adesão ao distanciamento social. Distúrbios do sono (entre os quais se destaca a insônia) influenciam diretamente no equilíbrio homeostático e funções corporais, além de prejudicar outras áreas importantes da vida do indivíduo (social, profissional, educacional, comportamental etc.) (EL HALAL; NUNES, 2019).

Quadro 5 – Diagnóstico, Resultados Esperados e Intervenções de Enfermagem relacionados a infecção pela Covid-19 baseados na Teoria das Necessidades Humanas Fundamentais de Virginia Henderson. Componente: Dormir e repousar

COMPONENTE	DIAGNÓSTICOS	RESULTADOS ESPERADOS	INTERVENÇÕES
Dormir e repousar	• Insônia • Privação de sono	• Sono • Nível de Medo • Nível de Ansiedade • Estado de Conforto: Ambiente	• Administração de Medicamentos • Aumento da Segurança • Controle do Ambiente: Conforto • Redução da Ansiedade

O quadro 6 apresenta o componente comunicar-se com os outros para expressar emoções, necessidades, medos ou opiniões da Teoria das Necessidades Humanas Fundamentais.

A pandemia de Covid-19 e o distanciamento social impactam o estilo de vida e as condições de saúde da população, seja no domicílio ou no ambiente hospitalar, este último com ausência de acompanhantes durante a internação. Nesse contexto, emergem preocupações relacionadas ao sofrimento psicológico experimentado e suas consequências sobre a saúde mental. Em decorrência do cenário pandêmico, estudos recentes têm observado frequências elevadas de sintomas de ansiedade, depressão, estresse, medo, irritação, raiva e insônia em diferentes populações (LIMA, 2020; SCHMIDT, 2020).

Quadro 6 – Diagnóstico, Resultados Esperados e Intervenções de Enfermagem relacionados a infecção pela Covid-19 baseados na Teoria das Necessidades Humanas Fundamentais de Virginia Henderson. Componente: Comunicar-se com os outros para expressar emoções, necessidades, medos ou opiniões

COMPONENTE	DIAGNÓSTICOS	RESULTADOS ESPERADOS	INTERVENÇÕES
Comunicar-se com os outros para expressar emoções, necessidades, medos ou opiniões	Medo	• Aconselhamento • Apoio Emocional • Intervenção na Crise • Técnica para Acalmar • Terapia de Relaxamento	• Autocontrole do Medo Nível de Medo • Autocontrole do Medo • Nível de Medo
	Ansiedade relacionada à morte	• Melhora do Enfrentamento • Apoio Emocional • Promoção de Esperança	• Esperança • Enfrentamento • Nível de Ansiedade • Nível de Medo
	Isolamento social	• Aconselhamento • Apoio Emocional • Redução do Estresse por Mudança	• Apoio Social • Nível de Medo • Adaptação à Mudança

Encaminhamentos para a prática clínica e científica

O presente estudo demonstra que a visão teórica e os 14 componentes da enfermagem desenvolvidos por Virginia Henderson são simples e de fácil aplicação, portanto, podem ser usados sem dificuldades pela enfermagem como orientação da prática assistencial de cuidado ao ser humano. No geral a teoria de Henderson é adequada ao exercício da enfermagem e pode ser adotada para cuidados em diversos ambientes como hospitais, ambulatórios e domicílio.

Os 14 componentes fundamentais da teoria são aplicáveis as diversas dimensões existentes entre paciente e enfermeiro pois aborda com eficácia as necessidades básicas do ser humano, bem como o processo de trabalho da enfermagem.

A produção científica ainda apresenta déficits na produção de estudos derivados da aplicação de fundamentos teóricos. Dessarte, existe ainda a necessidade de novos estudos sobre aplicação da sistematização da assistência de enfermagem associada a teoria de Henderson e demais teóricos da enfermagem em relação ao indivíduo com Covid-19.

Conclusão

A reflexão dos postulados de Virginia Henderson unida ao Processo de Enfermagem demonstra que há relevantes contribuições para a prática clínica da enfermagem atualmente e diante do momento pandêmico decorrente da Covid-19. Sua teoria contribui para o cuidado básico do ser humano com vistas a cuidado em saúde seja ela no hospital ou na comunidade.

No contexto da pandemia suas considerações teóricas com relação as necessidades de respiração, alimentação, sono, movimento e comunicação, reforçam a importância e o destaque da enfermagem para o cuidado e independência do paciente acometido pelo coronavírus.

Diante disso, a teoria de Henderson é factível de aplicação prática no processo de trabalho da enfermagem diante das necessidades humanas iminentes face a Covid-19.

Portanto, a demanda de cuidados requeridas pelo paciente com infecção pelo coronavírus aponta a necessidade de implementação baseada em pressupostos teóricos validados, além do uso da sistematização da assistência de enfermagem derivada das taxonomias internacionais.

REFERÊNCIAS

ANDRADE, T. R. S. F. *et al.* Principais diagnósticos de enfermagem em pacientes com manifestações clínicas da COVID-19. **Revista Eletrônica Acervo Saúde**, v. 12, n. 10, e4883, 2020. Disponível em: https://doi.org/10.25248/reas.e4883.2020. Acesso em: 8 jun. 2021.

ASKIN, L.; TANRIVERDI, O.; ASKIN, H. S. O Efeito da Doença de Coronavírus 2019 nas Doenças Cardiovasculares. **Arq Bras Cardiol.**, v. 114, n. 5, p. 817-822, 2020. Disponível em: https://doi.org/10.36660/abc. 20200273. Acesso em: 8 jun. 2021.

BRANDÃO, M. A. G. *et al.* Nursing theories in the conceptual expansion of good practices in nursing. **Rev Bras Enferm.**, v. 72, n. 2, p. 604-608, mar. 2019. Disponível em: doi: https://doi.org/10.1590/0034-7167-2018-0395. Acesso em: 6 jun. 2021.

BRASIL. **Protocolo de manejo clínico da Covid-19 na Atenção Especializada**. 1. ed. Brasília: Ministério da Saúde, 2020.

BULECHEK, G. M. *et al.* **Classificação das intervenções de enfermagem (NIC)**. 6. ed. Rio de janeiro: Elsevier, 2016.

COSTA, L. M. C.; MERCHAN-HAMANN, E. Pandemias de influenza e a estrutura sanitária brasileira: breve histórico e caracterização dos cenários. **Rev Pan-Amaz Saude**, Ananindeua, v. 7, n. 1, p. 11-25, mar. 2016. Disponível em: http://dx.doi.org/10.5123/s2176-62232016000100002. Acesso em: 6 jan. 2021.

COUSINS, S. WHO hedges its bets: the next global pandemic could be disease X. **BMJ. M.** v. 361, maio 2018. Disponível em: https://doi.org/10.1136/bmj.k2015. Acesso em: 7 jan. 2021.

CRODA, J. H. R.; GARCIA, L. P. Resposta imediata da Vigilância em Saúde à epidemia da COVID-19. **Epidemiologia e Serviços de Saúde**, v. 29, n. 1, e2020002, 2020. Disponível em: https://doi.org/10.5123/S1679-49742020000100021. Acesso em: 7 jan. 2021.

EL HALAL, C. dos S.; NUNES, M. L. Sleep and weight-height development. **J. Pediatr.**, Porto Alegre, v. 95, supl. 1, p. 2-9, abr. 2019. Disponível em: http://dx.doi.org/10.1016/j.jped. 2018.10.009. Acesso em: 9 jun. 2021.

GEORGE, J. B. *et al.* **Teorias de enfermagem**: os fundamentos à prática profissional. 4. ed. Porto Alegre: Artmed, 2000.

GRASSELLI, G.; PESENTI, A.; CECCONI, M. Critical Care Utilization for the COVID-19 Outbreak in Lombardy, Italy: Early Experience and Forecast During an Emergency Response. **JAMA**, v. 323, n. 16, p. 1545-1546, mar. 2020. https://doi.org/10.1001/jama. 2020.4031. Acesso em: 7 jan. 2021.

HENDERSON, V. **Basic Principles of Nursing Care**. New York, 1969.

HENDERSON, V. The Nature of Nursing. **Am J Nurs.**, v. 64, n. 8, p. 62-68, ago. 1964.

HENDERSON, V. The nature of nursing. A definition and its implications for practice, research, and education. Reflections after 25 years. **NLN Publ.**, p. 1-116, nov. 1991.

JACKSON, D. *et al.* Life in the pandemic: some reflections on nursing in the context of COVID-19. **J Clin Nurs.**, v. 29, p. 2041-2043, mar. 2020. Disponível em: https://doi.org/10.1111/jocn. 15257. Acesso em: 9 jun. 2021.

LANA, R. M. *et al.* Emergência do novo coronavírus (SARS-CoV-2) e o papel de uma vigilância nacional em saúde oportuna e efetiva. **Cadernos de Saúde Pública**. v. 36, n. 3, e00019620, 2020. Disponível em: https://doi.org/10.1590/0102-311X00019620. Acesso em: 7 jan. 2021.

LIMA, C. M. A. de O. Information about the new coronavirus disease (COVID-19). **Radiologia Brasileira**, v. 53, n. 2, mar. 2020. Disponível em: https://doi.org/10.1590/0100-3984.2020.53.2e1. Acesso em: 6 jun. 2021.

LIMA, R. C. Distanciamento e isolamento sociais pela Covid-19 no Brasil: impactos na saúde mental. **Physis**: Revista de Saúde Coletiva, Rio de Janeiro, v. 30, n. 2, e300214, jun. 2020. Disponível em: https://doi.org/10.1590/S0103-73312020300214. Acesso em: 9 jun. 2021.

MCEWEN, M.; WILLS, E. M. **Bases teóricas de enfermagem**. 4. ed. Porto Alegre: Artmed, 2016.

MOORHEAD, S. *et al.* **Classificação dos resultados de enfermagem (NOC)**. 5. ed. Rio de janeiro: Elsevier, 2016.

NANDA – I. **Diagnósticos de enfermagem da NANDA-I**: definições e classificação 2018-2020. 11. ed. Porto Alegre: Artmed, 2018.

NASCIMENTO, T. F. *et al.* Coronavirus infections: health care planning based on Orem's Nursing Theory. **Rev. bras. enferm.**, v. 74, e20200281, 2021. Disponível em: https://doi.org/10.1590/0034-7167-2020-0281. Acesso em: 6 jun. 2021.

RENTE, A.; UEZATO JUNIOR, D.; UEZATO, K. M. K. Coronavírus e o Coração: Um Relato de Caso sobre a Evolução da COVID-19 Associado à Evolução Cardiológica. **Arq. Bras. Cardiol.**, São Paulo, v. 14, n. 5, maio 2020. Disponível em: https://doi.org/10.36660/abc. 20200263. Acesso em: 6 jun. 2021.

SCHMIDT, B. *et al.* Saúde mental e intervenções psicológicas diante da pandemia do novo coronavírus (COVID-19). **Estud. Psicol.**, v. 37, p. 1-13, abr. 2020. http://dx.doi.org/10.1590/1982-0275202037e200063. Acesso em: 9 jun. 2021.

SILVA, M. I. C. da. *et al.* Diagnósticos de enfermagem em casos de COVID-19 com evolução clínica para sepse. **Research, Society and Development**, v. 10, n. 1, e17410111232, 2021. Disponível em: http://dx.doi.org/10.33448/rsd-v10i1.11232. Acesso em: 7 jun. 2021.

YOUNAS, A.; SOMMER, J. Integrating Nursing Theory and Process into Practice; Virginia's Henderson Need Theory. **International Journal of Caring Sciences**, v. 8, n. 2, p. 443-450, maio. 2015. Disponível em: http://www.internationaljournalofcaringsciences.org/docs/23_ahtisham.pdf. Acesso em: 8 jun. 2021.

CAPÍTULO 9

O NÚCLEO, O CUIDADO E A CURA DE LYDIA HALL NOS CUIDADOS DE ENFERMAGEM A PACIENTES ACOMETIDOS POR COVID-19

Antonio Werbert Silva da Costa
Brisa Cristina Rodrigues Cardoso Magalhães
Antonieldo Araújo de Freitas
José Wicto Pereira Borges
Ana Célia Caetano de Souza

Introdução

A doença causada pelo Novo Coronavírus (Covid-19) ficou conhecida mundialmente após seu aparecimento em uma província da China por provocar Síndrome Respiratória Aguda com o desenvolvimento de pneumonia. A doença apresenta uma alta transmissibilidade, com propagação mediante transmissão por vias respiratórias provocando a contaminação de um grande número de pessoas em todo o mundo (ZHU *et al.*, 2020).

Dos pacientes infectados, cerca de 80% não necessitam de assistência à saúde por serem assintomáticos ou por desenvolverem o quadro leve da doença, apresentando febre, mialgia, tosse, coriza e odinofagia (ESTEVÃO, 2020). Estima-se que aproximadamente 5% dos pacientes infectados necessitem de cuidados de maior complexidade e destes uma parcela de 30% precisam de Unidade de Terapia Intensiva (UTI). Dessa forma, os serviços de saúde do mundo necessitam de uma rápida adaptação com a formação de recursos humanos e disponibilização de novas vagas em UTIs para atender a alta demanda de pessoas gravemente doentes (SCHWERDTLE *et al.*, 2020).

Conforme dados da Organização Mundial da Saúde, no mundo, os casos de Covid-19 já somam 315.345,967 milhões de pessoas e 5.510.174 de óbitos relacionados à doença, sendo os países mais afetados os Estados Unidos, a Índia e o Brasil (WHO, 2022). No Brasil, os dados divulgados pelas secretarias estaduais de saúde demonstram 625.085 mil óbitos e 24,764.838 milhões de pessoas infectadas desde o início da doença, dados que podem ser maiores, pois muitas pessoas não realizam testes para a confirmação da doença (CONASS, 2022).

Grandes desafios surgiram durante a pandemia. Um dos primeiros foi a percepção do despreparo estrutural dos serviços de saúde, com a quantidade insuficiente de leitos clínicos e de UTI para a grande demanda de pessoas que necessitavam de assistência de terapia intensiva. Diante desse cenário os profissionais de saúde em geral tiveram que trabalhar com um vírus ainda desconhecido, em ambientes insalubres e não adaptados à nova realidade. Falta de equipamentos de proteção individual, o risco e o medo de contaminação, além do medo da morte, tornaram o trabalho em saúde para os que estavam na linha de frente no atendimento às vítimas de Covid-19 exaustivo (RIBEIRO *et al.*, 2021; KARIMI *et al.*, 2020).

Ante esse cenário, os profissionais de saúde, em particular da enfermagem, sempre tiveram suas atuações associadas a circunstâncias difíceis. Desde a sua introdução na era moderna durante a guerra da Criméia com sua principal expoente, Florence Nigthingale, no século XIX, a enfermagem vem aprimorando seus conhecimentos com a finalidade de ter embasamento científico e preparação técnica para a atuação em diversos contextos ou situações que exijam elevado envolvimento profissional e conhecimento científico (DAVID *et al.*, 2021; SILVA *et al.*, 2021; RIBEIRO *et al.*, 2021; JIANG; BROOME; NING, 2020).

A atuação da enfermagem na pandemia de Covid-19 foi reconhecida pela sociedade em geral ganhando notoriedade. A enfermagem está inserida em todos os ambientes da saúde, tanto nas UTIs, em cuidados críticos, quanto nos serviços de Atenção Primária, cuidando de casos leves da doença e trabalhando a prevenção. Outra atividade de grande relevância é a elaboração de pesquisas, em que enfermeiros estudam e desenvolvem teorias, técnicas e equipamentos que visem qualificar a assistência prestada, como também proporcionar ao usuário um modelo de cuidado baseado em evidências científicas (SCHWERDTLE *et al.*, 2020; NETO; NÓBREGA, 1999).

O uso de teorias de enfermagem embasa a prática profissional, referenciando o cuidado a evidências científicas estudadas e comprovando sua qualidade anteriormente. A Covid-19 por ser uma doença nova e que acometeu profundamente a população diante do número de óbitos registrados no mundo necessita de uma assistência holística, com uma fundamentação adequada e que enquadre em seus cuidados todos os aspectos biopsicossociais do ser.

Dentre esses modelos de cuidados em enfermagem, temos a Teoria do Cuidado, do núcleo e da cura de Lydia Hall (1964), que desenvolveu seu pensamento pela análise complexa do paciente, como também na complexidade do processo saúde e doença em que se encontra e como a enfermagem pode colaborar para essa reabilitação (GEORGE, 2011). A teorista conta que a enfermagem se diferencia das demais profissões e que, em sua visão, verificam-se três círculos dominantes nesse complexo, cada um denotando um aspecto do processo relacionado ao paciente, às ciências de apoio e à dinâmica filosófica subjacente (HALL, 1964).

A Covid-19 proporcionou uma elevação da importância do cuidado em enfermagem, seja ele realizado no Brasil ou em qualquer lugar do mundo, o que deve ser reconhecido diante de sua qualidade e necessidade quando se pensa na assistência ao paciente em estado grave, levando em consideração todos os aspectos e o pensamento em sua reabilitação. O trabalho desses profissionais sempre é embasado em dados científicos, pesquisas e publicações que permitam a difusão de saberes e sua aplicação. Diante disso, esta pesquisa objetiva realizar uma reflexão sobre a aplicação da teoria de Lydia Hall que descreve o cuidado, a essência e a cura na assistência de enfermagem aos pacientes acometidos pela forma grave da Covid-19.

Métodos

Estudo reflexivo com a fundamentação baseada na teoria de enfermagem de Lydia Hall sobre os três círculos da assistência em enfermagem e sua aplicação na prática diante da assistência a pacientes acometidos pela forma grave da Covid-19, com uma análise do cenário atual e da visão dos autores e da teorista sobre o fenômeno estudado.

O *corpus* que fundamentou a presente reflexão foi constituído por publicações de artigos científicos que trabalham a temática de enfermagem e Covid-19, como também pelos textos originais da teorista e reflexões sobre a teoria publicada na década de 1960, durante a atuação da teorista em um hospital de reabilitação na cidade de Nova York. O trabalho foi organizado em três partes: a descrição da teoria núcleo; cuidado e cura, a assistência de enfermagem ao paciente com Covid-19 grave; e a aplicação da teoria de Lydia Hall.

Resultados e discussão

A teoria do núcleo, do cuidado e da cura de Lydia Hall

O modelo de assistência de enfermagem do núcleo, do cuidado e da cura foi descrito por Lydia Hall durante a década de 1960, período esse em que trabalhou em um hospital de reabilitação em Nova York (WIGGINS, 1980). Hall (1964) mostrava-se interessada em prestar uma assistência de qualidade que levasse em consideração dois seres complexos. Primeiro, o paciente com toda a sua complexidade relacionada ao ambiente, cultura e sua patologia e, depois, a enfermagem com toda a complexidade do cuidado a ser prestado, como também a percepção do enfermeiro como um ser culturável.

A visão para o desenvolvimento de sua teoria advém do seu trabalho no hospital de reabilitação, em que existiu a percepção de que a enfermagem e seus cuidados mostravam uma diferença significativa ao processo de reabilitação, sendo aplaudido por muitos que ali trabalhavam, como também criticado e desestimulado por alguns outros profissionais. Para a autora, a essência da enfermagem está no trabalho, no cuidado prestado, e a enfermagem é uma protagonista desse processo com o desenvolvimento de técnicas que possam modificar o cenário de saúde do paciente (HALL, 1964; 1969).

Sua visão holística acerca dos cuidados de enfermagem ao paciente se caracteriza pela reabilitação de muitos pacientes encaminhados para tratamento na unidade de saúde em que Hall trabalhou. Seu modelo proporcionou a aplicação da enfermagem diante da interação dos três aspectos descritos em sua teoria, em que interagem entre si. Também é descrito que a atuação da enfermagem se faz presente em todos os pontos, porém, com vistas à reabilitação do paciente, a enfermagem é mais atuante após a passagem pela fase aguda da doença, durante a essência da assistência prestada (HALL, 1964; GEORGE, 2011).

Para Hall, o cuidado é a ação profissional da enfermagem, porém não a única no processo de recuperação. Conforme descreve em seus textos (HALL, 1964; 1969), o cuidado é a função de prioridade e trabalho, momento em que o enfermeiro deve atuar diretamente para proporcionar medidas de conforto para seus pacientes, porém as outras fases do processo são compartilhadas com equipes multiprofissionais e com o paciente, o que facilita o desenvolvimento de sua essência no cuidado e o direciona para a cura.

A teoria de Hall é necessária para a enfermagem moderna quando se observa todos os preceitos do cuidado em dias atuais. Sua aplicação deve ser estimulada, pois proporciona a utilização do processo de enfermagem e toda a organização do cuidado conforme o desenvolvimento do paciente (cuidado, essência e cura), o que o levará a uma reflexão sobre sua essência ao desenvolvimento do autocuidado, diante da prática de educação em saúde, e à principal finalidade, a cura.

O núcleo, o cuidado e a cura direcionada a pacientes graves por Covid-19

A Covid-19 foi marcada, em seu início, por muitas incertezas relacionadas ao vírus transmissor da doença e à enfermidade propriamente dita. A transmissão do vírus de forma rápida, a quantidade de pessoas doentes que desenvolveram a forma grave e que precisaram de uma assistência à saúde hospitalar, como também a presença de casos assintomáticos assustou o público da saúde em geral, o que também modificou o cotidiano das pessoas com a introdução de medidas restritivas, presença de hospitais lotados e muitos óbitos registrados (ZHU *et al.*, 2020; VELAVAN; MEYER, 2020).

A maior parte das pessoas que entram em contato e são contaminadas pelo vírus não desenvolvem sintomas, sendo essas denominadas assintomáticas, porém transmissores da doença conforme descrevem estudos. Dentre as pessoas sintomáticas, os casos iniciam com o aparecimento de sintomas como febre, tosse, dor de garganta, mialgia e fadiga, o que caracteriza a fase aguda da doença (CHAN *et al.*, 2020; CHEN *et al.*, 2020).

A forma grave da Covid-19 é caracterizada como o desenvolvimento de uma pneumonia viral, o que leva o paciente a desenvolver sintomas como uma dispneia grave como um de seus sintomas. Além disso, acarreta diversos problemas sistêmicos devido a alteração metabólica causada pela disfunção da respiração, acometimento os sistemas do corpo humano, tais como o cardiovascular, o renal e o endócrino, levando quase sempre o paciente a uma UTI, com necessidade de assistência ventilatória invasiva ou não invasiva contínua (ZHU *et al.*, 2020).

A presença de sintomas graves faz necessário um plano para reabilitação, pois a doença traz inúmeros problemas de saúde que precisam de um cuidado qualificado. Conforme Hall (1969), a assistência para reabilitação deve levar em consideração os pontos necessários para cada fase da assistência por ela descrita, sendo ainda importante o conhecimento pelos enfermeiros da doença, dividindo-os entre os círculos do núcleo, do cuidado e da cura, conforme descritos a seguir.

O círculo do núcleo

Conforme Hall (1964), o núcleo consiste nos pacientes que recebem cuidados de enfermagem. Esta dimensão consiste em objetivos (refletindo sentimentos e valores) que foram definidos pelo paciente, e não por qualquer outra pessoa envolvida no processo de cuidado. Ao usar uma comunicação eficaz, os enfermeiros são incentivados a reconhecer os objetivos dos pacientes, incluindo elementos sociais, biológicos, espirituais e psicológicos.

Quando se trata da Covid-19, os pacientes que desenvolveram a forma grave e que não estão em ventilação invasiva com uso de sedativos conseguem definir seus principais objetivos diante da doença, muitos deles acometidos pelo medo da assistência à saúde diante de uma UTI, sem poder receber visitas. Nesse cenário, uma das ações implementadas pela enfermagem foi a utilização de dispositivo móvel e internet para a comunicação dos pacientes com o meio externo (familiares e amigos), assim, atingindo a um dos objetivos do paciente e mantendo os cuidados necessários para a prevenção de novas infecções e agravos (MEDEIROS; FERREIRA; JUNIOR, 2020).

Já ao se tratar de pacientes que necessitem de uma assistência em maior complexidade, com a utilização de ventilação invasiva e que, para este procedimento, precisam de sedação, tornam-se pacientes frágeis, com suas necessidades fisiológicas fragilizadas (LIMA et al., 2020). Esse paciente precisa de um olhar delicado da enfermagem, que tenha o objetivo de levar o núcleo de seu cuidado a essas necessidades do paciente, seja por procedimentos como a mudança de decúbito ou até mesmo com a contribuição para as suas necessidades fisiológicas. Esses cuidados objetivam reduzir a fragilidade, evitando assim maiores períodos de internação (TEICH et al., 2020).

Satisfazer as necessidades sociais e espirituais dos pacientes é necessário, pois isto reflete nos estágios de cura. Nesse primeiro momento, o núcleo (paciente) se sobressai diante das demais etapas do processo descrito por Hall (1964), conforme visualiza-se na Figura 1.

Figura 1 – Representação da sobreposição do círculo do núcleo na teoria de Lydia Hall

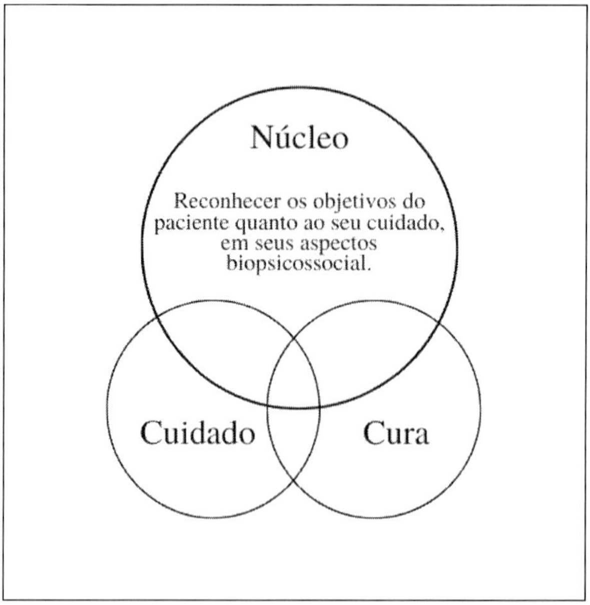

Fonte: Autores.

O círculo do cuidado

O cuidado descrito na teoria de Hall (1964) é uma atuação da enfermagem organizada e implementada não apenas diante das necessidades impostas pelo paciente, como também corresponde a um julgamento crítico dessas necessidades. Neste momento, faz-se necessária a implementação das fases que organizem o cuidado, conforme a autora descreve um processo de trabalho, onde o enfermeiro poderá relacionar e organizar sua assistência de acordo com as necessidades do paciente, embasando seu cuidado com os objetivos do paciente, da enfermagem e em aspectos de sua reabilitação.

Hall (1964) mostra que o círculo do cuidado corresponde ao cuidado propriamente dito, período em que a enfermagem se torna mais atuante com a realização de medidas e procedimentos que levam ao conforto do paciente. Nesse período, a enfermagem trabalha com os aspectos psicobiológicos do paciente, colaborando com o seu cuidado, para a sua recuperação e na prevenção contra o desenvolvimento de novas enfermidades.

Os pacientes com Covid-19 grave, ao entrarem em um serviço hospitalar para internação, têm a enfermagem como a principal responsável pela sua recepção, sendo a primeira medida de conforto realizada para esse paciente a preparação do leito, o que segue todo o pressuposto científico para a sua arrumação, com a finalidade de evitar o desenvolvimento de lesões por pressão ou mesmo causar desconforto para o paciente já acometido (SOUZA; SOUSA, 2020).

O paciente que desenvolve a forma grave da doença necessita de cuidados complexos, pois apresenta hipóxia relacionada à dificuldade de respiração, risco de lesão por pressão, risco de infecção, dentre outras situações que podem agravar seu quadro de saúde. Nesse momento, o trabalho da enfermagem deve voltar-se às complicações da doença, trazendo medidas de conforto e prevenção (BUSANELLO *et al.*, 2020).

A enfermagem enfrentou, no início da pandemia, diversos problemas estruturais, sejam eles relacionados à proteção dos próprios profissionais, ou sejam relacionados aos materiais necessários para o atendimento de qualidade (SOUZA; SOUSA, 2020). Hall (1964), em sua obra, descreve que nesse momento o círculo do núcleo se sobressai sobre os demais, o que mostra que mesmo diante de todos os problemas relacionados à enfermagem, ela é necessária e de grande responsabilidade quando se trata do cuidado direto ao paciente, sendo ainda o período de maior atuação de enfermeiros na assistência. Descreve-se a ilustração deste círculo na figura 2.

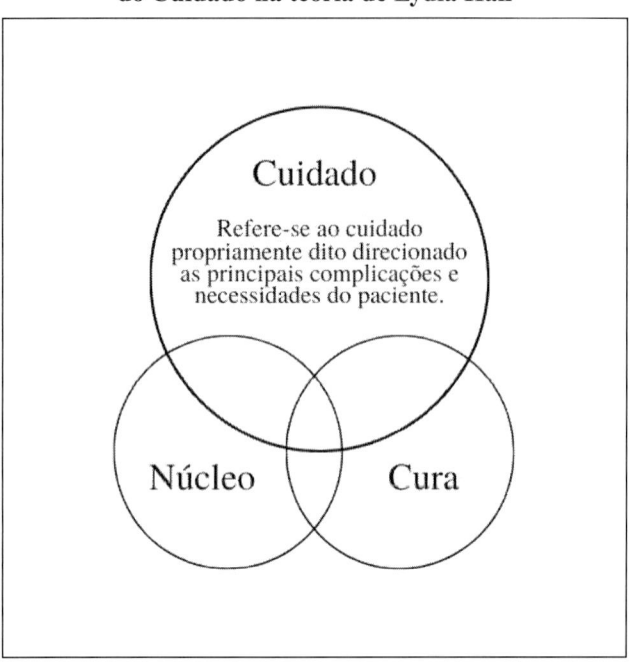

Figura 2 – Representação da sobreposição do círculo do Cuidado na teoria de Lydia Hall

Círculo Cuidado: Refere-se ao cuidado propriamente dito direcionado as principais complicações e necessidades do paciente.

Núcleo   Cura

Fonte: Autores.

Nesse momento, em que o cuidado se faz importante, é necessário um olhar contínuo da enfermagem diante das necessidades físicas e fisiológicas do paciente. Para Busanello e colaboradores (2020), existe uma necessidade de otimização do cuidado profissional para os pacientes acometidos pela forma grave da doença. Devem ser prestados cuidados organizados, seguindo o processo de enfermagem e também o desenvolvimento de planos e fluxos de cuidados que contenham ações que vão desde a supervisão contínua da equipe de enfermagem até os aspectos de higiene e conforto do paciente. No quadro 1, descreve-se o seguimento da assistência de enfermagem conforme as necessidades de um paciente acometido pela forma grave da Covid-19 relacionados ao processo descrito por Hall em 1955, em que a enfermagem foi descrita como um processo de trabalho em quatro proposições – "enfermagem ao paciente, para o paciente, pelo paciente e com o paciente" (SANTOS et al., 2012).

**Quadro 1 – Ações da equipe de enfermagem no processo de
enfermagem para a assistência ao paciente com Covid-19 grave**

Enfermagem ao paciente	Consiste na organização e avaliação pelo enfermeiro das principais condições que acometem o paciente neste momento devido sua condição causada pela enfermidade, como também todos os antecedentes que levaram o paciente até a internação. Ao paciente configura-se o conhecimento pelo enfermeiro dos aspectos e objetivos elencados pelo paciente.
Enfermagem para o paciente	Neste momento será levado em consideração o julgamento do enfermeiro conforme as necessidades do paciente, levando em consideração as alterações biopsicossociais do paciente acometido pela Covid-19 com a finalidade de planejar as ações que devem ser desenvolvidas pelos membros da equipe, sejam elas medidas de higiene e conforto, mobilizações, mudanças na postura corporal para facilitar a descompressão sobre os pulmões e melhorar oxigenação, observação de mudanças no padrão respiratório, nível de consciência, monitorização da hemodinâmica por meio dos parâmetros vitais, cuidados com feridas, eliminações, oxigenoterapia, manuseios de equipamentos, dentre outros.
Enfermagem pelo paciente	Neste momento o paciente passa a ser o principal responsável de seu cuidado sob o olhar contínuo da enfermagem. Nesta etapa houve a passagem da fase crítica da doença, porém o paciente ainda precisa adaptar-se para que ocorra a reabilitação.
Enfermagem com o paciente	O paciente atingiu o objetivo dos cuidados implementados pela enfermagem durante todo o processo de internação, porém, nesta etapa é elencado em conjunto com a enfermagem um plano de cuidados que deve ser seguido para garantir sua reabilitação diante das sequelas deixadas pela doença Covid-19.

Fonte: Autores.

O círculo da cura

O círculo da cura corresponde à assistência ao paciente após a recuperação do período patológico e compreende a participação de todos os profissionais envolvidos no processo (HALL, 1964). Nesse momento, os enfermeiros devem atuar com as medidas de promoção, prevenção e reabilitação do paciente acometido pela forma grave da Covid-19. Assim, o paciente e as necessidades próprias para sua reabilitação tornam-se o foco maior, conforme disposto na figura 3.

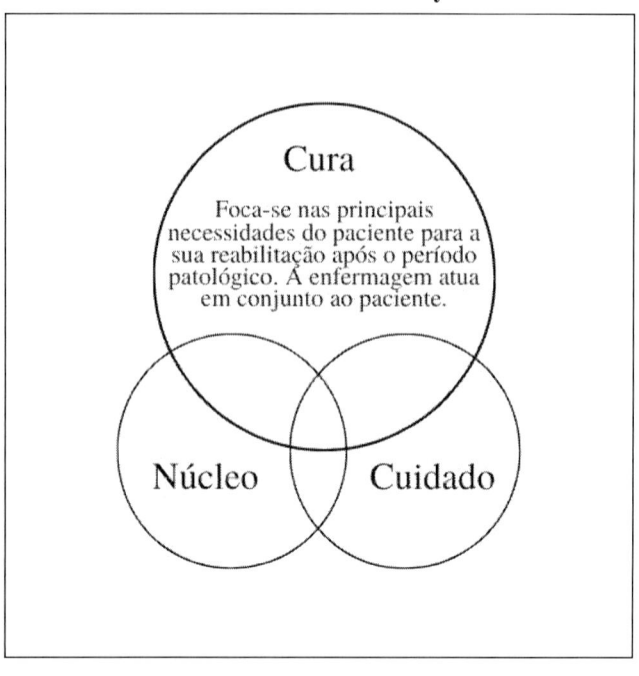

Figura 3 – Representação da sobreposição do círculo da cura na teoria de Lydia Hall

Cura
Foca-se nas principais necessidades do paciente para a sua reabilitação após o período patológico. A enfermagem atua em conjunto ao paciente.

Núcleo

Cuidado

Fonte: Autores.

A cura da Covid-19 é marcada por incertezas, principalmente quando se trata da forma grave da doença (CAMPOS *et al.*, 2020). Adultos que desenvolveram quadros moderados ou graves da Covid-19 relatam sintomas após a cura, tais como fadiga, fraqueza, dor, déficits cognitivos, edemas, como também alterações no olfato e paladar, os quais ainda não foram descritos amplamente pela literatura, porém podem ser sintomas incapacitantes que irão prejudicar a realização de atividades cotidianas simples (SILVA *et al.*, 2021).

Ao paciente com alta de uma UTI, necessita-se de um modelo complexo embasado pelo conhecimento de enfermagem para sua reabilitação, pois pode estar acometido por traumas causados pela ventilação mecânica, longo período de sedação, alimentação e eliminações modificadas pela rotina hospitalar. Esses aspectos levam a enfermagem, em conjunto com o paciente, a desenvolver um plano de cuidados com a finalidade de sua completa reabilitação (CHINA *et al.*, 2020). Por sua vez, no círculo da cura, essa atuação conjunta entre paciente e enfermagem é aspecto relevante para o processo de reabilitação (HALL, 1964).

Ao trabalhar para a reabilitação, Hall enfoca nos processos de educação em saúde com a finalidade de desenvolver um potencial máximo de aprendizado em seu paciente. A cura, também conforme a teoria, não é trabalhada apenas com o paciente, mas com todo o círculo social no qual ele está inserido. Trazendo essa questão para a visão atual e para o cenário da Covid-19, a assistência com a cura consiste em um plano de alta para o paciente elaborado pela enfermagem, com o principal intuito de dar continuidade aos cuidados prestados durante todo o período de internação (SUBRATA, 2019; HALL, 1964).

Os cuidados ao paciente acometidos pela Covid-19 devem buscar não apenas a saída de uma unidade hospitalar, e sim sua reabilitação e reinserção com qualidade ao meio social. A enfermagem, em seu campo amplo, trabalha a prevenção de doenças e a promoção e recuperação da saúde em todos os setores da sociedade. Portanto, o período de reabilitação das sequelas deixadas pela Covid-19 se configura no momento em que a enfermagem desenvolve um cuidado integrado com o paciente e sua família, buscando resultados favoráveis para a sua reinserção na sociedade

Implicações para a prática

A prática de enfermagem baseada em uma teoria de enfermagem, no caso a teoria do núcleo, cuidado e da cura de Lydia Hall (1964), proporciona ao enfermeiro organizar sua prática para a reabilitação de pacientes com ênfase em 3 momentos (o núcleo, o cuidado e a cura) do tratamento clínico e atuação da enfermagem. Hall não pensava apenas no paciente diante da enfermidade, conforme descreve alguns autores (LOOSE, 1994; GEORGE, 2011; WIGGINS, 1980), a sua teoria obteve sucesso diante do programa de reabilitação pelo seguimento dado pelas enfermeiras em todos os momentos em que os pacientes estivessem sob seus cuidados, sendo o núcleo responsável por reconhecer e atender aos objetivos expostos pelo paciente, o cuidado constituinte do trabalho de enfermagem propriamente dito e a cura relacionada ao pós-patologia e com ênfase na reabilitação.

Quando se fala em pacientes com Covid-19 grave, percebe-se esses três momentos elencados desde o período de internação até a alta. Isso mostra que os pacientes que permaneceram em internação, foram submetidos a diversos procedimentos, além dos acometimentos causados aos sistemas diante do agravo, mostrando a necessidade de uma assistência de enfermagem voltada para a reabilitação, conforme o descrito na teoria de Hall.

Considerações finais

A atuação da enfermagem durante a pandemia de Covid-19 mostrou mais uma vez a relevância dessa profissão para o cuidado adequado da população que precisa de assistência à saúde diante da forma grave do vírus. Com isso, é imprescindível que os profissionais que estão na linha de frente nos estabelecimentos de saúde, para o controle da pandemia, tenham suas atuações direcionadas pela luz de evidências científicas da enfermagem.

Conforme discutido no texto, a teoria do núcleo, do cuidado e da cura de Lydia Hall reflete com clareza aspectos da assistência de enfermagem para a reabilitação do paciente. Essa assistência inicia-se desde o momento em que o paciente chega ao serviço hospitalar com todos os seus anseios e objetivos, passa pelo cuidado direto da enfermagem, sendo visto como um ser complexo que necessita continuamente de assistência para os seus aspectos biológicos e fisiológicos, e, diante da cura, chega às orientações e educação em saúde.

Com base no pensamento de Lydia Hall, o enfermeiro deve ter uma formação de qualidade e voltada para as evidências científicas, pois seu trabalho deve ser baseado em práticas e estudos que colaborem com o cuidado profissional, o que, nesse momento de pandemia, deve ser desenvolvido no sentido de reabilitar o paciente para o retorno ao seu cotidiano.

REFERÊNCIAS

BRASIL. Ministério da Saúde. **Painel Coronavírus**. Brasília, DF, 2021. Disponível em: https://covid.saude.gov.br/. Acesso em: 2 jun. 2021.

BUSANELLO, Josefine *et al.* Otimização dos cuidados intensivos na assistência ao paciente com COVID-19. **Enfermagem em Foco**, v. 11, n. esp 2, 2020.

CAMPOS, Leonardo Rodrigues *et al.* Síndrome inflamatória multissistêmica pediátrica (MIS-C) temporalmente associado ao COVID-19. **Residência Pediátrica**, v. 10, n. 2, 2020.

CHAN, Jasper Fuk-Woo *et al.* A familial cluster of pneumonia associated with the 2019 novel coronavirus indicating person-to-person transmission: a study of a family cluster. **The lancet**, v. 395, n. 10223, p. 514-523, 2020.

CHEN, Nanshan *et al.* Epidemiological and clinical characteristics of 99 cases of 2019 novel coronavirus pneumonia in Wuhan, China: a descriptive study. **The lancet**, v. 395, n. 10223, p. 507-513, 2020.

CHINA, Marco Fernando Neves *et al.* Cinesiterapia respiratória no doente crítico com covid-19: A intervenção do enfermeiro de reabilitação-estudo de caso. **Revista Portuguesa de Enfermagem de Reabilitação**, v. 3, n. sup 2, p. 58-64, 2020.

CONSELHO NACIONAL DOS SECRETÁRIOS DE SAÚDE – CONASS. Centro de Informações estratégicas para gestão estadual do SUS-CIEGES. **Painel Nacional Covid-19**. 27 jan. 2022. Disponível em: https://www.conass.org.br/painelconasscovid19/. Acesso em: 27 jan. 2022.

DAVID, Helena Maria Scherlowski Leal *et al.* Pandemia, conjunturas de crise e prática profissional: qual o papel da enfermagem diante da Covid-19?. **Revista Gaúcha de Enfermagem**, v. esp 42, e20190254, 2021.

ESTEVÃO, Amélia. COVID-19. **Acta Radiológica Portuguesa**, v. 32, n. 1, p. 5-6, 2020.

GEORGE, Julia B. *et al.* **Teórias de Enfermagem**: Fundamentos à prática profissional. Artmed, 2000.

HALL, Lydia E. Nursing-What is if?. **Canadian Nurse**, 1964.

HALL, Lydia E. The Loeb center for nursing and rehabilitation, Montefiore hospital and medical center, Bronx, New York. **International Journal of Nursing Studies**, v. 6, n. 2, p. 81-97, 1969.

JIANG, Li; BROOME, Marion E.; NING, Chuanyi. The performance and professionalism of nurses in the fight against the new outbreak of COVID-19 epidemic is audable. **International journal of nursing studies**, v. 107, p. 103578, 2020.

KARIMI, Zohreh *et al.* The lived experience of nurses caring for patients with COVID-19 in Iran: a phenomenological study. **Risk management and healthcare policy**, v. 13, p. 1271, 2020.

LIMA, Maíra Santilli de *et al.* Evolução funcional da deglutição em pacientes com COVID-19 internados em UTI. **CoDAS**, v. 32, n. 4, e20200222, 2020.

LOSSE, Vera. Lydia E. Hall: Rehabilitation nursing pioneer in the ANA Hall of Fame. **Rehabilitation Nursing Journal**, v. 19, n. 3, p. 174-176, 1994.

MEDEIROS, L. G. D.; FERREIRA, H. H. F.; JUNIOR, G. B. C. Visitas virtuais a pacientes hospitalizados por seus entes queridos, durante a pandemia de covid-19, em uti de centro oncohematológico: Um relato de experiência. **Hematology, Transfusion and Cell Therapy**, v. 42, p. 567, 2020.

NETO, David Lopes; NÓBREGA, María Miriam Lima da. Holismo nos modelos teóricos de enfermagem. **Revista Brasileira de Enfermagem**, v. 52, n. 2, p. 233-242, 1999.

RIBEIRO, Jaqueline Fernandes *et al.* Profissionais de Enfermagem na UTI e seu protagonismo na pandemia: Legados da Covid-19. **Revista Enfermagem Contemporânea**, v. 10, n. 2, p. 347-365, 2021.

SANTOS, James Farley Estevam dos *et al.* O espaço do Processo de Enfermagem na prática profissional: um exercício de reflexão. **Hist. enferm. Rev. eletronica**, v. 3, n. 2, 172-189, 2012.

SCHWERDTLE, Patricia Nayna *et al.* Nurse expertise: A critical resource in the COVID-19 pandemic response. **Annals of Global Health**, v. 86, n. 1, p. 49, 2020.

SILVA, Valéria Gomes Fernandes da *et al.* Trabalho do enfermeiro no contexto da pandemia de COVID-19. **Revista Brasileira de Enfermagem**, v. 74, n. sup 1, e20200594, 2021.

SILVA, Jorge Eduardo Freitas *et al.* Experiência vivenciada por pessoas acometidas por COVID-19 no percurso da internação à alta hospitalar. **Research, Society and Development**, v. 10, n. 6, e42310615931, 2021.

SOUZA, Alex Sandro Rolland *et al.* Aspectos gerais da pandemia de COVID-19. **Revista Brasileira de Saúde Materno Infantil**, v. 21, p. 29-45, 2021.

SOUZA, Luís Paulo; SOUSA, Antônia Gonçalves de. Enfermagem brasileira na linha de frente contra o novo Coronavírus: quem cuidará de quem cuida?. **Journal of Nursing and Health**, v. 10, n. 4, e20104005, 2020.

SUBRATA, Adi. Pressure ulcers: the core, care and cure approach. **British journal of community nursing**, v. 24, n. sup 12, p. S38-S42, 2019.

TEICH, Vanessa Damazio *et al.* Características epidemiológicas e clínicas dos pacientes com COVID-19 no Brasil. **Einstein, São Paulo,** v. 18, eAO6022, 2020.

VELAVAN, Thirumalaisamy P.; MEYER, Christian G. The COVID-19 epidemic. **Tropical medicine & international health**, v. 25, n. 3, p. 278, 2020.

WORLD HEALTH ORGANIZATION *et al.* **Coronavirus disease (COVID-19)**: weekly epidemiological update on COVID-19- January 2022.

WIGGINS, Lois Reeves. Lydia Hall's Place in the Development of Theory in Nursing. **Image**, v. 12, n. 1, p. 10-12, 1980.

ZHU, Na *et al.* A novel coronavirus from patients with pneumonia in China, 2019. **New England Journal of Medicine**, v. 382, n. 8, p. 727-733, 2020.

CAPÍTULO 10

REFLEXÕES SOBRE O MODELO DE CONSERVAÇÃO DE MYRA LEVINE APLICADA AO PACIENTE COM COVID-19

Eduardo Maziku Lulendo
José Augusto Chamolehã
Márcia Teles de Oliveira Gouveia
Telma Maria Evangelista de Araújo
Ana Célia Caetano de Souza
José Wicto Pereira Borges

Introdução

A conjuntura de pandemia pela Covid-19 é considerada pela Organização Mundial de Saúde (OMS) como uma emergência de saúde pública global, tendo em vista a alta transmissibilidade, virulência e potencial de agravamento no quadro clínico, além das repercussões negativas nos sistemas de saúde a nível mundial, os quais ficam propensos ao eminente colapso (OMS, 2020).

Esse cenário trouxe a necessidade de intensas construções e adaptações científicas e técnicas que são os fundamentos da prática profissional do enfermeiro, de maneira a oferecer assistência de qualidade e com segurança às pessoas e comunidades. Ao mesmo tempo, esse é um dever do profissional, uma vez que tal aprimoramento refere-se ao benefício da pessoa, família e coletividade em qualquer circunstância (WHO, 2005).

Nesta perspectiva da qualificação do enfermeiro, as teorias de enfermagem surgiram com o intuito de fortalecer o conhecimento enquanto ciência, no sentido de nortear a prática assistencial, a gerência, a docência e a pesquisa nessa área. Por meio da sua utilização, o enfermeiro é instrumentalizado para um cuidado sistematizado, crítico, reflexivo, humanizado, ético e "holístico", contemplando aspectos biopsicossociais do indivíduo, família e comunidade, de modo a legitimar a integralidade, universalidade e equidade (RAFAEL *et al.*, 2020).

A enfermagem se consolida enquanto ciência, identificando fenômenos inerentes à prática dos enfermeiros e esclarecendo conceitos que precisam ser devidamente definidos para que os processos do cuidado de enfermagem sejam alicerçados a um arcabouço teórico sólido, fortalecendo a práxis. Apesar do desenvolvimento da maioria das teorias ter sido no século passado, seus constructos transcendem o tempo e tornam-se pertinentes para o contexto atual. A despeito do reconhecimento de outras teorias, julgou-se pertinente trazer um estudo sobre pacientes com Covid-19 baseou-se na teoria da conservação de Levine.

Os pacientes com Covid-19 enfrentam diversas dificuldades, partindo do ponto de vista funcional-orgânico, bem como dificuldades psicossociais. Buscando assegurar uma assistência biopsicossocial que esclareça todas as aflições do paciente e forneça um acolhimento que ampare suas necessidades, a teoria de Myra E. Levine aplica-se neste contexto por promover uma adaptação à realidade do paciente, além de reconhecer a interação humana como base da enfermagem.

A enfermagem, como outras profissões, necessita de uma base de conhecimentos fundamentada em pesquisas, para auxiliar a sua tomada de decisões. E os saberes são normalmente expressos em termos de conceitos e teorias. Portanto, ao prestar assistência à saúde a uma pessoa, a utilização de determinada teoria visa propiciar fortes indícios quanto aos resultados dos cuidados de enfermagem. A teoria de Myra Estrin Levine inclui intervenções de enfermagem para apoiar ou promover o ajustamento do paciente, além de afirmar que a essência da enfermagem é a interação humana.

Considerando que o paciente com Covid-19 em sua totalidade, requer uma adaptação favorável para o restabelecimento de seu equilíbrio, selecionou-se este modelo para embasar o presente estudo. Nessa perspectiva, buscou-se refletir sobre a aplicação dos princípios de conservação da teoria de Myra Levine no paciente com Covid-19.

Método

Estudo de reflexão desenvolvido com base na teoria da Conservação de Myra Estrin Levine. Os pressupostos foram estudados e aplicados reflexivamente ao contexto da Covid-19. A reflexão foi desenvolvida em duas partes: a descrição da teoria e a verificação da aplicabilidade dos quatro princípios de conservação ao contexto da Covid-19 (figura 1).

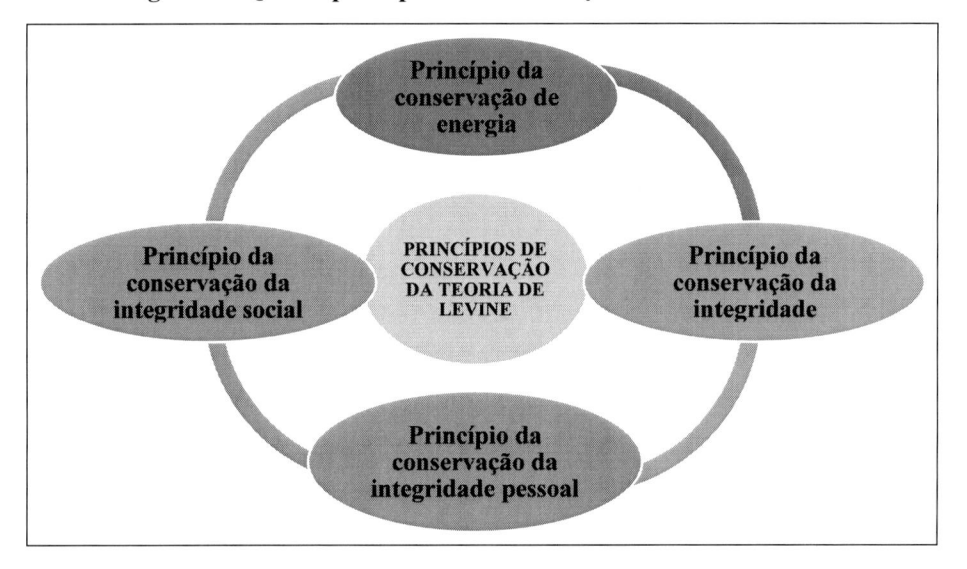

Figura 1 – Quatro princípios de conservação da teoria de Levine

```
           Princípio da
         conservação de
            energia

Princípio da      PRINCÍPIOS DE      Princípio da
conservação da    CONSERVAÇÃO        conservação da
integridade social  DA TEORIA DE     integridade
                   LEVINE

           Princípio da
         conservação da
        integridade pessoal
```

Descrição da teoria de Myra Levine

Myra Estrin Levine nasceu em 1920, em Chicago, Illinois, sendo a mais velha de três irmãos. Desde tenra idade, ela se interessou por enfermagem. Depois de se formar na Escola de Enfermagem do Condado de Cook em 1944, Levine recebeu um diploma de bacharel em enfermagem pela Universidade de Chicago em 1949. Ela também obteve um mestrado em enfermagem pela Wayne State University em 1962. Em 1944, depois de terminar os estudos na escola de enfermagem, começou a trabalhar como enfermeira particular, mas no ano seguinte ingressou como enfermeira no Exército dos Estados Unidos. De 1947 a 1950, ela foi instrutora clínica de ciências físicas na Cook County School (GONZALO, 2021).

Entre 1950 e 1951, assumiu o cargo de diretora de enfermagem na Drexel Home em Chicago e durante os anos de 1951 e 1952 foi supervisora de enfermagem cirúrgica na Clínica da Universidade de Chicago. Mais tarde, entre 1956 e 1962, ela trabalhou como supervisora cirúrgica no Hospital Henry Ford, em Detroit. Myra continuou sua carreira até obter várias posições acadêmicas no *Bryan Memorial Hospital Lincoln*, em Nebraska, na Escola de Enfermagem do Condado de Cook, na Universidade de Illinois e na Universidade Rush. Depois de obter um mestrado em enfermagem, Levine foi professora em várias instituições, como a Universidade de Illinois, em Chicago, e a Universidade de Tel Aviv, em Israel. Levine morreu aos 75 anos em 20 de março de 1996, deixando um enorme legado como educadora, administradora, especialista, enfermeira e estudante de humanidades (ALLIGOOD, 2013).

A teoria Holística foi desenvolvida por Myra Estrin Levine, com o objetivo de direcionar o cuidado de enfermagem a partir da compreensão do paciente como um ser complexo, dinâmico e em constante interação com um ambiente que também sofre alterações. Assim, Levine discute a adaptação do paciente com o meio, a conservação de energias e da integridade estrutural, pessoal e social do indivíduo (AGUIAR *et al.*, 2014).

O cerne do modelo de conservação é melhorar o bem-estar físico e emocional do paciente, considerando os quatro domínios de conservação estabelecidos: Princípio de conservação de energia; Princípio de conservação da integridade estrutural; Princípio de conservação da integridade pessoal; Princípio de conservação da integridade social (LEVINE, 1997).

Durante a investigação deve-se ter a visão sobre o todo do paciente. O planejamento enfoca as ações do enfermeiro para tornar o paciente novamente independente e a implementação estrutura-se nos quatro princípios, pois o profissional promoverá ações para equilibrar a entrada e saída de energia e prevenirá as possíveis consequências desse desequilíbrio energético vivenciado. É relevante destacar que os dados de avaliação visam à eficácia da adaptação na obtenção da conservação e integridade (AGUIAR *et al.*, 2014).

A Teoria Holística é enfatizada como conexão e ligação entre o fragmento e o todo, mediante o conhecimento humano das partes: corpo-mente-espírito-enfermagem-cliente-família. É válida e bem fundamentada, pois apresenta todas as características necessárias das Teorias de Enfermagem, a partir do inter-relacionamento entre seus conceitos de adaptação, conservação e integridade (LOPES, 2002).

Levine entende que o ser humano deve ser visto no todo, levando em conta sua subjetividade, sendo dependente de sua relação com os outros. As dimensões dessa dependência estão ligadas com os quatro princípios de conservação, ocorrendo em todas as passagens de sua existência. Afirma também que o enfermeiro deve estar consciente dessa dependência e estar preparado para atuar na transformação que o estresse causado por algum desequilíbrio possa alterar o funcionamento do organismo humano. Levine acredita que o enfermeiro deve assumir a ajuda ao paciente para transformá-lo e auxiliá-lo na adaptação às mudanças oriundas da doença (AGUIAR, 2014).

As adaptações variam consideravelmente, em sua qualidade. Cada pessoa possui uma capacidade adaptativa única, construída nos parâmetros extremamente pessoais que resumem sua experiência de vida. A resposta integrada do indivíduo para qualquer estímulo resulta em um realinhamento de sua própria substância, e de certa forma, isso cria uma mensagem que outros podem aprender e entender. Cada mensagem, por sua vez, é o resultado de observação, seleção de dados relevantes e avaliação das prioridades exigidas por tal conhecimento (LEVINE, 1997).

O modelo conceitual de Myra Levine tem como princípio que toda atividade de enfermagem está orientada para conservação. Conservação é definida como "manter juntos" ou "conservar juntos", ou seja, manter um equilíbrio apropriado entre as ações de enfermagem e a participação do paciente. A filosofia que embasa este modelo é o holismo. Nesta filosofia o homem é visualizado como um todo, com suas partes interrelacionadas. Neste modelo o homem é um ser dinâmico em constante interação com o ambiente. O ambiente sofre constantes mudanças que requerem a adaptação do indivíduo. Para Levine saúde é uma adaptação bem sucedida, enquanto doença é uma mudança indisciplinada e irregular, ou seja, uma má adaptação (FAGUNDES, 1983).

Os quatro princípios de conservação têm como postulado unidade e integridade do indivíduo. Todos os cuidados de enfermagem são focados no homem e na complexidade de seus relacionamentos com o ambiente, interno e externo, e comum a experiência. Enfatiza que cada resposta a cada ambiente estimul o mental que resulta da integração e unificação da natureza do organismo humano. Em outras palavras, cada resposta é diferente para um organismo, nenhum outro tipo é possível e cada mudança adaptativa é realizada para cada pessoa em particular (LEVINE, 1996).

Aplicação dos quatro princípios de conservação ao paciente com Covid-19

Princípio da conservação de energia

A necessidade da conservação da energia do indivíduo é explicada por princípios de fisiologia que dizem que o indivíduo deve utilizar a sua energia de um modo adequado, não somente pela limitação da atividade pelo repouso, mas também através de exercícios que são necessários à manutenção das fontes de energia (FAGUNDES, 1983). Para um paciente com Covid-19, a conservação da energia é muito importante para a sua recuperação, por ser uma doença que debilita o indivíduo. Porém o isolamento e a consequente baixa atividade cotidiana leva o indivíduo a sentimentos de baixa autoestima, o que resulta em um baixo conceito de si mesmo. É necessário solucionar o problema procurando junto com o paciente pensar maneiras de engajamento em alguma atividade, sem, contudo, haver desperdício de energias.

O balanço de energia do corpo humano depende do suprimento de nutrientes versus as atividades que requerem energia. Em situações de doença ocorrem alterações no organismo que representam uma demanda adicional de energia.

Assim sendo, Piovari *et al.* (2020) fazem referência de um quadro sintomático que os pacientes apresentam tais como febre, tosse, falta de ar, dor muscular, confusão, dor de cabeça, dor de garganta, rinorreia, dor no peito, diarreia, disgeusia, anosmia, náusea e vômito o que provoca alterações significativas demandando energia no organismo. A atenção deve ser dada no momento da abordagem destes doentes por serem importantes na avaliação, o que vai requerer do profissional de saúde direcionamentos de promoção nutricional e dietética que favoreçam resultados clinicamente desejados.

Para pacientes que apresentam casos graves de Covid-19, especialmente aqueles que necessitam internações hospitalares prolongadas e ventilação mecânica, a recuperação pode ser um processo longo. A reabilitação física, cognitiva e mental é vital para garantir a saúde e bem-estar. Torna-se difícil realizar as tarefas mais simples e podem sentir que estão longe da recuperação, tarefas como escovar os dentes ou comer pode causar exaustão e falta de ar, bem como a depressão que se torna uma ameaça real para os pacientes com Covid-19 (CARTER, 2020).

Sendo assim, segundo a OMS (2020) é importante a conservação de energia para diminuir a demanda de oxigénio, enquanto se constrói um programa de terapia para atender as necessidades do paciente. Gold (2009) refere que doentes com doenças pulmonares devem beneficiar de treinos e exercícios para melhorar a tolerância ao esforço e alívio de sintomas como a dispneia e a fadiga. O mesmo autor acrescenta que os exercícios aeróbicos estão recomendados para pacientes com doenças respiratórias independentemente do estágio da doença.

Um programa de exercícios personalizado para as condições específicas dos doentes e com objetivos realistas oferecem oportunidades para que estes possam participar na alteração do curso da doença, por exemplo, mantendo a força muscular e a mobilidade (HOEMAN, 2011).

As técnicas de conservação de energia são intervenções que o enfermeiro poderá desenvolver no sentido de reduzir a sensação de dispneia, prevenir, diminuir ou retardar o aparecimento de alterações respiratórias. Realizar uma gestão de energia significa regular o uso de energia e otimizar a função. Estas consistem no estabelecimento de estratégias individualizadas, ajustadas às circunstâncias pessoais, traduzindo-se na planificação conjunta das atividades da vida diária e dos períodos de descanso, educar para a organização do domicílio e eliminação de barreiras arquitetônicas, visando facilitar a redução do gasto de energia (ALBERT *et al.*, 2008).

Princípio da conservação da integridade estrutural

Em cada instância de mudança estrutural, a interligação inevitavelmente resulta em uma resposta organísmica, de modo que mais uma vez, a resposta de todo o organismo define avaliação do enfermeiro e das necessidades do paciente. A atenção de enfermagem deve focar no padrão adaptativo conforme exibido pelas necessidades específicas de cada paciente (LEVINE, 1997).

Este princípio visa a conservação da integridade estrutural do ser humano. O paciente com Covid-19 apresenta alterações de sua integridade estrutural, tais como: integridade cutaneomucosa afetada, alterações dos sinais vitais, falência dos grandes sistemas. Cada doença afeta o indivíduo de uma maneira particularizada.

De um modo geral, pode-se dizer que a intervenção de enfermagem para a conservação da integridade estrutural do indivíduo segue princípios básicos como: conservação da integridade cutaneomucosa, medidas de assepsia; cuidados para evitar deformidades, manutenção dos dados vitais dentro de um padrão de normalidade; educação; princípios de higiene; prevenção de acidentes.

Acerca da assistência de enfermagem frente a pandemia do coronavírus, associada aos possíveis estágios em que o paciente pode estar situado, o profissional consegue ser introduzido em diversos cenários, que vão desde as orientações comunitárias de prevenção à covid-19, até a assistência de alta complexidade, nos casos em que há o agravamento da doença (ALMEIDA *et al.*, 2020).

Concomitantemente, ressalta-se a educação em saúde, ferramenta que viabiliza a construção do conhecimento por parte do usuário e coletividades, tendo em vista seu autocuidado por meio do Sistema de Apoio-Educação.

As orientações prestadas pelo profissional vão além das básicas e incluem o manejo do isolamento domiciliar, que abrange a separação de objetos de uso pessoal, como talheres, copos ou pratos e, inclusive, toalhas de rosto; a importância da restrição do paciente a um cômodo da casa e caso não seja possível, que o paciente fique continuamente com máscara cirúrgica; ao trato com o paciente, que o cuidador domiciliar faça uso da máscara cirúrgica, ficando com ela até duas horas ou até quando a mesma tornar-se úmida; higienização diária da casa com álcool a 70%, sobretudo em locais frequentemente tocados como maçaneta, interruptores, controles remotos dentre outros (BRASIL, 2020).

Princípio da conservação da integridade pessoal

Este princípio está relacionado com a percepção que o indivíduo tem de si mesmo, seus valores, crenças e atitudes. As ações de enfermagem ao paciente com Covid-19 devem respeitar e valorizar esses aspectos com objetivo de manter a integridade pessoal do indivíduo. A percepção individual de si é afetada pela doença, a liberdade, a independência, a privacidade, a autoestima. Quando o enfermeiro faz o paciente participar do seu plano de cuidados, ela está obedecendo a este princípio (FAGUNDES, 1983).

No princípio da conservação da integridade pessoal a pessoa gira em torno de si mediante introspeção de muitos acontecimentos. Diante da infeção por Covid-19, o paciente passa por momentos intrigantes onde o medo, frustração e outros sentimentos manifestados, dados ao isolamento submetido, fazem parte dessa introspecção. O profissional de enfermagem deve ser o elo para orientar a melhor maneira de enfrentar estes momentos e minimizar os prejuízos significantes da integridade pessoal.

Princípio da conservação da integridade social

Neste princípio, o contexto social e familiar do indivíduo deve ser preservado, mesmo em situações de Covid-19 e devido a internação. Cada indivíduo é definido por seu grupo social, cultural, étnico, religioso e familiar. O significado da doença, tratamento e comportamento é influenciado por esses fatores. O próprio hospital é um sistema social que pode conflitar com o sistema social ao qual o indivíduo com Covid-19 está acostumado. Manter a integridade social do paciente é problema de ação básica de enfermagem (FAGUNDES, 1983).

De acordo com Vasconcelos e Azevedo (2020) o paciente é sujeito à várias dimensões de sofrimentos, desde o ponto de vista psicológico, físico, socio-relacional e até mesmo existencial. Esses pontos de sofrimento podem agravar-se quando o sistema social que representa seu constituinte de segurança e suporte, sofre cisão impactando no cotidiano de cuidados. Assim, o apoio do profissional de enfermagem é necessário para conscientizar e ajudar na manutenção da integridade social do paciente e com isso na conservação dessa energia.

Encaminhamento para a prática clínica e científica

A prática subsidiada na teoria, levando em consideração o cuidado individualizado e baseado no respeito e na dignidade do ser humano, permite a realização de ações de enfermagem científicas, principalmente voltadas a preocupação com sua integridade física, social e psicológica, respeitando o momento de adoecimento pelo qual atravessa, colocando-se a disposição no que for preciso, promovendo o seu bem-estar a fim de conservar energia para realização de atividades cotidianas.

REFERÊNCIAS

AGUIAR, E. B.; SILVA, I. M.; FONSECA, L. C. S.; CALDAS, N. G. B.; LOPES, W. Q. B.; FARIAS, H. P. S.; Myria estrin levine: teoria holística. **Cad. Unisuam Pesqui. Ext**. [online], v. 4, n. 2, p. 1/2, 2014. Disponível em: http://189.59.9.179/CBCENF/sistemainscricoes/anais.php?evt=3&sec=10&niv=7.3&mod=2&con=1624&pdf=1.

ALBERT, R. K.; SPIRO, S. G.; JETT, J. R. **Clinical Respiratory Medicine**. 3. ed. Philadelphia, 2008.

ALLIGOOD, M. R. Teoria da Enfermagem-E-Book: Utilização & Aplicação. **Elsevier Health Sciences**. 2013. Disponível em: nurseslabs.com/myra-estrin-levine-the-conservation-model-of-nursing.

ALMEIDA, I. J. S.; LÚCIO, O. S.; NASCIMENTO, M. F.; COURA, A. S. Coronavirus pandemic in light of nursing theories. **Rev Bras Enferm**. v. 73, Suppl 2, e20200538, 2020. doi: http://dx.doi.org/10.1590/0034-7167-2020-0538.

BRASIL. Ministério da Saúde. Secretaria de Ciência, Tecnologia, Inovação e Insumos Estratégicos em Saúde. **Diretrizes para diagnóstico e tratamento da COVID-19**. Brasília, DF, 2020.

BRASIL. Ministério da Saúde. Secretaria de Vigilância em Saúde. Infecção Humana pelo Novo Coronavírus (2019-nCoV). **Boletim Epidemiológico**, v. 2, p. 1-23, 2020.

CARTER, Waneta. **The importance of rehabilitation in COVID-19 patients**. Disponível em: https://academiamedica.com.br/a-importancia-da-reabilitacao-em-pacientes-com-covid. Acesso em: 18 jul. 2021.

CASTAGNOLI, R.; VOTTO, M.; LICARI, A. *et al.* Severe acute respiratory syndrome coronavirus 2 (SARS-CoV-2) infection in children and adolescents: a systematic review. **JAMA Pediatr**., 22 abr. 2020. [Epub ahead of print].

FAGUNDES, N. C. O processo de enfermagem em Saúde Comunitária a partir da Teoria de Myra Levvine. **Rev. Bras. Enf**., RS, v. 36, p. 265-273, 1983.

GOLD, P. The 2007 GOLD Guidelines: a comprehensivecare framework. **Respiratory Care**, v. 54, n. 8, p. 1040-1049, 2009.

GONZALO, Angelo. **Myra Estrin Levine**: O Modelo de Conservação da Enfermagem. 2021. Disponível em: nurseslabs.com/myra-estrin-levine-the-conservation-model-of-nursing.

HOEMAN, P. **Enfermagem da Reabilitação**. 4. ed. Loures: Lusuciência, 2011.

ISER, Betine Pinto M. *et al*. Definição de caso suspeito da COVID-19: uma revisão narrativa dos sinais e sintomas mais frequentes entre os casos confirmados. **Epidemiol. Serv. Saude**, Brasília, v. 29, n. 3, 2020.

LEVINE, Myra. **The Pour**: Princípios de Conservação de enfermagem. 1997.

LOPES NETO, D.; PAGLIUCA, L. M. F. Abordagem holística do termo pessoa em um estudo empírico: uma análise crítica. **Revista Latino-am Enfermagem**, v. 10, n. 6, p. 825-830, 2002.

ORGANIZAÇÃO MUNDIAL DA SAÚDE. Clinical management of severe acuture respiratory infection when covid-19 diasease suspected. **Interin Guidance**, v. 1, n. 2, 2020.

ORGANIZAÇÃO MUNDIAL DA SAÚDE. **Doença por coronavírus 2019 (COVID-19) Rel atório de situação – 28**. Disponível em: https://www.who.int/docs/default-source/coronaviruse/sit uation-reports/20200217-sitrep-28-covid-19.pdf?sfvrsn=a19cf2ad_2. Acesso em: 18 fev. 2020.

ORGANIZAÇÃO MUNDIAL DE SAÚDE. **Folha informativa – COVID-19** (doença causada pelo novo Coronavírus) [Internet]. OPAS: Brasil, 2020. Disponível em: https://www.paho.org/pt/covid19. Acesso em: 20 abr. 2020.

PIOVOCARI, Silvia Maria F. *et al*. Fluxo de assistência nutricional para pacientes admitidos com COVID-19 e SCOVID-19 em unidade hospitalar. **SBNPE/BRASPEN**, São Paulo, SP, Brasil, 2020.

RAFAEL, R. M. R.; NETO, M.; CARVALHO, M. M. B.; DAVID, H. M. S. L; ACIOLI, S.; FARIA, M. G. A. Epidemiology, public policies and Covid-19. **Rev Enferm UERJ**, Rio de Janeiro, v. 28, e49570, 2020. doi: 10.12957/reuerj. 2020.49570

VASCONCELOS, Adriana; AZEVEDO, Marta. Sofrimento em Doentes em Fim de Vida na Era COVID-19. **Acta Med Port.**, Cartas ao Editor, v. 33, n. 10, p. 703-771, out. 2020.

WORLD HEALTH ORGANIZATION. **Clinical management of COVID-19**: interim guidance. 2020 [internet publication].

WORLD HEALTH ORGANIZATION. **IHR Procedures concerning public health emergencies of international concern (PHEIC)** [Internet]. Geneva: WHO, 2005. Disponível em: https://www.who.int/ihr/procedures/pheic/en. Acesso em: 8 dez. 2020.

WORLD HEALTH ORGANIZATION. **Novel Coronavirus (2019-nCoV)**: Situation Report – 11 [Internet]. Geneva: WHO; 2020 [citado 2020 dez 7]. Disponível em: https://www.who.int/docs/defaultsource/coronaviruse/situationreports/20200131 sitrep-11-ncov.pdf?sfvrsn=de7c0f7_4.

CAPÍTULO 11

REFLEXÕES SOBRE HOSPITALIZAÇÕES POR COVID-19 À LUZ DA TEORIA HUMANÍSTICA DE ENFERMAGEM

Miriane da Silva Mota
Camila Hanna de Sousa
Luana Savana Nascimento de Sousa Arruda
Manoel Borges da Silva Júnior
Juliana Queiroz de França Ancelmo
Ana Célia Caetano de Souza
José Wicto Pereira Borges

Introdução

O SARS-CoV-2, também conhecida como Covid-19 é uma doença viral altamente contagiosa que apresenta um quadro clínico como febre, tosse seca, fadiga, mialgia e dispneia (CHEN *et al.*, 2020). Além disso, a doença pode apresentar sintomas que varia oscila entre de infecções assintomáticas a quadros respiratórios graves, como pneumonia grave e evoluir para óbito (XAVIER *et al.*, 2020; MALIK, 2020). De acordo com a Organização Mundial de Saúde (OMS), 80% dos pacientes podem ser assintomáticos e 20% dos casos podem requerer atendimento hospitalar pela presença de dificuldade respiratória (WHO, 2020). Não encontrei nesta citação as informações do parágrafo.

Os casos notificados de Covid-19 registraram um aumento de hospitalizações, internações em Unidades de Terapias Intensivas (UTI) e óbitos foi maior entre idosos e entre aqueles com comorbidades (WANG *et al.*, 2020). Essa mudança aconteceu mundialmente, mas que no Brasil, Chile e Paraguai, teve um aumento de internações na população com menor de 60 anos, principalmente entre as faixas etária de 39 a 59 anos de idade, em que dobraram o número de hospitalizações (OPAS, 2021).

No Brasil, dados registrados até abril de 2021, havia 13.973.695 casos de Covid-19 confirmados, incluindo 374.682 óbitos, representando uma taxa de letalidade de 3%. Nesse mesmo período, observou-se, que teve um aumento nas taxas de internações em idosos comparado com as demais faixas etárias (OPAS, 2021).

Esse aumento nas taxas de hospitalizações e óbitos, principalmente com a ocorrência da segunda onda em que o Brasil teve seu início em novembro de 2020 em que os casos de covid-19 aumentaram numa velocidade vertiginosa, principalmente em Manaus com consequente colapso do sistema de saúde (MOURA *et al.*, 2021) da pandemia que,*, bom colocar o período da 2a onda tb quando comparado os meses de abril e a dezembro de 2020 (momento caracterizado como primeira onda) com o aumento do número de óbitos de 1,0 para 3,1 por 1 milhão de 100.000 habitantes (OPAS, 2021). conforme o alerta epidemiológico, esses dados são apenas dos países Brasil, Chile, Paraguai e Peru, não reflete o mundo todo. Vc pretende colocar só os dados do Brasil? seria bom identificar

Em qual momento isso ocorreu? Ocorreu ainda mudança no perfil etário dos casos internados, e dos que necessitam das Unidades de Terapia Intensiva (UTI), com maior taxa de ocupação entre a população mais jovem (MORAES, 2021) não identifiquei na citação essa mudança no perfil de pacientes.

Neste cenário, os trabalhadores da enfermagem justificar desempenham papel fundamental na prestação dos cuidados na linha de frente do enfrentamento dessa emergência global (CHOI; JEFFER; LOGSDON, 2020). O surgimento do novo coronavírus impulsionou mudanças na forma de pensar e agir da enfermagem, afetando as práticas de cuidado. A prática profissional da enfermagem consiste em um sistema composto por estrutura, processos e valores, que instrumentalizam e apoiam a equipe de enfermagem durante a prestação dos cuidados (SANTOS *et al.*, 2020). tem duas citações nas referências com o nome Santos, seria bom identificar cada uma

O exercício da autonomia profissional, o controle sobre o ambiente de trabalho e o suporte organizacional podem apresentar diferenças entre as instituições de saúde, entretanto, diante de uma pandemia, considerada um evento crítico e isso requer da equipe de enfermagem um envolvimento com a experiência de transição (SANTOS *et al.*, 2020).

As teorias de enfermagem precisam fundamentar o trabalho desempenhado pela enfermagem durante a pandemia de Covid-19 que tem gerado dúvidas sobre a ~~tantos vários* questionamentos,~~ necessidades de novos estudos e ampliar o conhecimento sobre a doença, principalmente devido um grande número de hospitalizações (NÓBREGA; SILVA, 2009). Dentre as teorias, a teoria humanística de Paterson e Zderad se destaca pela busca no equilíbrio entre o cientificismo, a intuição e a subjetividade capazes de libertar a criatividade humana da enfermagem para uma assistência nova e ressignificada a partir da sua experiência cotidiana (PATERSON; ZDERAD, 1988).

A teoria humanística de Paterson e Zderad reflete positivamente na prestação de uma assistência de enfermagem responsável, que possui um relacionamento transacional, cuja significância exige conceituação baseada em uma enfermagem consciente de si e do outro (PATERSON; ZDERAD 2008).

Ainda, preza pelo encontro entre o enfermeiro e o sujeito ou grupo a ser assistido; incentiva o relacionamento como entrosamento sujeito-sujeito no contexto de cuidado; a presença, enquanto qualidade de ser receptivo, aberto e disponível ao outro e a comunidade, compreendida como a atitude de duas ou mais pessoas lutarem trabalharem, caminharem juntas por um objetivo comum (PATERSON; ZDERAD, 1988).

Evidencia-se que a atuação da enfermagem nas hospitalizações por Covid-19 pela prestação de um "do" cuidado contínuo e ininterrupto, participando ativamente na organização, manutenção e coordenação das operações de funcionamento diversos, e articulando o trabalho dos diferentes profissionais de saúde.

Diante dessa organização do trabalho frente aos impactos da pandemia, os serviços necessitam se articular de forma muito rápida para lidar com todas as atualizações de um novo coronavírus sem muitas evidências científicas para embasar a prática profissional. Desse modo, a assistência sofre repercussões dessa emergência de saúde e, portanto, a justificar prestação de cuidados sem que haja reflexões sobre a prática de enfermagem não surtirá efeitos humanísticos e os atendimentos acabam se tornando puramente técnicos e mecanizados.

Nesse sentido, evidenciando a necessidade do embasamento teórico dos cuidados de enfermagem prestados aos pacientes hospitalizados por Covid-19 na busca de conhecer a relação entre enfermeiro, paciente e família, levantou-se a seguinte problemática: Quais quais seriam as reflexões sobre a assistência de enfermagem nas internações hospitalares causadas pela Covid-19, baseada na teoria humanística da enfermagem?

Partindo desse pressuposto, o estudo tem como objetivo refletir sobre a assistência de enfermagem nas internações hospitalares causadas pela Covid-19 baseada na teoria humanística de enfermagem.

Método

Trata-se de um estudo teórico-reflexivo, desenvolvido nos meses de maio e junho de 2021, construído a partir da utilização da teoria humanística da enfermagem para discussão sobre o contexto das hospitalizações da pandemia causada pelo novo coronavírus. A reflexão foi sintetizada mediante a leitura da obra Enfermagem Humanística das autoras Josephine Paterson e Loretta Zderad, que teve lançamento no ano de 2008. A seguir, realizou-se buscas na literatura de artigos, estudos comparativos e reflexivos, referente à teoria humanística, buscando discutir e refletir elementos que pudessem relacionar conexões às hospitalizações por Covid-19.

Resultados e discussão Discussão

Para a construção desse conteúdo reflexivo organizamos três temáticas a serem discutidas: Teoria Humanística da Enfermagem; interface Interface das hospitalizações por Covid-19 e a Teoria Humanística da Enfermagem; e a Relação Eu-Tu Covid-19.

Teoria Humanística da Enfermagem

A teoria da prática de enfermagem humanística propõe que os enfermeiros abordem a enfermagem de forma consciente e deliberada como uma experiência existencial. Em seguida, refletem sobre a experiência e, fenomenologicamente, descrevem os chamados que recebem suas respostas e o que passam, a saber, com sua presença na situação de enfermagem que se divide em cinco fases (PATERSON; ZDERAD, 2008).

Na primeira fase a enfermeira se prepara para a investigação do fenômeno e o entendimento da teoria, livre de preconceitos e julgamentos. Na segunda fase realiza-se a aproximação do outro, estabelecendo o diálogo e a relação sujeito-sujeito (EU-TU), onde a enfermeira se busca conhecer a visão do outro sobre o fenômeno estudado. A terceira fase se dá pelo distanciamento dos sujeitos e imersão dos pesquisadores no conhecimento científico, estabelecendo a relação sujeito-objeto (EU-ISSO). Na quarta etapa o profissional a enfermeira citou 3x enfermeira, poderia substituir por profissional, agente, trabalhador sintetiza as diversas realidades do fenômeno estudado a fim de se obter uma visão mais ampla. Na quinta etapa, prevalece a reflexão acerca do fenômeno estudado, atingindo uma concepção importante para a maioria ou todos os envolvidos no contexto do estudo (PATERSON; ZDERAD, 1979; PATERSON; ZDERAD, 1988; LÉLIS; PAGLIUCA; CARDOSO, 2014).

Dessa forma, a enfermagem humanística possibilita o encontro de um ato humano em si para o desenvolvimento inter-relacionado da teoria e da prática, agregando a experiência de cada trabalhador diante da vivência no universo da enfermagem (PATERSON; ZDERAD, 1979).

Ainda, o trabalhador busca a consciência existencial de si mesmo e do outro com base na experiência, considerando a pessoa como um ser único e a soma de todos os seus compromissos (PATERSON; ZDERAD, 1979). Sendo o enfermeiro como prestador de cuidados de enfermagem por meio de um encontro vivido e dialogado, quando um ser humano ajuda outro ser humano (ANDRADE; COSTA; LOPES, 2013).

A produção de estudos pautados em reflexões de uma teoria relacionada à a um aspecto da prática assistencial fornece subsídios para multiplicação de conhecimentos científicos, contribuindo para formação de um profissional enfermeiro protagonista do cuidado de enfermagem prestado não apenas com respaldo técnico, pautados em manuais e instrumentos operacionais, mas também com respaldo teórico, científico e reflexivo da ciência do cuidar, como também de uma pratica social, participativa e transformadora da realidade de vida da população (CORRÊA et al., 2018).

O desenvolvimento de pesquisas com suporte teórico fornece ferramentas para estender, examinar, desenvolver ou mesmo validar uma teoria na prática, implicando seu entendimento e abstração, contribuindo para ampliação do conhecimento na formação do enfermeiro, com finalidade de refinar e expandir estudos que refletem a relevância e valorização da enfermagem, como disciplina científica, retira vírgula no campo assistencial, profissional e acadêmico (CHINN; KRAMER, 2011).

A atuação dos profissionais de enfermagem, embasada nas Teorias de Enfermagem, asseguram os métodos clínicos e terapêuticos necessários aos pacientes, estabelecendo uma relação direta entre o conhecimento científico e o exercício prático da enfermagem, desde a tomada de decisões à execução de procedimentos que proporcionam um cuidado profissional de qualidade (HERISIYANTO et al., 2020).

Nesse sentido, a pesquisa em enfermagem oferece melhorias no cuidado prestado e amplia ações e estratégias para que o seu gerenciamento seja fundamentado em teorias próprias que priorize priorizem a interação humanizada entre a equipe de enfermagem e o paciente (BRITO et al., 2017).

Sendo assim é necessário o uso de teorias de enfermagem enfermagem foi citado n vezes, poderia deixar só "teorias" aplicadas à prática do cuidado, de forma a destacar e impactar diretamente na assistência prestada à sociedade e difundir o conhecimento produzido e consolidado pelo enfermeiro (ALVES et al., 2021).

Interface das hospitalizações por Covid-19 e a Teoria Humanística

As hospitalizações de casos graves de Covid-19 consistiram e ainda consistem em sobrecarga para o sistema de saúde, onde, sendo que a princípio houve o predomínio entre a população idosa e posteriormente, em comparação ao pico de internação ocorrido de 2020 (13 de julho) com o pico de 2021 (10 de março), observou-se aumento em todas as faixas etárias, dobrando o valor das taxas dos casos entre em menores de 39 anos, de 40-49 anos e 50-59 anos (BASTOS et al., 2020; OPAS, 2021).

Em 1976, as enfermeiras das áreas de Saúde Pública e Saúde Mental, Josephine Paterson e Loretta Zderad, desenvolveram a Teoria Humanística da Enfermagem, baseada na fenomenologia e no existencialismo. Pauta Traçando, Relacionando, Tratando a enfermagem como uma experiência vivida entre seres humanos, evocando relações e manifestações da capacidade e condição da existência de cada ser humano (PATERSON; ZDERAD, 2008).

Nessa concepção, as implicações na assistência de enfermagem na linha de frente hospitalar da pandemia de Covid-19 podem estar relacionadas a um trabalho que necessite de enfermeiros com aptidão para perceber as necessidades se atitudes do ser cuidado. Dada Dando, oferecendo atenção para todo o contexto sociocultural em que praticam, tornando possível o encontro do enfermeiro com o paciente e/ou familiar a partir de um diálogo humano (SCHÄFER et al., 2020).

Para o conhecimento científico sobre a doença do novo coronavírus na busca teórica para reafirmação e iluminação de uma característica responsável como fundamentalmente inerente a toda enfermagem artístico-científica, compreende-se que a sintomatologia mais comum são os sintomas mais comuns ou a sintomatologia mais comum é febre, tosse e dificuldade de respirar, incluindo casos de hospitalizações por pneumonia grave, requerendo assim manejo nas unidades hospitalares com suporte e equipes capazes de oferecer atendimento adequado (LÉLIS; PAGLIUCA; CARDOSO, 2014; TUNÃS et al., 2020, CARVALHO et al., 2020).

A enfermagem como promotora do cuidado integral deve estabelecer o diálogo com o outro a partir de uma escuta que não seja meramente passiva (SOUSA et al., 2017). Uma escuta atenta e sensível ao significado do movimento do outro, compartilhando experiências existenciais entre os indivíduos, buscando compreensão empática, livre de sem julgamentos, estabelecendo a relação do tipo EU-TU (sujeito-sujeito) (SILVA et al., 2018).

A partir daí, disso o enfermeiro possibilitará entrar em contato consigo mesmo e encontrar um sentido para a experiência vivida, através do diálogo e compreensão empática, dado a importância para o significado atribuído da experiência vivida pelo cliente paciente. Esse modo empático é formador de vínculo terapêutico entre o enfermeiro e o cliente paciente para facilitar a elaboração da experiência no mundo vivida (SILVA et al., 2018).

Com o aumento nas taxas de internações hospitalares, mudanças no perfil dos pacientes que necessitam de hospitalização e os desafios impostos pela pandemia afetam o estabelecimento de relações terapêuticas para um cuidado humanístico com o indivíduo (MEDEIROS, 2020). Alguns desses impactos são a reorganização do atendimento, ampliação dos leitos de unidade de terapia intensiva Unidade de Terapia Intensiva, profissionais adoecendo com necessidade de afastamento podendo gerar um colapso na assistência à saúde (OPAS, 2021).

Mesmo com essas dificuldades enfrentadas no contexto da pandemia, é essencial que sejam superadas para consolidar a teoria humanística e valorizar um cuidado humanizado, o que e isso requer trabalho subjetivo de todos os envolvidos sejam eles profissionais da saúde ou mesmo usuários. Nesse sentido, entende-se que as relações precisam ser valorizadas de modo que permitam o cuidado de maneira integral, tanto na subjetividade, na relação EU-TU, como também na objetividade, na relação EU-ISSO (OLIVEIRA; SALVADOR; SANTOS, 2012).

Assim, com a hospitalização desse público, há necessidade de uma abordagem ainda mais pautada em um embasamento teórico e cientifico, principalmente pautado na teoria de prática da enfermagem humanística que busca aplicação de seus pressupostos na prática clínica considerando o diálogo vivido como forma de relação intersubjetiva, a comunhão com o estabelecimento de uma relação envolvendo duas ou mais pessoas, e a enfermagem justificar fenomenológica utilizada para descrição da situação clínica profissional da enfermagem (LÉLIS; PAGLIUCA; CARDOSO, 2014).

A teoria de Paterson e Zderad serve como instrumento base para a criação desse cuidado humanizado e singular, vivenciando a enfermagem não só como ciência, mas como essencial a prática do cuidado, e principalmente ligada às condições nas quais os pacientes estão sendo submetidos durante o período de hospitalização desencadeado pelo Covid-19. Desse modo, os pacientes entram em um ambiente estranho, com sua condição de saúde afetada e por muitas vezes instáveis, isolados do meio social e de sua família, no qual passam a estar sob cuidados de pessoas desconhecidas e num ambiente estranho ambiente estranho duas vezes na mesma frase (CUNHA; GOMES; MOREIRA, 2018).

O período de hospitalização conjuntamente com distanciamento social gerado pela pandemia ressalta a importância da implementação de instrumentos que humanizem o processo (SILVA et al., 2020). O enfermeiro como cuidador deve buscar usar utilizar mecanismos que reduzam o sofrimento provocado pela doença em pacientes vítimas da Covid-19, para que eles e seus familiares possam resgatar a espiritualidade, de modo que venham a reduzir a angústia provocada pelo cenário atual da doença (SOUZA et al., 2020).

Relação Eu-Tu-Covid-19

No contexto do Covid-19, a atuação é pautada na emergência das demandas decorrentes do intenso sofrimento de usuários, familiares e profissionais de saúde que, conjuntamente, enfrentam uma pandemia sem precedentes (LIMA *et al.*, 2020). Na prática clínica temos subsídios auxiliares para que exista um atendimento prazeroso, que não se centralize no desenvolvimento de uma enfermidade, mas no indivíduo como ser único e complexo da construção dos objetivos terapêuticos (CUNHA; GOMES; MOREIRA, 2018).

É evidente que a teoria permite um olhar com empatia para o paciente e uma compreensão direta em sua queixa, abertura para diálogo vivido, buscando ampliar a excelência assistencial e qualidade no atendimento. E isso é fundamental para tornar o período de recuperação mais favorável, com atenção para as necessidades hemodinâmicas, retira a vírgula e emocionais, mantendo o paciente consciente de seu quadro. Um dos fundamentos para a prática desta teoria é o diálogo, ferramenta pela qual se consegue acessar o outro e desta forma estabelecer vínculo em torno do qual se constrói todo o cuidado do paciente (SANTOS *et al.*, 2020).

Ainda, o cuidar é um mecanismo primordial em que o enfermeiro como potencializador do cuidado, possa melhorar a qualidade de vida dos pacientes, deixando para trás o obsoleto modelo biomédico e visualizando o paciente como ser biopsicossocial, sendo necessário estabelecer um bom relacionamento entre enfermeiro e paciente (GAUR *et al.*, 2020; HARASYM *et al.*, 2020; SANTOS *et al.*, 2018).

Para sua efetivação é importante que se tenha atenção à saúde dos profissionais que estão envolvidos no cuidar, tornando-se necessário implementar a humanização em seu sentido amplo, pois os desafios éticos, as preocupações com medidas de biossegurança, exaustão e ansiedade podem resultar em graves consequências para a enfermagem, afetando, portanto, o prognóstico e o manejo clínico dos pacientes. Sendo assim, estabelecer sistemas de suporte psicológico para profissionais que atuam na linha de frente é fundamental para aliviar a pressão e os abalos psicológicos de enfermeiros que cuidam de pacientes acometidos pela Covid-19 (PAIXÃO *et al.*, 2021).

A humanização se mostra uma ferramenta indispensável para o desenvolvimento de um cuidar mais holístico, de modo que não sejam apenas cuidados técnicos, mas que o profissional esteja capacitado a oferecer um suporte biopsicossocial aos pacientes acometidos em meio à pandemia, garantindo qualidade na assistência prestada a esses indivíduos e promovendo um prognóstico positivo (PAIXÃO *et al.*, 2021).

Considerações finais

A teoria humanística de Paterson e Zderad associada ao contexto das hospitalizações por Covid-19 oferecem importantes contribuições na compreensão da prestação de um cuidado para além de protocolos e manuais, possibilitando compreender o contexto do ser envolvido para atingir a relação Eu-Tu, ou seja, da subjetividade dos indivíduos.

Diante das hospitalizações pelo Covid-19, é possível estabelecer e vivenciar situações de apreensão, medo, choro, tensão dos pacientes, principalmente pela equipe de enfermagem que está continuamente ao lado prestando assistência ininterrupta. Desse modo, a teoria humanística de enfermagem surge como fortalecedora da autonomia e identidade possibilitando reflexão sobre o cuidado, de que forma ele pode ser melhorado com base em evidências científicas e a vivência com o indivíduo por meio do estabelecimento de relações subjetivas.

O estabelecimento de relações humanísticas na prática da enfermagem e o enfermeiro como agente do cuidado são essenciais no sentido de priorização ao diálogo vivenciado, interação com o indivíduo e preparo da equipe para reconhecimento de práticas humanizadas e dignas, respeitando a individualidade do ser nos seus valores, crenças, sentimentos e cultura para fortalecimento de vínculos entre o enfermeiro e o indivíduo hospitalizado por Covid-19.

REFERÊNCIAS

ANDRADE, C. G.; COSTA, S. F. G.; LOPES, M. E. L. Cuidados paliativos: a comunicação como estratégia de cuidado para o paciente em fase terminal. **Ciência e saúde coletiva**, v. 18, n. 9, p. 2523-2530, 2013.

ALVES, H. L. C.; LIMA, G. S.; ALBUQUERQUE, G. A.; GOMES, E. B.; CAVALCANTE, E. G. R.; AMARAL, M. C. V. Uso das teorias de enfermagem nas teses brasileiras: estudo bibliométrico. **Cogitare enfermagem**, v. 26, n. 1, 2021.

BASTOS, L. S. *et al.* COVID-19 e hospitalizações por SRAG no Brasil: uma comparação até a 12a semana epidemiológica de 2020. **Cadernos de Saúde Pública**, v. 36, n. 4, 2020.

BRITO, L. S. A.; SOUSA, N. D. L.; ALENCAR, A. M. P. G.; REBOUÇAS, V. C. F.; PINHEIRO, P. P.; GONÇALVES JÚNIOR, J. Concepts, theoretical models and nursing theories: integrative review. **International Archives of Medicine**, v. 10, n. 166, 2017.

CARVALHO A. P. *et al.* **Novo coronavírus (COVID-19).** Sociedade Brasileira de Pediatria, Departamento científico de infectologia, 2020.

CHEN, Y.; LIU, Q.; GUO, D. Coronavírus emergentes: estrutura do genoma, replicação e patogênese. **Jornal de Virologia Médica**, v. 92, n. 4, p. 418-423, 2020.

CHINN, P. L.; KRAMER, M. K. **Integrated theory and knowledge development in nursing**. St. Louis, US: Mosby, 2011.

CHOI, K. R.; SKRINE, J. K.; LOGSDON, M. C. Nursing and the Novel Coronavirus: risks and responsibilities in a global outbreak [editorial]. **Journal of Advanced Nursing**, v. 76, n. 7, p. 1486-1487, 2020.

CORRÊA, V. A. F.; ACIOLI, S.; TINOCO, T. F. The care of nurses in the Family Health Strategy: practices and theoretical foundation. **Revista Brasileira de Enfermagem**, v. 71, sup. 6, p. 2767-2774, 2018.

CUNHA, A. M. S.; GOMES, N. M. C.; MOREIRA, R. T. F. Aplicação da Teoria Humanística de Enfermagem na Assistência de Enfermagem a uma pré-púbere. **Gep News**, v. 2, n. 2, p. 163-169, 2018.

GAUR, S. *et al.* A Structured Tool for Communication and Care Planning in the Era of the COVID-19 Pandemic. **Journal of the American Medical Directors Association**, v. 21, n. 7, p. 943-947, 2020.

HARASYM, P. *et al.* Barriers and facilitators to optimal supportive end-of-life palliative care in long-term care facilities: a qualitative descriptive study of community-based and specialist palliative care physicians' experiences, perceptions and perspectives. **BMJ Open**, v. 10, n. 8, p. 1-7, 2020.

HERISIYANTO; SULISTYADI, K.; RAMLI, S.; ABDULLAH, S. The effect of nursing documentation and communication practices on patient safety practices in the Pemalang Ashari hospital. **AJRNH**, v. 3, n. 1, p. 10-19, 2020.

LÉLIS, A. L. P. A.; PAGLIUCA, L. M. F.; CARDOSO, M. V. L. M. L. Fases da teoria humanística: análise da aplicabilidade em pesquisa. **Texto Contexto Enfermagem**, Florianópolis, v. 23, n. 4, p. 1113-22, 2014.

LIMA, M. J. V. *et al.* A esperança venceu o medo: psicologia hospitalar na crise do covid-19. **Cadernos ESP.**, Ceará, ed. esp., v. 14, n. 1, p. 100-108, 2020.

MALIK, Y. A. Propriedades do coronavírus e SARS-COV-2. **Malasia J Pathology**. [Internet], v. 42, n. 1, p. 3-11, 2020.

MEDEIROS, E. A. S. Desafios para o enfrentamento da pandemia COVID-19 em hospitais universitários. **Revista Paulista de Pediatria**, v. 38, n. 1, p. 1-2, 2020.

MOURA, E. C. *et al.* Timely availability of public data for health management: COVID-19 wave´s analysis. **SciELO Preprints**, 2021. Disponível em: https://doi.org/10.1590/SciELOPreprints. 2316.

MORAES, R. F. **A segunda onda da pandemia (mas não do distanciamento físico)**: COVID-19 e políticas de distanciamento social dos governos estaduais no Brasil. Instituto de Pesquisa Econômica Aplicada: IPEA, 2021.

NÓBREGA, M. M. L.; SILVA, K. L. **Fundamentos do cuidar em enfermagem**. 2. ed. Belo Horizonte: ABEN, 2008/2009.

OLIVEIRA, R. K. M.; SALVADOR, P. T. C. O.; SANTOS, V. E. P. Aplicação da teoria humanística de enfermagem nos serviços de saúde: revisão integrativa da literatura. **Revista de Pesquisa Cuidado é Fundamental Online**, v. 4, n. 1, p. 2695-2704, 2012.

OPAS. Organização Pan-Americana de Saúde. **Alerta Epidemiológico COVID-19**: Aumento de hospitalizações e mortes entre pacientes com menos de 60 anos de idade. 2021. Disponível em: https://iris.paho.org/. Acesso em: 9 jun. 2021.

PATERSON, J. G.; ZDERAD, L. T. **Enfermeria humanistic**. México: Limusa, 1979.

PATERSON, J. G.; ZDERAD, L. T. **Humanistic nursing**. New York, US: National League for Nursing, 1988.

PATERSON, J. G.; ZDERAD, L. T. **Humanistic Nursing**. 2008. Disponível em: https://www.gutenberg.org/cache/epub/25020/pg25020.html. Acesso em: 9 jun. 2021.

PAIXÃO, G. L. S. *et al.* Estratégias e desafios do cuidado de enfermagem diante da pandemia da covid-19. **Brazilian Journal of Development**, v. 7, n. 2, p. 19125-19139, fev. 2021.

SANTOS, M. S.; VIANA, M. M. L.; ARAÚJO, B. G. S.; RODRIGUES, W. F. G.; NASCIMENTO, N. C.; FREIRE, B. M. M. *et al.* "Teoria de paterson e zderad: aplicabilidade humanística no pré-natal". **International Journal of Development Research**, v. 10, n. 7, p. 38650-38654, 2020.

SANTOS, E. M. *et al.* Assistência humanizada: percepção do enfermeiro intensivista. **Revista Baiana de Enfermagem**, v. 32, 2018.

SILVA, A. V.; SANTOS, I.; KESTENBERG, C. C. F.; CALDAS, C. P.; BERARDINELLI, L. M. M.; SILVA, L. P. S. Plantão de escuta: uma aplicação da Teoria Humanística no processo clínico de enfermagem. **Revista Enfermagem UERJ**, v. 26, n. 1, 2018.

SILVA, M. C. Q. S. *et al.* O processo de morrer e morte de pacientes com covid-19: uma reflexão à luz da espiritualidade. **Cogitare Enfermagem**, v. 25, p. 1-8, 2020.

SOUSA, S. M.; BERNARDINO, E.; CROZETA, K.; PERES, A. M.; LACERDA, M. R. Integrality of care: challenges for the nurse practice. **Revista Brasileira de Enfermagem**, v. 70, n. 3, p. 504-510, 2017.

SCHÄFER, T. C.; LUNARDI, V. V. L.; SILVA, P. A.; CARVALHO, K. K.; ALGERI, S. Cuidados paliativos e teoria humanística na enfermagem. **Revista enfermagem atual in derme**, v. 90, n. 21, p. 27-32, 2020.

WANG, L. *et al.* Coronavirus disease 2019 in elderly patients: Characteristics and prognostic factors based on 4-week follow-up. **Journal of Infection**, n. 80, p. 639-645, 2020.

WHO. World Health Organization. Risk assessment and management of exposure of health care workers in the context of COVID-19. **Interim guidance**, 19 mar. 2020.

XAVIER, A. R. *et al.* COVID-19: manifestações clínicas e laboratoriais na infecção pelo novo coronavírus. **Laboratório J Bras Patol Med**. [Internet]. 2020.

CAPÍTULO 12

TEORIA DO ALCANCE DE METAS NO MANEJO DE PACIENTES COM CONDIÇÕES DE RISCO PARA O DESENVOLVIMENTO DE COMPLICAÇÕES POR COVID-19

Mayara Callado Silva Moura
Dalila Marielly Alves de Sousa
Chrystiany Plácido de Brito Vieira
Francisca Tereza de Galiza
Jaqueline Carvalho e Silva Sales
Fernando José Guedes da Silva Júnior

Introdução

A doença causada pelo coronavírus SARS-CoV-2, também conhecida como *Coronavirus Disease* 2019 (Covid-19), foi notificada pela primeira vez em Wuhan, China, em dezembro de 2019. Com o aumento significativo do número de casos, bem como das mortes e dos países afetados, em 30 de janeiro de 2020, a Organização Mundial da Saúde (OMS) declarou Emergência de Saúde Pública Internacional e, em 11 março de 2020, declarou como pandemia (WHO, 2020).

No Brasil, que notificou o primeiro caso em meados do mês de março de 2020, grande parte da população foi acometida pelo coronavírus SARS-CoV-2 e, primordialmente, os idosos e pessoas com fatores ou condições de risco para o desenvolvimento de complicações da Covid-19, a exemplo das pessoas com doenças cardiovasculares e respiratórias, diabetes e hipertensão, que foram as mais infectadas, sendo internadas e desenvolvendo maior agravamento no seu estado geral de saúde (IBGE, 2021).

Desde então, diversos esforços foram desenvolvidos pelas organizações de saúde e poder público para conter o avanço da disseminação do SARS-CoV-2, com medidas para limitar a propagação do vírus no âmbito local, nacional e internacional, como distanciamento social, triagem dos doentes suspeitos, restrições de viagens, vigilância, quarentena dos casos suspeitos, antecipação de vacinação da Influenza, suspensão de aulas, atividades comerciais e laborais (OPAS, 2020).

Neste contexto, é notável a importância dos profissionais da saúde e, em especial, da Enfermagem, que lida diretamente com o paciente acometido por essa patologia. Além disso, percebe-se a necessidade de se propor um cuidado com olhar crítico, analítico e científico para a assistência e processo de Enfermagem.

Na perspectiva do cuidado de Enfermagem, existem pacientes com condições de risco para complicações da Covid-19. Logo, faz-se necessário refletir sobre a utilização das teorias de enfermagem para o manejo adequado e fundamentado cientificamente em pacientes acometidos por Covid-19 ou em condições de risco para o desenvolvimento de complicações por essa doença.

Apesar do desenvolvimento da maioria das teorias no século passado, seus constructos transcendem o tempo e se tornam pertinentes para o contexto atual (ALMEIDA *et al.*, 2020). Neste capítulo, julgou-se pertinente trazer a Teoria do Alcance de Metas, proposta por *Imogene King*, que constitui importante referencial teórico e orienta o agir da Enfermagem na perspectiva de interações entre profissional e cliente. Como pressuposto, a partir dessa relação de enfermeiro e paciente, tem-se o estabelecimento de intervenções e cuidados de acordo com a necessidade de cada indivíduo (PISSINATI *et al.*, 2020).

O objetivo deste estudo, portanto, é refletir sobre a Teoria de *King* e sua aplicabilidade no manejo de pacientes com condições de risco para o desenvolvimento de complicações por Covid-19, tecendo considerações a respeito dos desafios e possibilidades para o cuidado de enfermagem no contexto da pandemia.

Este estudo justifica-se pela necessidade de entendimento dos autores sobre as vastas formas de cuidados, pautadas nos constructos teóricos da enfermagem, e no impacto da assistência de Enfermagem às pessoas com condições de risco para a Covid-19. Além das considerações apresentadas, a necessidade de novas investigações científicas com foco na temática em questão.

Métodos

Trata-se de estudo teórico-reflexivo, inserido em um macroprojeto de pesquisa intitulado: "Epidemiologia, subjetividades e tecnologias: perspectiva brasileira em tempos de pandemia de Covid-19".

O presente estudo foi desenvolvido nos meses de novembro a dezembro de 2021, que versa sobre o manejo de pacientes com condições de risco para o desenvolvimento de complicações por Covid-19, ancorado nos constructos teóricos da Teoria do Alcance de Metas de *Imogene King*.

As reflexões foram embasadas em artigos internacionais e nacionais relacionados ao tema. Assim, essa reflexão foi estruturada a partir de dois eixos: 1) O impacto da pandemia de Covid-19 em indivíduos com condições de risco; 2) Teoria do Alcance de Metas de *Imogene King*: cuidado de enfermagem a pessoas com condições de risco no contexto da pandemia pela Covid-19.

Resultados e discussão

O impacto da pandemia de Covid-19 em indivíduos com condições de risco

O início da pandemia de Covid-19 em dezembro de 2019 trouxe impactos e importantes desafios para diversos países em todo o mundo (LANA *et al.*, 2020). Apesar de ser associada principalmente a sintomas respiratórios, que podem evoluir para a síndrome respiratória aguda grave, observou-se gradualmente diversas repercussões da infecção pelo novo coronavírus no organismo (GUAN *et al.*, 2020).

Em estudo realizado pelo Hospital Alemão Oswaldo Cruz, foram analisados dados de 73.197 pacientes com 19 anos ou mais que receberam atendimento médico, entre janeiro e agosto de 2020. Desse total, 36.367 (49,7%) tiveram pelo menos uma complicação de saúde, como cardiovascular, respiratória, neurológica, renal, hepática, gastrointestinal e/ou sistêmica, no período em que estavam no hospital, seja na ala de enfermaria ou em alas de cuidados intensivos (HOAC, 2021).

Ainda sobre o mesmo estudo, observou-se que as maiores taxas de complicações foram observadas em pacientes que necessitaram de Unidade de Terapia Intensiva (UTI), algo esperado considerando outros estudos e observações ao longo da pandemia. Além disso, a cada quatro de dez pacientes hospitalizados, sem comorbidades registradas e previamente saudáveis, desenvolveram complicações devido a Covid-19 (HOAC, 2021).

O potencial de gravidade das implicações da Covid-19 é maior entre aqueles que possuem fator de risco. Pacientes infectados que possuam comorbidades apresentam maior vulnerabilidade imunológica bem como maior taxa de letalidade quando comparados a pacientes afetados somente pelo vírus. Entre as principais comorbidades, incluem-se hipertensão, diabetes, cardiopatias e doenças crônicas do sistema respiratório (COSTA *et al.*, 2020).

Em pesquisa realizada no estado do Amapá, para analisar os fatores de risco que levavam às complicações e internações, 5,02% dos pacientes possuíam mais de um fator de risco. Dentre as associações encontradas, incluem-se doença cardíaca e hipertensão (3,44%), doença cardíaca e diabetes (1,06%), angioplastia e ateromatose coronária (0,26%) e doença renal crônica e diabetes (0,26%). Quanto aos principais fatores de risco relatados isoladamente pelos pacientes acometidos, verificou-se que a maioria possuía diabetes (29,89%), seguido por doenças cardíacas crônicas (28,84%) (OLIVEIRA *et al.*, 2021).

O Ministério da Saúde desde o início da pandemia passou a considerar condições clínicas de risco para desenvolvimento de complicações da Covid-19 os Cardiopatas graves ou descompensados, as Pneumopatias graves ou descompensadas, os Imunodeprimidos, os doentes renais crônicos em estágio avançado, os Diabéticos, conforme juízo clínico e as gestantes de alto risco (BRASIL, 2020a).

Sabe-se que a gestação se configura como momento único na vida da mulher e que envolve modificações biopsicossociais. Diante desse momento de pandemia vivenciado no mundo, torna-se importante que as mulheres conheçam e reconheçam as alterações fisiológicas que ocorrerão em seu organismo, uma vez que, qualquer mudança e/ou sintomatologia diferente despertará um sinal de alerta e a necessidade de atendimento/acompanhamento especializado.

O comportamento dessa infecção no período gravídico-puerperal apresentou grande mudança ao longo do tempo. Em 2020 a letalidade em gestantes internadas foi de 5,5% e a de puérperas 12,9%, entretanto, em 2021 a letalidade passou a 11,5% em gestantes internadas e 22,3% em puérperas (BRASIL, 2021).

Destarte, gestantes infectadas com o vírus SARS-CoV-2 têm maior chance de ter pré-eclâmpsia (RR 1,76, IC 95% 1,27-2,43), infecções graves (RR 3,38, IC 95% 1,63 – 7,01), admissão na UTI (RR 5,04, IC 95% 3,13 – 8,10), mortalidade materna (RR 22,3, IC 95% 2,88 – 172), parto prematuro (RR 1,59, IC 95% 1,30 – 1,94), maior índice de morbidade neonatal grave (RR 2,66, IC 95% 1,69 – 4,18) e maior índice de morbidade perinatal grave e mortalidade perinatal (RR 2,14 IC 95% 1,66 – 2,75). Mulheres assintomáticas apresentam maior risco de morbidade materna (RR 1,24 IC 95% 1,00 – 1,54) e pré-eclâmpsia (RR 1,63, IC 95% 1,01 – 2,63 (HEALY, 2021; VILLAR *et al.*, 2021).

Diante do contexto, acrescenta-se que a presença de doenças preexistentes, vícios e estilo de vida inadequado em associação à Covid-19, podem ser facilitadores de morbidade e mortalidade, o que decorre, principalmente, das disfunções sistêmicas acarretadas pelas comorbidades (ZAKI; ALASHWAL; IBRAHIM, 2020; DIETZ *et al.*, 2020).

Estudo realizado em unidades básicas de saúde de Teresina-Piauí encontrou que, indivíduos com algum fator de risco apresentaram quase seis vezes mais chances de encaminhamento ao serviço de urgência, quando comparados aos que não possuíam condições de risco (SILVA JÚNIOR *et al.*, 2021). A partir da análise de pacientes com comorbidades como câncer, diabetes mellitus, dislipidemias, doenças cardiovasculares e renais demonstrou que pessoas diagnosticadas com tais doenças evoluíam para casos graves da Covid-19 e morte (ZAKI; ALASHWAL; IBRAHIM, 2020).

Dentre os grupos de risco para Covid-19, os idosos tiveram destaque por apresentarem grandes condições para gravidade da doença e alto índice de mortalidade, em razão das alterações fisiológicas decorrentes do processo de envelhecer, agravadas pela prevalência das comorbidades. Acrescenta-se, ainda, o fator da imunossenescência, por predispor o aumento da vulnerabilidade às doenças infectocontagiosas, e os prognósticos para aqueles com doenças crônicas são desfavoráveis (ZHANG, 2020).

As pessoas acima de 60 anos se tornaram mais vulneráveis na pandemia e a presença de morbidades associadas contribui significativamente para o incremento dessa vulnerabilidade, fazendo o país, no ano de 2020, alcançar uma taxa de 69,3% dos óbitos por Covid-19 em pessoas com mais de 60 anos e destes, 64% apresentavam ao menos um fator de risco (BRASIL, 2020b).

Além desse aspecto, as pessoas com condições clínicas de risco para Covid-19, sofreram o impacto na assistência à saúde, principalmente pelo isolamento social, utilizado como medida de controle da disseminação da infecção pelo SARS-CoV-2; pela diminuição da oferta de determinados serviços relacionados à saúde, com o objetivo de disponibilizá-los ao manejo de pacientes com Covid-19; pelo medo generalizado da população em buscar serviços de saúde, mesmo quando necessário; além da dificuldade de acesso de atendimentos e procedimentos eletivos para doentes crônicos (CHU *et al.*, 2020).

São considerados fatores de relevância na piora de doenças crônicas no período da pandemia as dificuldades de acesso a consultas, realização de exames e de medicamentos. Por exemplo, pacientes hipertensos e diabéticos necessitam do uso contínuo e regular de medicações específicas, sob risco de descontrole clínico da doença (BORGES *et al.*, 2020).

Portanto, indivíduos que integram os grupos de risco necessitam de atenção especial para evitar a Covid-19 e, quando infectados, serem manejados oportunamente para evitar as complicações. Torna-se necessário adequar-se às novas políticas e medidas preventivas de controle de infecção, para evitar ou diminuir ao máximo a transmissão do SARS-CoV-2 nesse grupo.

À luz desse contexto, é possível observar inúmeros e diários desafios enfrentados diante desse novo cenário epidemiológico, a exemplo, das fragilidades na gestão e nas ações de atenção à saúde dos trabalhadores; maior exposição a riscos e eventos estressores; aumento da demanda assistencial; jornada de trabalho prolongada, sobrecarga de trabalho devido ao aumento das infecções dos profissionais de saúde, em especial os enfermeiros, dentre outros (CORDIOLI *et al.*, 2019; ALMEIDA, 2020).

Estes profissionais por apresentarem contato direto com pacientes com Covid-19 e seus familiares e acompanhantes, ao longo de sua jornada de trabalho, precisam desenvolver uma assistência embasada em conhecimento técnico-científico e nas necessidades do paciente, ofertando um cuidado sistematizado, integral e em tempo oportuno.

Teoria do Alcance de Metas de *Imogene King*: cuidado de enfermagem a pessoas com condições de risco no contexto da pandemia pela Covid-19

A profissão de enfermagem, desde os primórdios utiliza teorias para fundamentar os cuidados (MOTTA; OLIVEIRA; AZEVEDO, 2021). As teorias de enfermagem são definidas como uma estruturação criativa e rigorosa de ideias que projetam uma tentativa, uma resolução e uma visão sistemática dos fenômenos e são compostas de conceitos e de proposições que explicam o relacionamento entre os conceitos (GEORGE, 2000).

No início dos anos 60, com a rapidez dos avanços científicos e tecnológicos, observou-se grande impacto sobre a profissão de enfermagem assim como sobre outros componentes da sociedade. Nesse ambiente, *Imogene M. King*, desenvolveu uma estrutura conceitual para a enfermagem, como afirma no prefácio de seu livro *Toward a theory for nursing. King* apresenta várias presunções básicas para a sua estrutura conceitual, as presunções de que os seres humanos são sistemas abertos, em constante interação com o seu ambiente, e que a meta da enfermagem é ajudar os indivíduos e os grupos a manterem a saúde (GEORGE, 2000).

Em sua teoria, *Imogene King* pressupõe a interação enfermeiro-paciente por meio de três sistemas abertos e interatuantes: o pessoal, o interpessoal e o social. Apresenta e define como metaparadigmas: saúde, enfermagem, seres humanos e ambientes. Com isso, a interação enfermeiro-pessoa é fundamental para o estabelecimento e alcance de metas de saúde, propiciando o desenvolvimento de potencialidades no cliente, pessoa e comunidade (MANTOVANI *et al.*, 2019).

King descreve os seres humanos como sociais, reativos, perceptivos, controladores, intencionais e orientados para a ação e o tempo, com três necessidades fundamentais de saúde: necessidade de informação de saúde, necessidade de atendimento que possa prevenir doenças e necessidade de atendimento quando os seres humanos não são capazes de cuidar de si mesmos. Define saúde como uma experiência dinâmica de vida do indivíduo, na qual a mudança é constante e permanente, além da capacidade do indivíduo de funcionar em seus papeis habituais (GEORGE, 2000).

O ambiente é indicado como um dos conceitos principais na teoria do alcance de metas e, pode ser visto como a função de equilíbrio entre as interações internas e externas. Já a enfermagem, é definida como um processo de ação, reação e interação pelo qual o enfermeiro e o indivíduo compartilham informações sobre as suas percepções. Através dessa comunicação, são estabelecidas metas e explorados meios para atingi-las (GEORGE, 2000).

Entende-se como sistema pessoal o próprio indivíduo, caracterizado como ser racional e emocional, portanto, ser complexo. O sistema interpessoal diz respeito às interações entre os indivíduos e objetos que interagem no ambiente. Já o sistema social é uma estrutura organizada de papéis sociais, comportamentos e práticas desenvolvidas para manter valores e mecanismos de regulação dessas reações (ARAÚJO *et al.*, 2013).

Cada indivíduo é um sistema pessoal e neste os conceitos relevantes são o ser, o crescimento e o desenvolvimento, a imagem corporal, o aprendizado e o tempo, o espaço e a percepção, sendo essa última, o conceito principal. O enfoque da enfermagem no sistema pessoal é o indivíduo, contudo, quando os sistemas pessoais entram em contato uns com os outros, forma o sistema interpessoal. Esse sistema se caracteriza pelas interações que acontecem entre as pessoas, onde a complexidade das interações aumenta à medida que o número de indivíduos interagindo aumenta (GEORGE, 2000).

Ainda segundo George (2000), os conceitos relevantes para os sistemas interpessoais são a interação, a comunicação, a transação, o papel e o estresse, sendo o enfoque da enfermagem o ambiente. A união dos sistemas interpessoais forma os sistemas sociais, que são maiores e possuem regras sociais, comportamentos e práticas desenvolvidas para manter os valores e os mecanismos que regulam as práticas e as regras. São exemplos de sistemas sociais, grupos religiosos, sistemas educacionais e de trabalho e os grupos de amigos.

Esta teoria se caracteriza, assim, por ser interacionista, pois o enfermeiro não se restringe ao cuidado individual, mas presta atendimento a um grupo social com quem estabelece contato. Diante disso, quem se encontra no centro do processo é o paciente, sendo envolvido em todas as etapas, objetivando o melhor prognóstico de forma que atenda suas necessidades, a partir da definição de metas (CARCERES, 2015).

Em se tratando do manejo de pessoas com Covid-19, em especial as que possuem fatores de risco associados a várias complicações, não se faz diferente, a equipe de enfermagem necessita estabelecer metas que sejam de alcance do paciente e dos profissionais de saúde, a partir de um olhar crítico e reflexivo, norteado pelos constructos conceituais que concedam uma base teórico-científica para sua práxis.

Nesse contexto, os profissionais de saúde objetivam o controle dessas doenças por meio da adesão das pessoas por ela afetadas aos cuidados de promoção e manutenção da saúde, sobretudo por estimulá-las a assumirem comportamentos saudáveis, modificarem o estilo de vida e seguirem o tratamento de forma contínua.

Estudo realizado por Broca e Ferreira (2012) evidenciou que um indivíduo sem doença crônica diagnóstica e assintomático deve receber tratamento diferente de uma pessoa fumante e hipertensa, com sintomas de dispneia e febre, ao procurarem serviço de atenção à saúde. Nesse contexto, observa-se a importância da utilização da Teoria de *King*, uma vez que, essa remete às diferentes formas do cuidar, pelo ato da comunicação com o paciente ou com o grupo que se encontra no meio deste, tornando-se mais dinâmica e assertiva a escolha das intervenções (BROCA; FERREIRA, 2012).

Destarte, em estudo realizado no município Maracanaú, CE, com sete enfermeiras da Estratégia Saúde da Família (ESF) no atendimento de pacientes com hipertensão e utilizando a Teoria do Alcance de Metas, foi possível viabilizar a interação efetiva desse profissional com o paciente para conduzir à identificação de problemas de saúde, elaboração de metas, além da discussão sobre os meios e estratégias para o alcance dessas metas com acompanhamento contínuo para reformulá-las, quando necessário (BEZERRA, 2015).

De acordo com *King*, o profissional pode contribuir para o indivíduo manter ou melhorar sua condição de saúde, promovendo aconselhamento de grupos e interagindo com o paciente e/ou familiares para o alcance de propósitos específicos e direcionados, o que pode ser relacionado ao contexto da pandemia da Covid-19 e às pessoas com fatores para o desenvolvimento de complicações pela doença (MANTOVANI, 2019). Assim, um dos objetivos da teoria é tornar o paciente um ser atuante e autônomo no seu processo de saúde-doença-saúde.

Na realidade pandêmica atual o indivíduo com alguns dos fatores de risco descritos pelo MS, precisa ter consciência da sua condição, para em conjunto com o enfermeiro estabelecer metas e esforçar-se para cumpri-las. Por isso, a avaliação do enfermeiro na identificação dos problemas depende diretamente da colaboração do indivíduo sendo, o compartilhamento de informações crucial para planejar as estratégias e alcançar as metas propostas.

Encaminhamentos para a prática clínica e científica

O atual contexto pandêmico vivenciado no Brasil e no mundo exige dos profissionais de saúde atitudes científicas assertivas no processo de enfrentamento. Dessa forma, o enfermeiro que está na linha de frente da assistência, deve utilizar arcabouços conceituais para nortear o seu cuidado de maneira crítica, reflexiva e sistemática.

É possível apreender a interface da Teoria de *King* frente ao manejo de pacientes com condições de risco para o desenvolvimento de complicações por Covid-19 de forma a indicar que as ações de cuidado podem ser norteadas pelos seus pressupostos e conceitos.

Os constructos teóricos de *Imogene King* vislumbram uma atuação da enfermagem em diferentes aspectos, contemplando o indivíduo, a família e a comunidade em suas necessidades em saúde sob a perspectiva da interação enfermeiro-paciente, para conduzir à identificação de problemas de saúde, elaboração de metas, além da discussão sobre os meios e estratégias para o alcance delas com acompanhamento contínuo para reformulá-las, quando necessário.

Assim, ressalta-se a importância de ferramentas como a Teoria do Alcance de Metas de *King* para o manejo adequado de pacientes com condições de risco, para o desenvolvimento de complicações por Covid-19, e para a viabilização de um cuidado efetivo ao paciente, que consiga solucionar suas demandas, através da identificação de problemas e efetivação do cuidado, tornando a Sistematização da Assistência de Enfermagem um mecanismo indispensável à profissão.

Agradecimentos à agência de fomento e/ou grupo de pesquisa

O presente trabalho foi realizado com apoio do Programa Institucional de Bolsas de Iniciação Científica (PIBIC) da CNPq.

REFERÊNCIAS

ALMEIDA, I. J. S. *et al.* Pandemia pelo coronavírus à luz de teorias de enfermagem. **Rev Bras Enferm.**, v. 73, Suppl 2, e20200538, 2020.

ALMEIDA, I. M. Proteção da saúde dos trabalhadores da saúde em tempos de COVID-19 e respostas à pandemia. **Rev. bras. saúde ocup**, v. 45, e17, 2020.

ARAÚJO, E. S. S. *et al.* Cuidado de enfermagem ao paciente cm diabetes fundamentado na teoria de King. **Rev. Bras. Enfermagem**. Fortaleza, v. 71, n. 3, p. 1157-1163, abr. 2017.

ARAÚJO, E. S. S. *et al.* **Cuidado de enfermagem na interação Enfermeira-Pessoa com diabetes fundamentando na teoria do alcance de metas de King**. Dissertação (Mestrado em Enfermagem) – UECE, Fortaleza, p. 18, 2013.

BEZERRA, S. T. F. **Consulta de enfermagem ao paciente com hipertensão**: fundamentação na teoria do Alcance de Metas. 2015. 165 f. Tese (Doutorado em Enfermagem) – Faculdade de Farmácia, Odontologia e Enfermagem, Universidade Federal do Ceará, Fortaleza, 2015.

BORGES, K. N. G. *et al.* O impacto da pandemia de COVID-19 em indivíduos com doenças crônicas e a sua correlação com o acesso a serviços de saúde. **Rev Cient Esc Estadual Saúde Pública Goiás "Candido Santiago"**, v. 6, n. 3, e6000013, 2020.

BRASIL. Ministério da economia/secretaria especial de previdência e trabalho. **Portaria conjunta n° 20, de 18 de junho de 2020**. 2020a. Disponível em: https://www.in.gov.br/en/web/dou/-/portaria-conjunta-n-20-de-18-de-junho--de-2020-262408085. Acesso em: 10 jan. 2022.

BRASIL. Ministério da Saúde. **O que é o Coronavírus? (COVID-19)**. Brasília, 2020b. Disponível em: https://coronavirus.saude.gov.br/. Acesso em: 26 jan. 2022.

BRASIL. Ministério da Saúde. Secretaria de Atenção Primária à Saúde. Departamento de Ações Programáticas e Estratégicas. **Manual de recomendações para a assistência à gestante e puérpera frente à pandemia de Covid-19** [recurso eletrônico], 2. ed. Brasília, 2021.

BROCA, P. V.; FERREIRA, M. A. Equipe de enfermagem e comunicação: contribuições para o cuidado de enfermagem. **Rev. Bras. Enferm.**, v. 65, n. 1, fev. 2012. Acesso em: 12 jan. 2022. Disponível em: https://www.scielo.br/j/reben/a/rxxwHhHCkZbGpD9M47DjDxp/?lang=pt.

COSTA, I. B. S. S. *et al.* O Coração e a COVID-19: O que o cardiologista precisa saber. **Arq. Bras. Cardiol.**, v. 114, n. 5, p. 805-816, maio 2020.

CORDIOLI, D. F. C. *et al.* Occupational stress and engagement in primary health care workers. **Rev. Bras. Enferm.**, v. 72, n. 6, p. 1580-1587, 2019.

CHU, D. K. *et al.* Physical distancing, face masks, and eye protection to prevent person-to-person transmission of sars-cov-2 and covid19: a systematic review and meta-analysis. **Lancet Public Health.**, v. 395, n. 10242, p. 1973-1987, 2020.

DIETZ, W.; SANTOS-BURGOA, C. Obesity and its Implications for COVID-19 Mortality. **Obesity (Silver Spring)**, v. 28, n. 6, p. 1005, 2020.

GEORGE, J. B. **Teorias de Enfermagem**. Os fundamentos à prática profissional. 4. ed. Porto Alegre: Artmed Editora, 2000.

GUAN, W. *et al.* Clinical Characteristics of Coronavirus Disease 2019 in China. **N Engl J med.**, v. 382, n. 18, p. 1708-1720, 2020.

HEALY, C. M. Covid-19 in Pregnant Women and Their Newborn Infants. **JAMA Pediatrics**, Chicago, v. 175, n. 8, p. 781-783, abr. 2021.

HOAC. Hospital Alemão Oswaldo Cruz. **Metade dos pacientes internados com covid tem complicações**. 2021. Acesso em: 23 jan. 2022. Disponível em: https://www.hospitaloswaldocruz.org.br/imprensa/noticias/metade-dos-pacientes-internados-com-covid-tem-complicacoes/.

IBGE. INSTITUTO BRASILEIRO DE GEOGRAFIA E ESTATÍSTICA. **Envelhecimento e COVID**. OMS. São Paulo, SP, 2021.

MANTOVANI, M. F. *et al.* Gerenciamento de caso como modelo de cuidado: Reflexão na perspectiva da teoria de Imogene King. **Cienc Cuid Saude**, v. 18, n. 4, e45187, 2019.

MOTTA, R. de O. L. da; OLIVEIRA, M. L. D.; AZEVEDO, S. L. D. Contribuição da teoria ambientalista de Florence Nightgale no controle das infecções hospitalares. **Revista Multidisciplinar em Saúde**, *[S. l.]*, v. 2, n. 3, p. 112,

2021. Acesso em: 14 jan. 2022. Disponível em: https://editoraime.com.br/revistas/index.php/rems/article/view/1524.

OLIVEIRA, A. A. et al. Análise dos principais fatores de risco preexistentes em pacientes diagnosticados com a COVID-19 no Amapá, Amazônia, Brasil. **Revista Científica Multidisciplinar Núcleo do Conhecimento**, ano 6, ed. 6, v. 17, p. 56-72, jun. 2021.

ORGANIZAÇÃO PAN-AMERICANA DA SAÚDE [OPAS]. **Folha informativa – COVID-19 (doença causada pelo novo coronavírus).** [Internet] 2020. Acesso em: 10 jan. 2022. Disponível em: https://www.paho.org/bra/index.php?option=com_content&view=article&id=6101:covid19&Itemid=875.

PISSINATI, P. S. C. et al. Estabelecimento de metas no planejamento da aposentadoria: reflexão à luz de Imogene King. **REME – Rev Min Enferm.**, v. 24, e-1283, 2020. Disponível em: https://cdn.publisher.gn1.link/reme.org.br/pdf/e1283.pdf. Acesso em: 19 jan. 2022.

SILVA JÚNIOR, F. J. G. et al. Fatores associados à infecção em grupos com condições clínicas de risco para complicações por COVID-19. **REME – Rev Min Enferm.**, e-1406, 2021.

VILLAR, J. et al. Maternal and Neonatal Morbidity and Mortality among Pregnant Women with and without covid-19 Infection: The INTERcovid Multinational Cohort Study. **JAMA Pediatrics,** v. 175, n. 8, p. 817-826, abr. 2021.

WHO. World Health Organization. **Statement on the second meeting of the International Health Regulations (2005) Emergency Committee regarding the outbreak of novel coronavirus (2019-nCoV)** [Internet]. Geneva: World Health Organization, 2020. Disponível em: https://www.who.int/news-room/detail/30-01-2020-statement-on-the-secondmeetingof-the-international-health-regulations-(2005)-emergency-committee-regarding-the-outbreak-of-novelcoronavirus-(2019nov). Acesso em: 20 dez. 2020.

ZAKI, N.; ALASHWAL, H.; IBRAHIM, S. Association of hypertension, diabetes, stroke, cancer, kidney disease, and high-cholesterol with COVID-19 disease severity and fatality: a systematic review. **Diab Metab Syndr.**, v. 14, n. 5, p. 1133-1142, 2020.

ZHANG, W. **Manual de Prevenção e Controle da Covid-19 segundo o Doutor Wenhong Zhang**. São Paulo: PoloBooks, 2020.

2ª PARTE

TEORIAS DE MÉDIO ALCANCE E A PANDEMIA DE COVID-19

CAPÍTULO 13

A PANDEMIA PELA COVID-19 NO SERVIÇO DE URGÊNCIA: análise do processo adaptativo dos enfermeiros à luz da teoria das transições

Cristina Barroso Pinto
António Luís Carvalho
Cristina Augusto
Ana Teixeira
Fátima Segadães
Adelino Pinto

Introdução

Os serviços de urgência (SU) têm vindo a sofrer, ao longo dos últimos anos, diversas reestruturações quer a nível da sua estrutura física, quer da própria organização interna e articulação com as unidades contíguas. A reorganização desses serviços tem em conta alguns fatores essenciais, dos quais se destacam: a despesa elevada que acarretam para o Serviço Nacional de Saúde de Portugal, a luta pela contínua segurança e qualidade dos cuidados prestados, e a garantia da acessibilidade dos utentes a cuidados urgentes, em tempo útil. Estes fatores encontram-se *per si* associados devendo-se, essencialmente, à sobrelotação que esses serviços continuamente apresentam, implicando aumento de gastos em recursos humanos e materiais, e redução da eficiência nas respostas aos utentes que a eles recorrem (DIXE *et al.*, 2018).

Em dezembro de 2019, em Wuhan na China, surge um novo tipo de Coronavírus, o SARS-CoV-2, responsável pela "Síndrome Respiratória Aguda Grave – Coronavírus 2" (HUI *et al.*, 2020; ZHU *et al.*, 2020). Passados poucos meses, a 11 de março de 2020, a World Health Organization (WHO) declarou o surto da Covid-19 como sendo uma pandemia (WHO, 2020), uma vez que o SARS-CoV-2 veio causar instabilidade em todos os continentes do mundo, pela sua rápida disseminação. Uma das características das sociedades globalizadas é a rápida circulação de bens e mobilidade das pessoas, que se acredita ter contribuído para a rápida disseminação da doença em todo o mundo, sem que houvesse tempo para uma organização apropriada da resposta e uma aprendizagem "em situação" com a experiência de outros países. Não houve tempo para preparar cientifica e tecnicamente os profissionais, nem munir as instituições de saúde com os recursos necessários.

Apesar dos esforços rigorosos de controle da disseminação da doença, os SU constituíram a porta de entrada para a maioria dos doentes infetados, tornando-se numa das áreas mais expostas ao contacto com este vírus.

Os enfermeiros do SU, como profissionais de primeira linha, tiveram um papel fundamental na triagem e tratamento desses doentes. Foi-lhes exigido um nível de perícia e conhecimentos para os quais não estavam preparados, uma vez que a doença provocada pelo vírus era desconhecida, e enfrentavam um surto pandémico. Apesar da maioria dos enfermeiros referirem sentir prazer e estarem envolvidos em cuidar dos doentes, vivenciaram momentos de angústia relacionados com procedimentos complexos e dolorosos, novos circuitos, num momento delicado para si, para o país e para o mundo inteiro (FISTERA *et al.*, 2020).

Afaf Meleis (2000) baseada na ideia de que ao longo da vida cada pessoa passa por várias transições, umas previsíveis e outras imprevistas, realizou vários estudos sobre as experiências de transição em diferentes situações, compilando os seus resultados num artigo internacional que contribuiu para a construção de um modelo explicativo da sua teoria, que designou de Teoria das Transições de Meleis: uma teoria de médio alcance. No processo de transição, Meleis caracteriza não só a natureza da transição, como dá ênfase às interações entre os intervenientes, atribuindo atenção particular à experiência vivenciada.

Atualmente, não é aceitável que os enfermeiros tenham uma atuação que não se encaixe nos Padrões de Qualidade dos Cuidados de Enfermagem estabelecidos pela Ordem dos Enfermeiros Portugueses, pelo que é necessário ter uma prática profissional com competências dirigidas no domínio do desenvolvimento profissional. O enfermeiro tem de assumir o seu papel imprescindível nos cuidados e contribuir para a valorização profissional e para a melhoria contínua da qualidade. Para isso, tem de atuar como promotor e executor em processos de melhoria, mobilizando e divulgando novos conhecimentos sobre boas práticas através de processos de formação contínua. Este ensaio teórico constará de um debate, onde se aborda o tema e os seus argumentos, destacando a nossa reflexão com o objetivo de aprofundar e enfocar alguns aspetos da Teoria das Transições que consideramos relevantes para o exercício profissional do enfermeiro no SU, durante um período pandémico.

Método

Trata-se de um ensaio teórico que tem como objetivo refletir sobre o contributo da Teoria das Transições para o exercício profissional dos enfermeiros dos SU, durante a pandemia pela Covid-19. Este ensaio teórico, de natureza reflexiva e interpretativa, evidencia diferentes aspetos relacionados com as mudanças que ocorreram nos SU devidas à atual pandemia pela Covid-19, considerando o processo adaptativo dos enfermeiros segundo a Teoria das Transições de Afaf Meleis.

O material consultado, constituído por livros, documentos oficiais e periódicos, foi sujeito a uma análise seguindo as sete fases de leitura informativa defendidas por Marconi e Lakatos (2003).

1. Leitura de reconhecimento ou prévia, onde se efetuou uma leitura rápida, cuja finalidade foi procurar a existência de informações acerca da problemática, através da consulta do título, índice ou resumo.
2. Leitura exploratória ou pré-leitura, onde se efetuou a localização da informação. Nesta leitura foi analisada a página de rosto, a introdução, o prefácio e a conclusão.
3. Leitura seletiva, onde foi efetuada a seleção das informações mais importantes relacionadas com a problemática. Nesta fase foram previamente determinados os aspetos a considerar para a seleção da informação.
4. Leitura reflexiva, que consistiu numa leitura mais profunda. Esta permitiu avaliar e selecionar a informação face às nossas intenções e propósitos, permitindo hierarquizar a informação. A finalidade foi obter uma visão síncrona e global acerca da problemática.
5. Leitura interpretativa, no sentido de encontrar relações entre temas e uma solução para o problema. Esta leitura permitiu a associação de ideias, a transferência de situações e a comparação de propósitos, mediante os quais se selecionou apenas o que se considerou pertinente e útil. Esta fase contribuiu para a obtenção de resultados e conclusões.
6. Leitura explicativa, que consistiu numa leitura muito mais profunda permitindo a fundamentação da análise face à problemática abordada.

Resultados

O Serviço de Urgência

Os SU assumem-se como a linha da frente no que diz respeito ao contacto do doente com o serviço de saúde. Prestam atendimento 24 horas por dia, 365 dias por ano. São serviços multidisciplinares e multiprofissionais que têm como objetivo a prestação de cuidados de saúde em situações de emergência e urgência médica. Segundo o Despacho nº 18459 do Ministério da Saúde de Portugal, emergência e urgência médica são situações clínicas de instalação súbita, nas quais se verifica ou existe compromisso de falência de uma ou mais funções vitais (PORTUGAL, 2006).

Os SU são serviços que atendem doentes agudos, com um modelo organizativo de funcionamento próprio. Estes serviços oferecem cuidados numa estratégia em rede que englobam o apoio telefónico, os cuidados pré-hospitalares, os cuidados de saúde primários e os hospitalares. Também fazem a cobertura nacional das situações de urgência e emergência, com uma distribuição de serviços sustentada essencialmente no número de habitantes, nas necessidades em saúde da população e na distância das localidades aos serviços (tempo de transporte terrestre, em circunstâncias normais, não superior a 1 hora). Os SU encontram-se organizados em três níveis de diferenciação de resposta às necessidades, de complexidade crescente que compõem a "rede de serviços de urgência": urgência básica, urgência médico-cirúrgica e urgência polivalente. Cada uma destas unidades determina padrões mínimos referentes à sua estrutura, recursos humanos, formação, critérios e indicadores de qualidade.

As instalações e equipamentos são equivalentes para o mesmo nível de diferenciação dos SU, dando cumprimento às recomendações técnicas para os SU emanados pela Administração Central do Sistema de Saúde. A forma de gerir e priorizar o atendimento na admissão do doente é efetuada através de um sistema de classificação por prioridades clínicas, denominada de triagem de Manchester. A triagem de Manchester é um método que permite estabelecer uma prioridade clínica com base na identificação de problemas – queixa clínica (hemorragia, falta de ar, dor torácica, dor abdominal etc.) e que permite agrupar os doentes em cinco níveis de prioridade identificadas por cores. Para cada cor há uma previsão de tempo máximo de espera para o atendimento do doente.

As grandes dificuldades dos SU são a sobrelotação de doentes, principalmente doentes sem critérios de gravidade, tempos de espera para o atendimento e dificuldades de meios (gabinetes disponíveis, bloco operatório, meios complementares de diagnóstico) e de recursos humanos (assistentes operacionais, enfermeiros, técnicos de diagnóstico, médicos). O livre acesso e a facilidade na acessibilidade aos serviços levam à sua sobrelotação e insatisfação. A oportunidade de ser atendido sem agendamento num horário de funcionamento alargado e numa unidade com acesso a tecnologias de diagnóstico e tratamento modernas e de alta qualidade, são as razões que levam os doentes a recorrer a estes serviços (DIXE *et al.*, 2018).

Os cuidados prestados pelos profissionais de saúde no SU são multidisciplinares (médicos, enfermeiros, assistentes operacionais etc.) envolvendo, em algumas situações, profissionais externos ao serviço. À equipa é reconhecida e requerida *performance* para a prestação de cuidados seguros. As equipas têm como característica o seu dinamismo, uma vez que atuam em condições que constantemente se alteram. São equipas que estão sujeitas a muitas mudanças nos seus elementos e que integram diferentes culturas profissionais. Os SU são serviços de grande complexidade com fluxos de doentes e de atividades elevadas, o que exige ao enfermeiro ter capacidade de pensar rápido, ser ágil e competente não só tecnicamente, mas também na tomada de decisão, para além de capacidades de comunicação, de resolução de conflitos e de trabalho em equipa.

Este ambiente de extrema atividade onde se lida com situações imprevistas, com funcionamento ininterrupto, pode gerar frustração no enfermeiro ficando sujeito a maior sofrimento psíquico. Nos SU o aumento da complexidade do trabalho é constante, essencialmente resultante do desenvolvimento tecnológico, da evolução do conhecimento e da exigência das situações clínicas. São serviços onde os enfermeiros são expostos a elevadas cargas de trabalho. Por esse motivo, é importante uma boa integração na unidade e na equipa, mas também um investimento constante na formação profissional contínua e graduada.

Como a pandemia Covid-19 afetou o Serviço de Urgência

O aparecimento de um novo vírus respiratório infecioso de rápida disseminação em dezembro de 2019 causou uma situação de alarme no Sistema Nacional de Saúde em Portugal, nos profissionais de saúde e na população em geral. À medida que a doença se propagava, os SU tiveram de se preparar rapidamente para o seu impacto. Em Portugal, o primeiro caso de um doente infetado por SARS-CoV2 foi identificado em janeiro de 2020. À semelhança de outros países, foram destinadas unidades específicas e hospitais de referência para os casos Covid-19. Essas unidades foram reorganizadas, sofrendo alterações ao seu formato inicial. A rápida propagação da doença levou a que os casos atingissem números acima do esperado. Assim, num curto espaço de tempo, todos os SU tiveram de se preparar para atender casos Covid-19. Estudos realizados durante o período inicial da pandemia revelaram que, globalmente, os SU se encontravam mal preparados (CASALINO et al., 2020; FISTERA et al., 2020; PAGANINI et al., 2020).

Os SU são serviços responsáveis pela resposta inicial em qualquer tipo de desastre ou catástrofe. Os surtos infeciosos são os que, em larga escala, requerem uma resposta segura e contínua (SCHREYER et al., 2020), pelo que a preparação dos serviços se tornou um aspeto fundamental (BARTEN; KUSTERS; PETERS, 2020; NADARAJAN et al., 2020). As alterações que ocorreram relacionaram-se principalmente com quatro aspetos essenciais: o aumento da capacidade de resposta, a separação de áreas para isolamento de casos positivos e casos suspeitos de Covid-19, o controlo da infeção e os profissionais.

De modo a aumentar a capacidade de resposta, e tal como em outros países, os hospitais sentiram necessidade de desenvolver sistemas de triagem que facilitassem a rápida identificação dos casos Covid-19. Essa triagem passou a ser efetuada com base na sintomatologia apresentada, onde é feito um rastreio dos sintomas presentes (GOPINATHAN et al., 2021). Quando o país atingiu a situação de calamidade, em muitos hospitais foi destacado um enfermeiro para fazer essa primeira triagem de modo a agilizar a resposta e, ao mesmo tempo, diminuir o risco de contágio entre pessoas (O'CONNOR; BARTEN; LATTEN, 2021; GOPINATHAN et al., 2020; MAHAJAN et al., 2021).

Outra das alterações foi a criação de áreas separadas de modo a manter o distanciamento e isolamento dos casos suspeitos, e os positivos dos negativos, o que implicou a reestruturação das áreas existentes (O'CONNOR; BARTEN; LATTEN, 2021; GOPINATHAN et al., 2020; MAHAJAN et al., 2021; NADARAJAN et al., 2020; PAGANINI et al., 2020; WAHAB; SAFAAI; SAIBOOM, 2021). Foi criada a "área respiratória", situada perto da porta de entrada, para onde eram direcionados os casos suspeitos da doença. Em alguns hospitais a localização da "área respiratória" era por entrada direta através de porta lateral e noutros, numa "tenda" (NADARAJAN et al., 2020) localizada antes da entrada do SU.

Ao nível do controlo da infeção existiram diversas alterações. Para diminuir a circulação dos doentes positivos, foi implementado um fluxo rápido de saída dos doentes para os internamentos Covid ou para as áreas dedicadas. Os exames de diagnóstico, sempre que possível, passaram a ser efetuados na "área respiratória" diminuindo, assim, a circulação de doentes nas restantes áreas do hospital (O'CONNOR; BARTEN; LATTEN, 2021; CASALINO et al., 2020; MAHAJAN et al., 2021; NADARAJAN et al., 2020; PAGANINI et al., 2020; SCHREYER et al., 2020). Para além do cumprimento das precauções básicas de controlo de infeção e de outras medidas entre as quais a etiqueta respiratória e o distanciamento social, os enfermeiros utilizaram Equipamentos de Proteção Individual (EPI). Para isso, tiveram de adquirir novos conhecimentos e habilidades para a sua correta utilização, nomeadamente no que concerne ao colocar e remover os EPIs. Associado ao potencial de contágio, passou a adotar-se um conjunto de procedimentos diferentes, tal como a intubação traqueal, a aspiração de secreções, a utilização de salas de pressão positiva para a intubação da via aérea e todos os casos em Suporte Avançado de Vida passaram a ser considerados e tratados como suspeitos, entre muitos outros procedimentos (BARTEN; KUSTERS; PETERS, 2020; SCHREYER *et al.*, 2020).

Os profissionais, nomeadamente os enfermeiros, também sofreram alterações na sua dinâmica (O'CONNOR; BARTEN; LATTEN, 2021; MAHAJAN *et al.*, 2021; NADARAJAN *et al.*, 2020; PAGANINI *et al.*, 2020). As equipas foram ampliadas e redistribuídas. Com o aumento de número de casos e a necessidade de criação de novas Unidades de Cuidados Intensivos (UCI), todos os enfermeiros com experiência foram mobilizados para essas unidades. Houve contratação de novos enfermeiros que foram necessários integrar nos serviços. Nos SU verificou-se a saída de profissionais para as UCI, e a entrada de recém-licenciados e de outros profissionais mobilizados de outros serviços. Tal como na China, de forma a conseguir dar resposta às exigências da epidemia, os enfermeiros depararam-se com turnos de trabalho longos (PARR, 2020; ZHU *et al.*, 2020). Os horários passaram a funcionar "em espelho" e os turnos a ser de 12 horas, não sendo autorizadas, a maioria das vezes, trocas de horário entre profissionais. Dos seus relatos, visíveis através das redes de comunicação social, verificou-se que, na globalidade, os enfermeiros trabalharam mais horas, com turnos mais longos e pausas escassas, tiveram de suportar o calor dos equipamentos e na face eram visíveis lesões devido às intensas horas em contacto com as máscaras respiratórias de proteção facial.

Face à situação pandémica vivenciada e a todas as alterações que ela gerou a nível profissional e pessoal, alguns enfermeiros expressaram e continuam a expressar sentimentos de medo, insegurança e cansaço extremo. Por medida de segurança dos familiares, na fase inicial da pandemia, alguns enfermeiros preferiram manter-se longe de suas casas. Assistiu-se a enfermeiros que optaram pelo afastamento dos familiares contactando-os através das redes sociais ou através de janelas ou varandas; neles pairava a solidão e a desilusão dos momentos que viveram no hospital. A síndrome de *burnout*, ansiedade e depressão surgiram em alguns profissionais devido à sobreearga de trabalho física e emocional, à qual acresceu o peso das inúmeras mortes ocorridas durante a pandemia.

Discussão

A Teoria das Transições classifica as transições que afetam as pessoas de acordo com a natureza do tipo: desenvolvimental (relacionada com mudanças que ocorrem ao longo do ciclo de vida), situacional (associadas a acontecimentos que implicam alterações de papeis), saúde-doença (quando ocorre quando alteração no estado de saúde-doença) e organizacional (representa mudanças em ambientes institucionais, alteração nos aspetos políticos, sociais, económicos ou nas dinâmicas organizacionais) (MELEIS, 2000). A reflexão apresentada assenta essencialmente em dois eixos de análise: transições organizacionais da prática dos enfermeiros no serviço de urgência e transições no processo saúde-doença dos enfermeiros no serviço de urgência.

Transições organizacionais na prática dos enfermeiros no serviço de urgência

Para Meleis (2000, 2016, 2019), a transição consiste em passar de um estado, lugar ou condição estável para um outro estado, lugar ou condição. Esta transição requer, por parte da pessoa, a incorporação de conhecimentos, alteração do seu comportamento e mudança na definição do *self*. A transição organizacional é provocada por mudanças nos ambientes institucional, social, político, económico, alterações na estrutura ou nas dinâmicas organizacionais (MELEIS, 2000, 2016, 2019). Antes da pandemia, para os enfermeiros saírem de casa para trabalhar no SU, cuidar dos doentes e regressar a casa era uma rotina vivida com segurança e serenidade, que lhes proporcionava uma sensação de bem-estar. Em 2020, a pandemia gerou uma situação que fez paralisar o país e interferiu drasticamente na prática profissional dos enfermeiros do SU por serem os primeiros a lidar com as primeiras situações de Covid-19. A dinâmica profissional passou a ter outro olhar: todos os enfermeiros precisaram de adotar comportamentos diferentes nos seus locais de trabalho que visavam um conjunto de ações dirigidas ao controle da infeção e redução da propagação da doença. Passou a adotar-se o distanciamento social, o uso obrigatório de máscaras desde a entrada no hospital, a avaliação da temperatura assim como de outros sintomas de doença respiratória, a higienização das mãos, a desinfeção constante de todas as superfícies, a alteração de protocolos e de circuitos, a utilização de novos EPIs com novas formas de os colocar e remover.

Da análise da Teoria, percebe-se que um aspeto importante é a consciencialização. Esta relaciona-se com a perceção, o conhecimento e reconhecimento da experiência de transição. É uma característica definidora de transição. A sua ausência significa que a pessoa pode não ter iniciado a experiência de transição. A consciencialização influencia o envolvimento, que é o grau de empenho da pessoa no processo de transição. A pessoa só pode envolver-se depois de se consciencializar das mudanças (MELEIS, 2000, 2019). Relativamente a este aspeto, pode afirmar-se que face à transição, os enfermeiros demonstraram estar consciencializados e envolvidos. Foi visível a procura constante de informação. Houve a criação de grupos de partilha de informação através do *WhatsApp* e de outros sistemas de comunicação, e criaram-se estratégias para assegurar a correta utilização dos EPIs (ao colocar um enfermeiro a supervisar a sua colocação e remoção. De forma geral, todos se mostraram muito empenhados na aquisição de saberes, no cumprimento das recomendações e na procura de novas soluções para os problemas que iam surgindo (como a escassez de EPI).

Para compreender as mudanças é essencial identificar os seus significados. Estes devem ser exploradas segundo a sua natureza, temporalidade, gravidade e expectativas pessoais, familiares e sociais (MELEIS, 2016, 2019). As mudanças ocorridas relacionaram-se com um evento crítico ou desequilíbrio provocado pelo aparecimento da pandemia, que gerou alterações nas formas de agir e de pensar dos enfermeiros pela insegurança relativa ao desconhecimento da doença e sua repercussão no estilo de vida, rotinas e nas relações pessoais e sociais.

Para compreender as experiências vivenciadas dos enfermeiros durante as transições é necessário conhecer os condicionantes pessoais, da comunidade e sociedade, os quais podem facilitar ou dificultar o processo para que se consiga uma transição saudável. Diante das mudanças impostas e dos sentimentos vivenciados, os enfermeiros tiveram apoio da sociedade. Pela primeira vez, foi reconhecido o seu valor, sendo aplaudidos, chamados "heróis" e, em alguns hospitais, nas paredes exteriores foram pintados murais com rostos dos profissionais de saúde, elevando a sua autoestima. Aos poucos, as habilidades instrumentais e o conhecimento iam-se consolidando, dando também uma sensação de maior segurança no ato de cuidar; para isso, a WHO criou recomendações e vídeos explicativos, e a Direção Geral da Saúde de Portugal produziu o "Plano Nacional de Preparação e Resposta à Doença por novo Coronavírus (Covid-19)" (DGS, 2020) que possibilitaram essa preparação.

Uma transição saudável é determinada pelos padrões de resposta ao processo de transição que pode ser dada a partir dos indicadores de processos e de resultados. Os indicadores de processo possibilitam identificar se a pessoa que vivencia a transição se encontra na direção da obtenção do bem-estar, ou pelo contrário na direção da vulnerabilidade. Os indicadores de resultado referem-se à mestria (MELEIS, 2019). A maioria dos enfermeiros do SU, a nível das transições organizacionais, conseguiram uma transição saudável, com domínio de novas competências e identidade fluída (reformulação da identidade). De facto, a capacidade ou habilidade para desenvolver novas competências é imprescindível nos enfermeiros dos SU.

Transições no processo saúde-doença dos enfermeiros no serviço de urgência

A transição saúde-doença está associada à alteração de uma situação de bem-estar para uma situação de vulnerabilidade ou de doença (MELEIS, 2000, 2016, 2019). Os enfermeiros, por atuarem na linha de frente no combate à Covid-19, sofrem maior exposição à infeção pela SARS-CoV-2. Há relatos de enfermeiros que ficaram infetados nos seus locais de trabalho, uns com doença grave e alguns óbitos. A este aspeto acresce a alteração das dinâmicas de funcionamento dos horários dos enfermeiros. Os enfermeiros passaram a efetuar turnos muitos longos (12 horas), com pausas curtas, tinham de manter a etiqueta respiratória, o distanciamento social e o isolamento, a sua circulação no hospital estava restrita ao serviço. De modo a rentabilizar os EPIs, que eram escassos, os enfermeiros mantinham-se muitas horas com o equipamento colocado. Durante esse período o calor era intenso e não conseguiam hidratar-se. A comunicação com o doente e equipa era difícil. Todos estes aspetos, acrescidos da insegurança face à incerteza da doença, fez com que muitos enfermeiros se sentissem desconfortáveis, cansados, com níveis elevados de ansiedade e stress, gerando uma transição para uma situação de vulnerabilidade (HESSELINK *et al.*, 2021; RÜCKER *et al.*, 2021; SOLTANZADEH *et al.*, 2021; WU *et al.*, 2021).

Muitos enfermeiros admitiram ter medo e afastaram-se da família para não os contaminar. Outros tiveram apoio da família e permaneceram em suas casas embora, com restrições ou cuidados diferentes dos habituais. Para alguns profissionais o período pandémico foi vivenciado com muito medo e insegurança. Se alguns enfermeiros tiveram consciência de que apresentavam níveis mais elevados de irritabilidade e stress, e conseguiram procurar ajuda, outros não o fizeram. Os enfermeiros tiveram sempre apoio da sociedade. A Ordem dos Enfermeiros facultou um Centro de Suporte e Apoio de Saúde Mental e Psiquiátrica, através de uma plataforma, onde os enfermeiros podiam pedir apoio que seria operacionalizado por enfermeiros Especialistas em Enfermagem de Saúde Mental e Psiquiátrica. Apesar de muitos enfermeiros conseguirem arranjar estratégias de *coping* para lidar com a situação de stress, reunindo esforços para gerir os problemas no período pandémico, quer individualmente quer com ajuda de profissionais especializados, outros não o conseguiram, verificando-se um elevado número de enfermeiros dos SU em *burnout*.

Para alcançar um processo de transição saudável, os enfermeiros do SU precisam de estar conscientes acerca das situações que lhes geram instabilidade e da necessidade de aceitarem ajuda de outros colegas. A intervenção dos enfermeiros de saúde ocupacional em colaboração com os enfermeiros especialistas em saúde mental, pode desencadear respostas positivas, contribuindo para a transição saudável dos enfermeiros dos SU.

Contributos para a prática clínica e para a ciência de enfermagem

O ensaio teórico demonstra que a natureza da transição dos enfermeiros dos SU durante a pandemia por Covid-19 foi de dois tipos: organizacional e saúde-doença. A maioria dos enfermeiros dos SU conseguiram uma transição organizacional saudável, com mestria e identidade fluída. Nota-se a adoção de comportamentos e habilidades adquiridas pelas alterações do contexto que favoreceram um processo de transição saudável e, consequentemente, uma prática profissional efetiva.

Relativamente à transição saúde-doença alguns enfermeiros conseguiram uma transição saudável com mestria e identidade fluída, contudo para outros a transição foi não saudável. Os enfermeiros depararam-se com um grande desafio na sua prática que lhes provocou medo e elevou níveis de ansiedade, facto que nem sempre foi fácil de gerir quando aliado ao desgaste físico e psicológico provocado pelo trabalho, pelo que nem todos os enfermeiros foram efetivos nas suas estratégias de *coping*.

REFERÊNCIAS

BARTEN, D. G.; KUSTERS, R. W. J.; PETERS, N. A. L. R. **A Swift and Dynamic Strategy to Expand Emergency Department Capacity for COVID-19**. Disaster medicine and public health preparedness, [s. l.], p. 1-4, 2020. DOI 10.1017/dmp. 2020.430. Disponível em: https://search.ebscohost.com/login.aspx?direct=true&AuthType=ip,shib&db=mdc&AN=33143801&lang=pt-pt&site=eds-live&scope=site. Acesso em: 27 jan. 2022.

CASALINO, E. et al. COVID-19 Preparedness Among Emergency Departments: A Cross-Sectional Study in France. **Disaster medicine and public health preparedness**, [s. l.], p. 1-9, 2020. DOI 10.1017/dmp. 2020.331. Disponível em: https://search.ebscohost.com/login.aspx?direct=true&AuthType=ip,shib&db=mdc&AN=32907674&lang=pt-pt&site=eds-live&scope=site. Acesso em: 26 jan. 2022.

DIREÇÃO GERAL DA SAÚDE. **Plano Nacional de Preparação e Resposta à Doença por novo Coronavírus (COVID-19)**. 2020. Disponível em: https://www.dgs.pt/documentos-e-publicacoes/plano-nacional-de-preparacao-e-resposta-para-a-doenca-por-novo-coronavirus-covid-19-pdf.aspx. Acesso em: 26 jan. 2022.

DIXE, M. dos A. C. R. et al. Determinantes do acesso ao serviço de urgência por utentes não urgentes / Determinantes del acceso al servicio de urgencia por usuarios no urgentes / Determinants of non-urgent emergency department use. **Revista de Enfermagem Referência**, [s. l.], v. serIV, n. 16, p. 41-52, 2018. DOI 10.12707/RIV17095. Disponível em: https://search.ebscohost.com/login.aspx?direct=true&AuthType=ip,shib&db=edssci&AN=edssci.S0874.02832018000100005&lang=pt-pt&site=eds-live&scope=site. Acesso em: 26 jan. 2022.

FISTERA, D. et al. Separating the wheat from the chaff – COVID-19 in a German emergency department: a case-control study. **International Journal of Emergency Medicine**, [s. l.], v. 13, n. 1, p. 1-9, 2020. DOI 10.1186/s12245-020-00302-z. Disponível em: https://search.ebscohost.com/login.aspx?direct=true&AuthType=ip,shib&db=edsdoj&AN=edsdoj.fd1c21b66c514486ae05366f76aaa04a&lang=pt=-pt&site=eds-live&scope-site. Acesso em: 26 jan. 2022.

GOPINATHAN, V. *et al.* Assessment of the Preparedness and Planning of Academic Emergency Departments in India During the COVID-19 Pandemic: A Multicentric Survey. **Disaster medicine and public health preparedness**, [s. l.], p. 1-6, 2021. DOI 10.1017/dmp. 2021.73. Disponível em: https://search.ebscohost.com/login.aspx?direct=true&AuthType=ip,shib&db=mdc&AN=33750508&lang=pt-pt&site=eds-live&scope=site. Acesso em: 27 jan. 2022.

HESSELINK, G. *et al.* Holding the frontline: a cross-sectional survey of emergency department staff well-being and psychological distress in the course of the COVID-19 outbreak. **BMC health services research**, [s. l.], v. 21, n. 1, p. 525, 2021. DOI 10.1186/s12913-021-06555-5. Disponível em: https://search.ebscohost.com/login.aspx?direct=true&AuthType=ip,shib&db=mdc&AN=34051760&lang=pt-pt&site=eds-live&scope=site. Acesso em: 26 jan. 2022.

HUI, D. S. *et al.* The continuing 2019-nCoV epidemic threat of novel coronaviruses to global health – The latest 2019 novel coronavirus outbreak in Wuhan, China. **International Journal of Infectious Diseases**, [s. l.], v. 91, n. 264-266, 2020. DOI 10.1016/j.ijid. 2020.01.009. Disponível em: https://search.ebscohost.com/login.aspx?direct=true&AuthType=ip,shib&db=edsdoj&AN=edsdoj.f42a5d401546cfabb548a0c68a1fcf&lang=pt-pt&site=eds-live&scope=site. Acesso em: 26 jan. 2022.

LAKATOS, E. M.; MARCONI, M. A. **Fundamentos de metodologia científica**. 5. ed. São Paulo: Atlas, 2003.

MAHAJAN, P. *et al.* A global survey of emergency department responses to the COVID-19 pandemic. **Western Journal of Emergency Medicine**, [s. l.], v. 22, n. 5, p. 1037-1044, 2021. DOI 10.5811/WESTJEM. 2021.3.50358. Disponível em: https://search.ebscohost.com/login.aspx?direct=true&AuthType=ip,shib&db=edsswe&AN=edsswe.oai.lup.lub.lu.se.cade606a. 1123.471a.be44.def-4705dd0d6&lang=pt-pt&site=eds-live&scope=site. Acesso em: 26 jan. 2022.

MELEIS, A. I. *et al.* Experiencing Transitions: An Emerging Middle-Range Theory. **Advances in Nursing Science**, [s. l.], v. 23, n. 1, p. 12-28, 2000. Disponível em: https://search.ebscohost.com/login.aspx?direct=true&AuthType=ip,shib&db=edo&AN=6682198&lang=pt-pt&site=eds-live&scope=site. Acesso em: 26 jan. 2022.

MELEIS, A. I. Facilitating and Managing Transitions: An Imperative for Quality Care. **Investigacion en Enfermeria**: Imagen y Desarrollo, [s. l.], v. 21, n. 1, p. 1-6, 2019. Disponível em: https://search.ebscohost.com/login.aspx?direct=true&AuthType=ip,shib&db=lth&AN=137625842&lang=pt-pt&site=eds-live&scope=site. Acesso em: 26 jan. 2022.

MELEIS, A. I. The undeaning transition: Toward becoming a former dean. **Nursing Outlook**, [s. l.], v. 64, n. 2, p. 186–196, 2016. DOI 10.1016/j.outlook.2015.11.013. Disponível em: https://search.ebscohost.com/login.aspx?direct=true&AuthType=ip,shib&db=edselp&AN=S0029655415003280&lang=pt-pt&site=eds-live&scope=site. Acesso em: 26 jan. 2022.

NADARAJAN, G. D. *et al.* A conceptual framework for Emergency department design in a pandemic. **Scandinavian journal of trauma**, resuscitation and emergency medicine, [s. l.], v. 28, n. 1, p. 118, 2020. DOI 10.1186/s13049-020-00809-7. Disponível em: https://search.ebscohost.com/login.aspx?direct=true&AuthType=ip,shib&db=mdc&AN=33334364&lang=pt-pt&site=eds-live&scope=site. Acesso em: 26 jan. 2022.

O'CONNOR, R. D.; BARTEN, D. G.; LATTEN, G. H. P. Preparations of Dutch emergency departments for the COVID-19 pandemic: A questionnaire-based study. **PloS one**, [s. l.], v. 16, n. 9, p. e0256982, 2021. DOI 10.1371/journal.pone. 0256982. Disponível em: https://search.ebscohost.com/login.aspx?direct=true&AuthType=ip,shib&db=mdc&AN=34506521&lang=pt-pt&site=eds-live&scope=site. Acesso em: 26 jan. 2022.

PAGANINI, M. *et al.* Translating COVID-19 Pandemic Surge Theory to Practice in the Emergency Department: How to Expand Structure. **Disaster medicine and public health preparedness**, [s. l.], v. 14, n. 4, p. 541-550, 2020. DOI 10.1017/dmp. 2020.57. Disponível em: https://search.ebscohost.com/login.aspx?direct=true&AuthType=ip,shib&db=mdc&AN=32216865&lang=pt-pt&site=eds-live&scope=site. Acesso em: 26 jan. 2022.

PARR, J. Pneumonia in China: lack of information raises concerns among Hong Kong health workers. **BMJ (Clinical research ed.)**, [s. l.], v. 368, p. m56, 2020. DOI 10.1136/bmj.m56. Disponível em: https://search.ebscohost.com/login.aspx?direct=true&AuthType=ip,shib&db=mdc&AN=31915179&lang=pt-pt&site=eds-live&scope=site. Acesso em: 26 jan. 2022.

PORTUGAL. Despacho nº 18459, de 12 de setembro de 2006. Regulamenta o funcionamento da rede de serviços de urgência, bem como os níveis de resposta que a integram. **Diário da República Portuguesa**, Lisboa, 2. série, n. 176, p. 18611-18612. Disponível em: https://files.dre.pt/2s/2006/09/176000000/1861118612.pdf. Acesso em: 26 jan. 2022.

RÜCKER, F. *et al.* From chaos to control – experiences of healthcare workers during the early phase of the COVID-19 pandemic: a focus group study. **BMC health services research**, [s. l.], v. 21, n. 1, p. 1219, 2021. DOI 10.1186/s12913-021-07248-9. Disponível em: https://search.ebscohost.com/login.aspx?direct=true&AuthType=ip,shib&db=mdc&AN=34758837&lang=pt-pt&site=eds-live&scope=site. Acesso em: 26 jan. 2022.

SCHREYER, K. E. *et al.* Emergency Department Management of the Covid-19 Pandemic. **Journal of Emergency Medicine**, [s. l.], v. 59, n. 6, p. 946–951, 2020. DOI 10.1016/j.jemermed.2020.07.022. Disponível em: https://search.ebscohost.com/login.aspx?direct=true&AuthType=ip,shib&db=edselp&AN=S0736467920307046&lang=pt-pt&site=eds-live&scope=site. Acesso em: 26 jan. 2022.

SOLTANZADEH, A. *et al.* Psychological and Psychosocial Impact and Related Factors during the COVID-19 Pandemic among Iranian Oil Refineries Personnel: A longitudinal study. **Archives of Iranian Medicine (AIM)**, [s. l.], v. 24, n. 11, p. 811-821, 2021. DOI 10.34172/aim.2021.121. Disponível em: https://search.ebscohost.com/login.aspx?direct=true&AuthType=ip,shib&db=a9h&AN=154105486&lang=pt-pt&site=eds-live&scope=site. Acesso em: 26 jan. 2022.

WAHAB, M.; SAFAAI, S.; SAIBOON, I. M. Impact of a binary triage system and structural reorganization of emergency department on health care workers exposed to suspected COVID-19 patients – a single-center analysis. **International Journal of Emergency Medicine**, [s. l.], v. 14, n. 1, p. 1-10, 2021. DOI 10.1186/s12245-021-00384-3. Disponível em: https://search.ebscohost.com/login.aspx?direct=true&AuthType=ip,shib&db=ccm&AN=152604279&lang=pt-pt&site=eds-live&scope=site. Acesso em: 26 jan. 2022.

WORLD HEALTH ORGANIZATION (WHO). **COVID-19 – China**. 5 jan. 2020. Disponível em: https://www.who.int/emergencies/disease-outbreak-news/item/2020-DON229. Acesso em: 23 jan. 2022.

WU, J. *et al.* Subtypes of nurses' mental workload and interaction patterns with fatigue and work engagement during coronavirus disease 2019 (COVID-19) outbreak: A latent class analysis. **BMC Nursing**, [s. l.], v. 20, n. 1, p. 1-9, 2021. DOI 10.1186/s12912-021-00726-9. Disponível em: https://search.ebscohost.com/login.aspx?direct=true&AuthType=ip,shib&db=ccm&AN=153183989&lang=pt-pt&site=eds-live&scope=site. Acesso em: 26 jan. 2022.

ZHU, N. *et al.* A Novel Coronavirus from Patients with Pneumonia in China, 2019. **The New England Journal of Medicine**, [s. l.], v. 382, n. 8, p. 727, 2020. Disponível em: https://search.ebscohost.com/login.aspx?direct=true&AuthType=ip,shib&db=edsghw&AN=edsgcl.629690716&lang=pt-pt&site=eds-live&scope=site. Acesso em: 26 jan. 2022.

CAPÍTULO 14

DE INICIANTE A PERITO: contribuições do modelo teórico de Patrícia de Benner no contexto da Covid-19

Hallana Laisa de Lima Dantas
Ingrid Martins Leite Lúcio

Introdução

Patricia Sawyer Benner (17 de agosto de 1942) é uma enfermeira americana, teórica, acadêmica e escritora. Foi uma das poucas enfermeiras a se casar e ter filhos. Seu livro "***From novice to expert: excellence and power in clinical nursing practice***" *(de iniciante a especialista: excelência e poder na prática clínica de enfermagem),* foi publicado em 1984 e é uma de suas obras mais renomadas, que ainda não possui tradução para o Brasil (BENNER, 2005; SITZMAN *et al.*, 2010).

Nasceu em 31 de agosto de 1942, na cidade de Hampton, Virgínia, de onde se mudou ainda criança para a Califórnia, junto com seus pais e duas irmãs. Enquanto cursava o ensino médio, Benner enfrentou o difícil divórcio dos pais (SITZMAN *et al.*, 2010).

Benner, frequentou a faculdade de Pasadena, enquanto trabalhava no setor de admissão de um hospital, onde observava e admirava o trabalho da enfermagem, o que posteriormente a influenciou a estudar enfermagem. Em 1964, obteve seu diploma em enfermagem simultaneamente na Faculdade de Pasadena e, em 1970, já se tornou mestre em enfermagem cirúrgica, pela Universidade da Califórnia. Emérita da instituição, foi aceita no mesmo ano como enfermeira pesquisadora para lecionar no curso de enfermagem (SITZMAN *et al.*, 2010).

Doutorou-se em 1982 na Universidade de Berkeley e ingressou como docente e pesquisadora na Escola de Enfermagem da University of California San Francisco Parnassus Campus, também conhecida como UCSF. Coordenou o Projeto de Avaliação do Consenso de Métodos Interprofissionais e, em 2004, foi nomeada diretora do programa de Preparação para Enfermagem da Fundação Carnegie para o avanço da educação (SITZMAN *et al.*, 2010; ALLGOOD, 2013).

Durante 2011, foi nomeada Lenda Viva da Academia Americana de Enfermagem (*Living Leyends), um* título que homenageia aqueles que alcançaram grandes conquistas nesse campo e os mantiveram por toda a vida (SITZMAN *et al.*, 2010; ALLGOOD, 2013).

Proposta da teoria

Em 1984, Benner escreveu o livro *Do iniciante ao especialista: Excelência e poder na prática da enfermagem clínica,* mas foi somente em 1989 sua produção ganhou aprofundamento como modelo apresentado no livro em colaboração com Judith Wrubel. O incremento dessa produção se deu a partir das contribuições de teorias filosóficas da corrente fenomenológica de cunho existencialista, e dentre os autores estão Maurice Merleau-Ponty, Kierkgaard e Martin Heidegger, que se correlacionam com a hermenêutica tradicional (BENNER, 1994; CARRILO *et al.,* 2013; BENNER, 2005).

Este modelo teórico aborda o desenvolvimento de habilidades clínicas em enfermagem e propõem uma avaliação de estágios de competência em cinco níveis com características e critérios de habilidades profissional, a saber: iniciante, iniciante avançado, competente, proficiente e especialista (BENNER, 1994; BENNER, 2005).

Figura 1 – Níveis de competência clínica em enfermagem segundo Benner – Maceió, Brasil, 2021

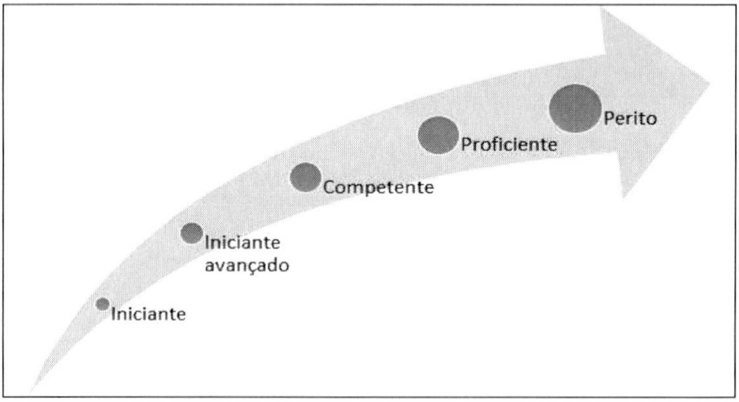

Fonte: Autores (2021).

Patrícia Benner no desenvolvimento do seu estudo de investigação em 1984, observou a prática clínica dos enfermeiros que trabalhavam em vários hospitais norte-americanos, e baseou-se no Modelo de Aquisição de Competências do matemático e analista de sistemas Stuart Dreyfus e do filósofo

Hubert Dreyfus, o qual Benner adaptou para a realidade do saber teórico e prático do enfermeiro. Benner, na sua teoria, serve-se destes conceitos, para compreender as diferenças de comportamento no que tange à competência clínica do enfermeiro, identificando o enfermeiro especialista com um grau de assertividade intuitiva advinda de experiência e saberes construídos (BENNER, 2005; SITZMAN *et al.*, 2010).

A teórica, identificou o processo de construção de conhecimentos, seus requisitos e sugeriu a experienciação como aspecto importante para o refinamento do conhecimento teórico. Distinguir o conhecimento teórico, *"knowledge that"*, do conhecimento prático, *"knowing how"*, em estágios de conhecimento desenvolvidos em uma investigação científica baseada na teoria favoreceu a compreensão de como um enfermeiro pode aprimorar seu julgamento e prática clínica (BENNER, 2005). Benner acredita que o conhecimento prático pode expandir o conhecimento e que a prática clínica é uma rica oportunidade para o desenvolvimento do conhecimento (SITZMAN *et al.*, 2010).

Neste sentido, afirma-se que para desenvolver o conhecimento teórico (*knowledge that*) em uma disciplina aplicada é pressuposto a ampliação do conhecimento à prática deste conhecimento, "o saber fazer" (*knowing how*) que é desenvolvido ao longo da experiência clínica vivida na prática da enfermagem (ALLGOOD *et al.*, 2013). A teórica identificou que ao longo das vivências o profissional acumula conhecimento prático e frequentemente não está ciente dos seus progressos ou desempenho, sendo então, fundamental a construção de estratégias para o registro desse processo, avaliações periódicas deste saber, de modo a construir uma janela que oportunize o refinamento de habilidades (BENNER, 2005).

O nível de habilidade em que um enfermeiro se classifica não é uma posição estática. A apresentação teórica dos níveis de habilidades sugere que este indivíduo conforme vivencia o contexto da assistência constrói e consolida suas habilidades. É possível avançar, como também regredir, nesta avaliação de proficiência, sendo, portanto, uma classificação dinâmica e não linear. Esta teoria é capaz de orientar e demonstrar como saltar de um nível para o outro e se tornar um profissional de excelência (BENNER, 2005).

Um enfermeiro classificado como especialista em uma determinada área, por exemplo, clínica cirúrgica, com larga experiência anterior, pode apresentar um desempenho equivalente a um enfermeiro recém-formado classificado como iniciante, quando avaliado em outro contexto de especialidade clínica, por exemplo saúde mental e psiquiatria, devido as suas habilidades e experiências pertencerem a um contexto distinto (ALLGOOD, 2013).

Vivenciar simulações exemplares, em ambiente acadêmico, fornece ao graduando em enfermagem uma noção de como se aplica uma conduta assertiva de um profissional enfermeiro. Porém se deve ressaltar que a simulação *in locus*, provida por um cenário acadêmico, difere de uma situação-problema real. Esta estratégia de ensino-aprendizagem é um elemento muito importante para o aperfeiçoamento clínico, fornecendo ao iniciado na enfermagem modelos, protótipos, para que este sistematize casos exemplares de uma determinada condição de cuidado e em uma situação de real de cuidados possa retornar a estas vivências de aprendizado (casos exemplares) (BENNER, 2005; SANTOS; NEVES; CARNEVALLE, 2016).

O elemento da experienciação é defendido por Benner, como via para amadurecimento do julgamento clínico, não sendo possível aprender em outro contexto senão na prática. A conceituação e teorização das características e elementos de um diagnóstico, contidos num livro, não é o mesmo que reconhecer quando e como essas características se manifestam em pacientes específicos. A autora faz uma afirmação muito importante sobre a assistência formal de enfermeiros que não viveram um aprimoramento prático do conhecimento teórico, a reiterar que os profissionais não podem ser culpados por aquilo que nunca vivenciaram ao longo de sua prática clínica, e estes podem trabalhar em parceria com os colegas, para obter esclarecimento de dúvidas e sabedoria clínica de outros que já possuem a experiência (BENNER, 2005; AUED *et al.*, 2013).

Um enfermeiro perito na avaliação do paciente reconhece alterações sutis como indícios de que lhe orientam a antecipar problemas subjacentes. A pesquisadora destaca os anos de experiência como fator importante para a qualidade dos cuidados de enfermagem, à medida que, proporciona a consolidação de conhecimentos sistematizados sobre um diagnóstico que pode ocorrer sob múltiplas apresentações, permitindo reconhecer padrões (casos paradigmáticos) e estabelecer planos de intervenção mais eficazes, e por consequência apresentando níveis de desempenho superiores (BENNER, 2005; ALLGOOD *et al.*, 2013).

Contudo, isto não se apresenta como uma lei geral, e o tempo de experiência em uma mesma especialidade, ou setor de assistência semelhante não implica profusamente em construção de competências. Experimentar não confere, automaticamente a perícia, no entanto, é uma facilitação ao conhecimento prático estar atento à vivência de ocorrências, de eventos e interações com outros profissionais (SITZMAN *et al.*, 2010; AUED *et al.*, 2013).

Possuir experiências anteriores bem delimitada e esclarecida enquadram-se no que Patrícia Benner denomina de paradigmas ou conhecimentos pessoais, que consistem em utilizar a experiências concretas do passado para guiar as percepções e condutas de uma situação presente (BENNER, 2005). E sob esta prerrogativa o enfermeiro que vivenciou uma gama de experiências concretas, pode (ou não) ter mais facilidade para atuar em novas situações clínicas, além de ser uma referência para os enfermeiros iniciantes.

O enfermeiro, quando principiante na enfermagem, ou no contato inicial com determinada situação, procura modelos, situações semelhantes vividas anteriormente, como estratégia para criar segurança para o julgamento clínico, reprodução de uma rotina de serviço e conduta de cuidado. Entretanto, com o passar do tempo, Benner descreve que ele formula atalhos que o auxiliarão na conversão daquele caso exemplar, daquele modelo, em um caso paradigmático, que reflete um padrão de diagnóstico, conduta e intervenção (BENNER, 2005; ALLGOOD *et al.*, 2013).

Afirma a autora que a mudança no nível de competência é decorrente de quatro vias que conferem uma graduação de competências à expertise (BENNER, 2005):

1. Utilização de experiências concretas do passado como paradigmas para orientar seu julgamento clínico;
2. O pensamento analítico-normativo é substituído pela intuição e segurança decorrente de casos paradigmáticos em vivências anteriores;
3. Percebe a situação como um todo, mas foca apenas às partes relevantes, pois consegue discernir quais os elementos de interesse clínico;
4. Apresenta-se envolvido na situação como um ator e não apenas um observador.

Em dado momento interpreta-se de seu modelo teórico que a perícia se relaciona a uma formação intensa numa determinada área do conhecimento, que apresentará de forma madura em condutas que demonstram um conhecimento tácito mais que no explícito, em que os padrões de reconhecimento resultam das ligações neurais que explicam a intuição, como resultado de um complexo processo de aprendizagem não advindo unicamente de de modelo formais de educação, mas da dialética entre teoria e prática (ARRECEDO *et al.*, 2011; SITZMAN *et al.*, 2010; ASSAD; VIANA, 2005).

Assim, Benner defende que a expertise só se constrói a partir da experienciação ativa e reflexiva em que, as interpretações destas experiências formam uma rede conceitual sistemática a nível nervoso, de desenvolvimento progressivo, que acionam autônoma e prontamente mecanismos de resolução de problemas em situações de ambiguidade, de incerteza, de estresse ou de urgência (ARRECEDO *et al.*, 2011; BENNER, 2005).

É por esta razão que a tomada de decisões por parte dos profissionais proficientes ou peritos ultrapassa e/ou omite, em muitos casos, a norma, parecendo intuitiva, de modo a não ser possível ser ensinada. E assim o modelo teórico de Benner, é chamado por alguns estudiosos de modelo intuitivo de julgamento clínico em enfermagem.

Metaparadigmas da enfermagem de acordo com Benner

Enfermagem

Patrícia Benner descreveu a enfermagem como uma "condição de habilitação de conexão e interesse". Que mostra um alto nível de envolvimento emocional na relação enfermeira-cliente. Ela inseriu a práxis de enfermagem como o cuidado e estudo da experiência vivida de saúde, doença e as relações entre esses três elementos (BENNER, 2005; BENNER, 1984).

Pessoa

Para Benner um indivíduo absolutamente definido, mas é interpretado no decorrer de como vai vivendo no seu mundo de experiências. O mesmo indivíduo também pode facilmente compreender-se sem refletir sobre si mesmo no mundo. A pessoa é vista como um participante em comum significados. Ela conceituou os principais aspectos da compreensão existencial que afetam a vivência do ser que está vivendo suas experiências: o papel da situação, o papel do corpo, o papel das preocupações pessoais e o papel da temporalidade (BENNER, 2005; BENNER, 1984).

Saúde

Para definir este paradigma, Benner refletiu sobre a experiência vivida de estar saudável ou doente, apresentando saúde como o que pode ser avaliado, e bem estar como sendo a experiência humana de saúde ou integridade. Estar saudável e estar doente são reconhecidas como maneiras diferentes de estar no mundo, onde a perspectiva de saúde se trata de uma experiência significativa além do diagnóstico, de modo que uma pessoa pode ter uma doença e não ter uma experiência de doença. De tal modo, a doença é a experiência humana associada a experiência de perda ou disfunção (BENNER, 2005; BENNER, 1984).

Ambiente

Ela usou o termo de raiz fenomenológica "situação" para corresponder ao paradigma de "ambiente", que se define pela interação da pessoa envolvida, interpretação e compreensão da situação em que se desenvolve a vivência. Em outras palavras, reporta-se ao contexto em que ocorre a interação, este por sua vez, sugere um ambiente social com definição e significado social (BENNER, 2005; BENNER, 1984).

Níveis de competência clínica em enfermagem de acordo com Benner

Benner identificou cinco níveis de competência que são avaliadas em sete domínios como ilustra o quadro 1, percorrendo 31 habilidades clínicas relevantes e idiossincráticas a expertise do profissional.

Quadro 1 – Domínios da prática de enfermagem de acordo com Benner – Maceió, Brasil, 2021

Domínios de competências clínicas	Descrição
Ajudar	A ajuda descrita aqui engloba mudanças em termos de significado e, por vezes, representa simplesmente a coragem de estar com o paciente, oferecendo todo e qualquer tipo de conforto que a situação permita.
Educador	Ensinar uma quando se trata de uma pessoa doente, de modo a tornar familiar aquilo que é estranho e amedronta o paciente, esclarece o paciente sobre o que esperar da doença, corrige as más interpretações e fornece explicações na ocorrência de mudanças físicas.
Cuidados diagnóstico e monitoramento	Consiste no monitoramento cuidadoso e detecção precoce de sinais de complicação de um paciente, o que demanda do enfermeiro a habilidade de percepção refinada.
Gerenciador de situações inesperadas	Por passar mais tempo ao lado do paciente o enfermeiro é o primeiro a ter contato com os indícios de alterações no quadro clínico, assim é sua função administrar a situação até que o médico chegue, além de coordenar a função dos diversos membros da equipe. Quanto maior for a experiência do enfermeiro menor será a probabilidade de erros, haja vista que são situações complexas que demandam respostas rápidas.
Gestor e monitor de intervenções e terapias	Conhecimento sobre a terapia medicamentosa, incompatibilidade medicamentosa, reações adversas, respostas ao tratamento e toxicidade; Cuidados com pacientes que apresentam riscos relacionados à imobilidade física e àqueles acometidos por feridas.
Monitor e assegurador da qualidade das práticas em saúde	Coordenar cuidados prestados ao paciente e múltiplas interações entre o paciente e a equipe de saúde. A boa comunicação entre médicos e enfermeiros aumenta a colaboração e a flexibilidade entre os profissionais e o paciente é beneficiado.
Competência organizacional	Organização, planejamento e coordenação das diferentes demandas dos pacientes, antevendo o dimensionamento para evitar sobrecarga de trabalho e o déficit de pessoal.

Fonte: (BENNER, 2005) baseado em tradução livre.

Iniciante

O enfermeiro iniciado não possui nenhuma experiência anterior que se aproxime das situações que terá que enfrentar, e não possui discernimento clínico entre entre os aspectos relevantes e irrelevantes de um contexto, é inflexível e muitas vezes limitado nas suas ações. Geralmente esta categoria identifica os estudantes de enfermagem, no entanto, pode ser classificado como iniciante o enfermeiro que é integrado em um novo setor de especialidade por ele desconhecido (SANTOS; NEVES; CARNEVALE, 2016; BENNER, 2005).

Para ensinar e oportunizar a aprendizagem experiencial para a aquisição das suas competências, é necessário uma conduta institucional explícita e normativa, como associações de causa e efeito, para conhecer a condição de um doente. Além disso, os parâmetros, as diretrizes fornecem um ponto de partida seguro para o aprendizado nas situações clínicas, e fornecem subsídio e segurança para a construção da experiência (AUED *et al.*, 2013; ALLGOOD *et al.*, 2013).

Iniciante avançado

Neste estágio o enfermeiro já vivenciou situações reais ao ponto de refletir e reconhecer ele próprio (ou sob a orientação de supervisor) os elementos significativos que se reproduzem em situações idênticas, o que o modelo de Dreyfus denomina de "aspectos da situação" (BENNER, 2005). Para alcançar esse nível imprescindível experiência prévia, e embora sejam responsáveis pela assistência e gestão em enfermagem, ainda necessitam de orientações de enfermeiros mais experientes, e tendem a cumprir as regras orientando-se pelas tarefas a realizar, fato que compromete a compreensão ampliada das demandas do contexto de cuidados (BENNER, 2005).

A fim de aprimorar o julgamento clínico o iniciado avançado (ou o supervisor) pode estabelecer princípios de conduta para cada tipo de situação, assim o enfermeiro poderá avaliar, diagnosticar e intervir com maior habilidade. Isso ocorre porque este enfermeiro ainda apresenta uma grande valorização para estes termos objetivos (AUED *et al.*, 2013; BENNER, 2005).

Competente

O enfermeiro começa a perceber as suas condutas em termos de metas ou planos a longo prazo. Este planejamento norteia as suas atribuições e os aspectos reconhecidamente presentes e os previstos de uma situação, bem como a acurácia do discernimento clínico entre os sinais que merecem atenção e aqueles que podem ser ignorados. Usualmente o enfermeiro que atuou de dois a três anos nas mesmas condições clínicas pode ser classificado como competente, ressaltando que não necessariamente (CUNHA, 2017).

Neste nível, o enfermeiro se sente seguro para lidar com situações inesperadas na sua prática de enfermagem. O planejamento consciente e deliberado, que caracteriza este nível de competência, auxilia o profissional a ganhar eficiência e organização (BENNER, 2005).

Proficiente

O enfermeiro proficiente apreende as situações como um todo, porém se utiliza da interpretação para triagem, e a sua conduta é guiada por máximas. Os enfermeiros proficientes aprendem melhor por meio de um método indutivo, onde eles possam utilizar os seus meios de compreensão da situação (CARRILLO *et al.*, 2013). Isso pode ser concretizado a partir de casos clínicos emergidos da prática dos enfermeiros, pois para serem eficazes devem ter níveis de complexidade e similaridade às situações reais. Ao abordar situações que excedem a compreensão pelo enfermeiro proficiente, descobre-se um domínio virgem, onde a aprendizagem é necessária (CUNHA, 2017).

Perito

Ser perito corresponde à capacidade de dar uma resposta adaptada à situação, estendendo uma solução mais assertiva. Isto emana da compreensão global da situação, da visão holística e qualitativa, que Benner afirma passar por três características: esquemas de reconhecimento (padrões); sentido de proeminência (destaque) e consciência situacional (BENNER, 2005). Ou seja, o enfermeiro perito não necessita mais de análises normativas (regras) para orientar sua conduta ou avaliação e reconhecimento de sinais, pois está apto a perceber a situação em toda a sua complexidade e em variadas apresentações e dimensões de cuidado em virtude das experiências acumuladas, conseguindo ir direto para a resolução do problema (CUNHA, 2017; CARRILLO *et al.*, 2013).

Além disso, desenvolveu a habilidade de antever situações problemáticas e antecipar intervenções com destreza e agilidade, pois compreende e reage a cada situação de modo intuitivo. Os enfermeiros especialistas se destacam dentro da equipe de saúde, por oferecerem opiniões clínicas ou resolvem situações complexas. Para Benner, os conhecimentos incluídos na perícia clínica, são a chave do progresso, da prática e do desenvolvimento da ciência em enfermagem (BENNER, 2005).

Contribuições para a enfermagem em tempos de Covid-19

A pandemia de Covid-19 introduziu no cotidiano da sociedade humana um patógeno inédito, que por sua vez, exigiu rápida resposta das ciências da saúde. Até que uma intervenção eficiente fosse constituída, hipóteses sobre a sua origem, mecanismos de contágio, prognóstico e elevado número de óbitos provocaram grande comoção (MARINELLI, 2020). Ao mesmo tempo, o ano de 2019 acolhia o bicentenário da morte de Florence Nightingale, a fundadora da enfermagem moderna e da teoria que respaldou a principal medida de prevenção à Covid-19, a Teoria Ambientalista (PADILHA, 2020).

A celeridade na produção de estudos em enfermagem se converte em esperança de aprimoramento no enfrentamento da pandemia e esta teoria permite observar as habilidades clínicas que são aprimoradas e construídas em um contexto novo (MARINELLI, 2020). Ao verificar os fenômenos vividos pelos profissionais enfermeiros que estiveram na linha de frente contra o SARS-Cov-2 é possível contribuir com o profissional e os gestores em enfermagem, ao passo que evidencia seus desafios, competências clínicas viabilizando uma melhor gestão e dimensionamento de pessoal de acordo as habilidades; e fomenta intervenções assertivas no sentido de reduzir desgastes, prevenir erros, fortalecendo a qualidade da assistência e consequentemente a autorrealização profissional (AUED *et al.*, 2016).

Esta teoria enfatiza que a prática hábil da enfermagem é privilegiada em relação à teoria adquirida nas universidades. E que, grau de graduação e tempo de formação não implicam necessariamente em competência clínica, logo, todo enfermeiro deve começar do início, preocupando-se em executar os conhecimentos teóricos para a coadunar com a experiência real adquirida durante a pandemia para avançar em competência clínica. Em um contexto carregado de incertezas, nunca foi tão imperativo aprimorar a práxis de cuidar em enfermagem, pensando-se que inúmeros recém-formados foram incorporados pelo mercado de trabalho tendo a vivência acadêmica como única fonte experiencial.

É de interesse científico e social que as habilidades e competências construídas ao longo deste período de pandemia sejam refletidas e registradas para fins de refinamento e ampliação do conhecimento do cuidar em enfermagem. Se munir de um modelo teórico que se preocupa em como o enfermeiro aprende a ser enfermeiro, por conseguinte, se converte aqui em uma ferramenta para formar profissionais mais assertivos.

Em um contexto onde todas as habilidades de especialistas colocaram-se à prova e as convicções e intuições passaram a ser discutíveis, reaprender a fazer enfermagem marcou um movimento intenso da assistência a pacientes críticos e/ou vulneráveis. Por outro lado, é válido realçar que a pandemia de Covid-19 derrogou algumas competências adquiridas pelo fato de proporcionar vivências jamais experimentadas, construindo conhecimentos e habilidades clínicas que serão posteriormente incorporadas ao processo formativo.

REFERÊNCIAS

ALLGOOD, Martha Raile. Teóricos de enfermagem e seu trabalho. **Elsevier Health Sciences**, p. 129-130, 2013. ISBN: 0323091946.

ARRECEDO, Marañón A.; ESTORACH QUEROL, M. J.; FERRER FRANCÉS, S. O enfermeiro especialista no atendimento ao paciente crítico, segundo Patrícia Benner. **Doente Intensivo**, 2011.

ASSAD, Luciana Guimarães; VIANA, Lídia de Oliveira. Formas de aprender na dimensão prática da atuação do enfermeiro assistencial. **Revista Brasileira de Enfermagem**, v. 58, p. 586-591, 2005. Disponível em: https://www.scielo.br/j/reben/a/6SJbJggLY6f3CrSS7sPJCnw/abstract/?lang=pt. Acesso em: 1 nov. 2021.

AUED, Gisele Knop *et al*. Competências clínicas do enfermeiro assistencial: uma estratégia para gestão de pessoas. **Revista Brasileira de Enfermagem**, v. 69, p. 142-149, 2016. Disponível em: https://doi.org/10.1590/0034-7167.2016690119i. Acesso em: 1 nov. 2021.

BENNER, Patricia (ed.). **Interpretive phenomenology**: Embodiment, caring, and ethics in health and illness. Sage publications, 1994.

BENNER, Patrícia. **De iniciado a perito**: excelência e poder na prática clínica de enfermagem. 2. ed. Coimbra: Quarteto Editora, 2005. ISBN 972-8535-97-X.

CARRILLO, Algarra A. J.; GARCÍA SERRANO, L.; CÁRDENAS ORJUELA, C. M.; DÍAZ SÁNCHEZ, I. R.; YABRUDY, Wilches N. Filosofia e prática clínica de Patricia Benner. **Glob doente**, 2013.

CUNHA, Sandra Manuela Freitas Torres Pereira. **Percursos de prática perita de enfermeiros a trabalhar numa unidade de cuidados intensivos**. 2017. Dissertação (Mestrado) – 2017. Disponível em: http://repositorio.ipvc.pt/handle/20.500.11960/1887. Acesso em: 1 nov. 2021.

MARINELLI, Natália Pereira. Contribuciones de la Teoría Ambiental de Florence Nightingale a la prevención de la pandemia de COVID-19. **Revista Cubana de Enfermería**, v. 36, n. 2, p. 1-3, 2020. Disponível em: https://www.medigraphic.com/pdfs/revcubenf/cnf-2020/cnf202b.pdf. Acesso em: 1 nov. 2021.

PADILHA, Maria Itayra. De florence nightingale à pandemia covid-19: o legado que queremos. **Texto & Contexto-Enfermagem**, v. 29, 2020. Disponível em: https://www.scielo.br/j/tce/a/JmQwqXfdK6W9FGsrhgpVmwh/abstract/?lang=pt. Acesso em: 1 nov. 2021.

SANTOS, Raíssa Passos dos; NEVES, Eliane Tatsch; CARNEVALE, Franco. Metodologias qualitativas em pesquisa na saúde: referencial interpretativo de Patricia Benner. **Revista Brasileira de Enfermagem**, v. 69, p. 192-196, 2016. Disponível em: https://doi.org/10.1590/0034-7167.2016690125i. ISSN 1984-0446. https://doi.org/10.1590/0034-7167.2016690125i. Acesso em: 1 nov. 2021.

SITZMAN, Kathleen *et al.* **Compreendendo o trabalho dos teóricos da enfermagem**: um começo criativo. Editores Jones e Bartlett, 2010. p. 165-167.

CAPÍTULO 15

TEORIA DA INCERTEZA NO CONTEXTO DA COVID-19

Fernanda Lorrany Silva
Fabíola Jazmin Caceres Navarro
Ana Maria Ribeiro dos Santos
Fernanda Valéria Silva Dantas Avelino

Introdução

A pandemia de Covid-19 impactou a vida da humanidade em seus aspectos sociais, culturais, antropológicos, de saúde, psicológicos e políticos. As repercussões no aspecto social foram sentidas com o aumento do desemprego, da faixa de pessoas vivendo na pobreza, aumentando ainda mais as iniquidades sociais e de saúde.

Os sistemas de saúde não estavam preparados para o volume de doentes em um espaço de tempo tão curto e por uma doença desconhecida. Tal fato acarretou em colapsado de vários sistemas de saúde, que se mostraram com pouca capacidade de dar uma resposta sanitária efetiva com falta de insumos, espaço hospitalar, leitos e profissionais preparados para o atendimento de uma doença desconhecida (CEPAL, 2021).

A pandemia Covid-19 também gerou impactos traumáticos nas pessoas, com aumento de problemas psicológicos como ansiedade, depressão entre outros. O impacto das mortes deixou vazios dentro dos lares com crianças órfãs, famílias desintegradas, mortes inesperadas (AGEÊNCIA EFE, 2020). Esses aspectos fizeram a humanidade conviver com a incerteza que se exacerbou no cotidiano pandêmico.

Nesse sentido, a Teoria da incerteza na doença de Merle H. Mishel, desenvolvida a partir dos princípios da teoria do caos, busca explicar os desequilíbrios causados pelas doenças crônicas e como as pessoas conseguem transformar a incerteza contínua que as rodeia e reinventar um novo sentido para a doença. Problematizando a compreensão da incerteza que permeia a pandemia de Covid-19, propomos uma reflexão acerca dos pressupostos da Teoria da incerteza no contexto da Covid-19.

Método

Trata-se de um estudo de reflexão que se fundamentada na Teoria da Incerteza na Doença de Merle Mishel, além da percepção das autoras sobre o tema abordado. Buscou-se discutir artigos da literatura científica que contemplasse aspectos da pandemia de Covid-19 e a incerteza envolvida em seu contexto (MISHEL, 1981; MISHEL, 1988; MISHEL *et al.*, 1990; MISHEL *et al.*, 1991).

Resultado e Discussão

Teoria da Incerteza na doença: breves considerações

A teoria desenvolvida por Merle Mishel, foi originada a partir de investigações sobre os aspectos que permeiam os indivíduos que convivem com doenças crônicas que colocam a vida em risco, esse constructo tem como alicerce, o conceito de incerteza envolvida no processo saúde-doença. Mishel buscou identificar como a incerteza contínua a respeito do quadro evolutivo de determinada doença, afeta o processo de adoecimento do indivíduo (TOMEY; ALIGOOD, 2002).

A incerteza, principal eixo desta teoria, é a incapacidade de determinar os eventos relacionados à doença e de prever seus resultados, ela explica como o indivíduo estrutura o significado de cada evento decorrente da patologia, podendo ser vista na perspectiva de sintomas imprevisíveis, resultados prováveis, remissões ou exarcebações de sintomas, diagnósticos incompletos, falta de clareza nas explicações ou ausência de informações, bem como, *feedbak* incerto sobre o processo saúde-doença (MISHEL, 1981; MISHEL, 1990).

Os seguintes aspectos permeiam as discussões a respeito do pensamento de Mishel: esquema cognitivo, quadro de estímulos, padrão de sintomas, familiaridade com o evento, congruência do evento, fornecedores de estrutura, nos quais podemos ter a autoridade credívele o apoio social; capacidades cognitivas, inferência, ilusão, adaptação, nova perspectiva de vidae pensamento probabilístico (TOMEY; ALIGOOD, 2002).

Para Mishel, a incerteza tem duas óticas de avaliação, a inferência e a ilusão, na primeira, o indivíduo infere a partir das situações relacionadas ao contexto que está vivenciando e caso faça isso de forma positiva, a incerteza resultará em oportunidade, ao contrário, será vista como perigo; já na ótica da ilusão, utilizada para doenças com cursos descendentes ou negativos, a incerteza é vista como positiva, pois qualquer aspecto incerto é gerado a partir dela (MISHEL *et al.*, 1991).

A partir da avaliação que a incerteza recebe, são estabelecidas estratégias para mantê-la ou reduzí-la, que resultarão na adaptação do indivíduo à continuidade daquela experiência, que é o estágio final alcançado após lidar com a incerteza, que ao considerar-se o pensamento ocidental baseado na certeza, passa a ter um papel potencial em atrapalhar o controle e direcionamento da vida da pessoa, levando ao comprometimento do equilíbrio (MISHEL et al., 1990).

No que concerne à doença, a incerteza se dá sobre os seguintes aspectos: gravidade da doença, sucesso no tratamento, impacto da doença e capacidade de realizar sonhos e ambições de vida, além de apresentar-se sob quatro formas, a saber: ambiguidade em relação ao estado da doença, complexidade, falta de informação sobre diagnóstico e tratamento e imprevisisbilidade do curso da doença e prognóstico (MISHEL et al.,1990).

A teoria busca explicar como os pacientes processam os estímulos referentes às doenças que enfrentam e constroem os significados desses eventos, pois quando não são capazes de gerar um esquema cognitivo, surge a incerteza. Na Figura 1, observa-se que há precedentes para a incerteza como o quadro de estímulos, que são influenciados pela capacidade cognitiva, que é a capacidade de processamento de informações da pessoa, e pelos fornecedores de estrutura (MISHEL, 1988).

O quadro de estímulos, é composto por padrão de sintomas, familiaridade do evento, que diz respeito ao quanto o evento é habitual, repetitivo ou reconhecido; e congruência do evento, que condiz com o esperado e o que de fato acontece em cada evento relacionado à doença; todos esses elementos estruturam as informações recebidas pela pessoa, a fim de reduzir a incerteza. Já os fornecedores de estrutura auxiliam nessa redução de maneira direta ou indireta e são compostos por nível de escolaridade, apoio social e autoridade confiável (MISHEL, 1988).

Assim a incerteza pode ser moldada conforme a avaliação que a pessoa constrói, a partir dos estímulos recebidos pelo evento decorrente da doença e conforme o desfecho obtido. Naqueles eventos interpretados como perigo que resultarão em danos, as estratégias de enfrentamento serão acionadas para reduzir a incerteza; já aqueles avaliados como oportunidade, com resultados positivos, resultarão em estratégias para manter a incerteza e quando ambas as estratégias forem eficazes, ocorre a adaptação do indivíduo (MISHEL, 1988).

Aproximações entre a Teoria da Incerteza na doença e o cenário da pandemia de Covid-19

A pandemia de Covid-19 afetou profundamente todo o cenário mundial, não se restringindo apenas à área da saúde, desencadeando mudanças profundas na vida e nas relações humanas, que ficarão marcadas historicamente. A forma como as pessoas assimilam essa doença que assola a humanidade, é baseada na percepção humana de antes e após o acometimento, no qual a incerteza permeia ambos os momentos.

Quando o primeiro caso foi detectado no mundo, em dezembro de 2019, as pessoas tinham a preocupação de como seria a transmissibilidade, quais seriam as medidas de proteção, o grau de letalidade do vírus, tratamento, se chegaríamos a uma vacina e por fim, a cura. No entanto, essas questões ainda afligem o nosso dia-a-dia, pois a ciência segue na busca por essas respostas (MALTA *et al.*, 2020).

Antes da infecção tornar-se presente no meio que vive, a pessoa pode apresentar certo sentimento de desprezo a determinadas ações já preconizadas para o combate ao vírus, não acreditarem na letalidade, nas taxas de infecções diariamente mostradas nos noticiários e desprezar a gravidade dos sintomas, em busca de viver uma realidade paralela onde a pandemia subjetivamente não existe, porém ao observarmos essas mesmas pessoas após serem contaminadas pelo vírus ou terem tido alguém próximo que sofreu com a doença, o comportamento diante do enfrentamento sofre mudanças.

Esses diferentes formatos de interpretação estão relacionados à incapacidade de determinar os eventos relacionados a doença, ou seja, a incerteza, que é reforçada pela capacidade cognitiva, conceituada pela teoria, como a interpretação subjetiva da pessoa acerca da doença e do tratamento e hospitalização.

Quando o indivíduo recebe estímulos provenientes do evento relacionado à doença que não correspondem a um quadro de referência existente e que não condizem com o esperado por ele, ocorre erros na capacidade de pensamento e incerteza. Nos eventos com desfechos incertos, como a pandemia de Covid-19, pode avaliar a incerteza por duas óticas: a ilusão e a inferência (MISHEL, 1988).

O cenário de excesso de informação proveniente da mídia, da opinião pública e da ciência estimula as pessoas a criarem suas próprias percepções acerca da pandemia e assim a definirem sua forma de agir diante da mesma. Esses estímulos, constantemente recebidos, geram aspectos negativos ou positivos para esses indivíduos afetando direta ou indiretamente o comportamento humano diante do contexto pandêmico (GARCIA; DUARTE, 2020).

A forma de enfrentamento da pandemia utilizada por determinada pessoa será influenciada pela base de construção do seu pensamento acerca da doença, pois àquelas pessoas que se contaminaram com a doença, certamente terão uma forma de pensamento acerca dela diferente daquelas que não passaram por tal experiência.

Viver a doença e todas as suas nuances, pautadas nos quadros de sofrimento, de isolamento social, nos protocolos de higienização constantes ao quais, não estávamos habituados, traz reflexos diretos à forma de agir.

Além disso, a Covid-19 cursa com quadro de sintomas generalizáveis em sua maioria, ligados à capacidade respiratória inicialmente, porém, em sua forma grave afeta todos os outros sintomas. Esse padrão de sintomas depende do organismo ao qual o vírus está instalado, sendo que se acredita que a pessoa idosa é mais vulnerável a desenvolver a forma grave (ISER *et al.*, 2020).

A incerteza que envolve esse aspecto gera dúvidas devido a não sabermos quem precisará de tratamento crítico, aos desafios que o sistema de saúde precisa enfrentar, no que se refere a disponibilidade de recursos físicos e humanos para o combate a patologia, ficando condicionada a avaliação que o indivíduo fará sobre ela, a partir da sua capacidade cognitiva de resposta aos estímulos, sendo para uns vista como perigo e para outros oportunidade (MISHEL, 1988).

Diante disso os indivíduos acabam adotando comportamentos de isolamento, causados por medo tanto de ser contaminado ou de que algum familiar esteja nessa realidade, além disso, observa-se também as questões econômicas e sociais, visto que em meio a pandemia, muitas empresas precisaram realizar demissões em massa, desempregando inúmeras famílias, trazendo mais esse problema ao contexto.

Diante do exposto, é possível concluir que a incerteza, é um importante fator que afeta a vida das pessoas em meio a pandemia de Covid-19, visto que, a partir da capacidade cognitiva e dos demais elementos que influenciam na sua manutenção ou redução, podemos ter desfechos negativos ou positivos, que ao final irão gerar adaptação dos indivíduos à mesma situação, demonstrando assim, que é necessário que os profissionais de saúde saibam identificar esses elementos e qual tipo de influência a incerteza exerce sobre o processo de enfrentamento, para que a adaptação seja alcançada.

REFERÊNCIAS

COMISSÃO ECONÔMICA PARA A AMÉRICA LATINA E O CARIBE. CEPAL. 2021. Disponível em: https://www.cepal.org/pt-br. Acesso em: 10 jun. 2021.

GARCIA, L. P.; DUARTE, E. Infodemia: excesso de quantidade em detrimento da qualidade das informações sobre a Covid-19. **Epidemiol. Serv. Saude.**, v. 29, n. 4, p. 1-4, 2020. Disponível em: https://www.scielo.br/j/ress/a/PNHwvsf9bbQqDW9vj4pdnNH/?format=pdf&lang=pt. Acesso em: 5 jun. 2021.

ISER, B. P. M. *et al.* Definição de caso suspeito da Covido-19: uma revisão narrativa dos sinais e sintomas mais frequentes entre os casos confirmados. **Epidemiol. Serv. Saude.**, v.29, n. 3, p. 11, 2020. Disponivel em: https://www.scielosp.org/pdf/ress/2020.v29n3/e2020233/pt. Acesso em: 5 jun. 2021.

MALTA, D. C. *et al.* A pandemia da Covid-19 e as mudanças no estilo de vida dos brasileiros adultos: um estudo transversal. **Epidemiol. Serv. Saude**, v. 29, n. 4, 2020. Disponível em: https://www.scielo.br/j/ress/a/VkvxmKYhw9djmrNBzHsvxrx/?format=pdf&lang=pt. Acesso em: 30 maio 2021.

MISHEL, M. H. *et al.* Uncertainty in Ilness Theory: A replication of the mediating effects of mastery and coping. **Nursing Research**, v. 40, n. 4, 1991.

MISHEL, M. H. Reconceptualization os the Uncertainty in IllnessTheory. **Journal of Nursing Scholarship**, v. 22, n. 4, 1990.

MISHEL, M. H. The Measurement of Uncertainty in Illness. **Nursing Research**, v. 30, n. 5, 1981.

MISHEL, M. H. Uncertainty in Illness. **Journal of Nursing Scholarship**, v. 20, n. 4, 1988.

OMS. O impacto psicológico de Covid-19 na sociedade não deve ser ignorado. **Agência EFE**, Ginebra, 2020. Disponível em: https://www.efe.com/efe/portugal/destacada/oms-impacto-psicologico-de-covid-19-na-sociedade-n-o--deve-ser-ignorado/50000440-4205552. Acesso em: 10 jun. 2021.

TOMEY, A. M.; ALLIGOOD, M. R. **Teóricas enfermagem e sua obra**: modelos e teorias deenfermagem. 5. ed. Lusociência, 2004.

CAPÍTULO 16

COMPLICAÇÕES POR COVID-19:
proposta de sistematização da assistência a partir de Wanda Horta

Francidalma Soares Sousa Carvalho Filha
Mayla Rosa Guimarães
José Wicto Pereira Borges
Grazielle Roberta Freitas da Silva
Maria Eliete Batista Moura
Márcia Astres Fernandes

Introdução

A Covid-19, detectada na China, em dezembro de 2019, foi caracterizada como uma nova pneumonia grave provocada pelo vírus SARS-CoV-2, que espalhou-se por todo o mundo, de maneira alarmante. No final de janeiro de 2020, a Organização Mundial de Saúde (OMS) declarou o surto de infecção como situação de Emergência em Saúde Pública de impotância Internacional, tornando-se um grave problema para todo o sistema mundial de saúde, exigindo de todos os países medidas de saúde públicas emergenciais (WHO, 2020).

Transmitida entre os humanos por meio do aperto de mão, tosse espirro, gotículas de saliva e catarro, a Covid-19 é uma doença que atinge, principalmente, o sistema respiratório (complicação mais evidente). A transmissão indireta pode acontecer através de objetos e/ou superfícies contaminadas. Ainda, seus principais sintomas são: febre, cansaço, coriza, dor de garganta, tosse, diarreia e dificuldade respiratórias, variando de um simples resfriado a uma pneumonia grave que pode levar a morte (PRADO *et al.*, 2020; LABEGALINI *et al.*, 2021).

Em 10 de junho de 2021, o mundo já contabilizava mais de 174.061,995 casos diagnosticados e 3.758,560 óbitos. No Brasil, até a mesma data, foram registrados 17.037,129 casos e 476.792 mortes da Covid-19 (WHO, 2021). Em decorrência da letalidade da Covid-19 e do seu alto poder de disseminação, faz-se necessário a identificação dos sinais, sintomas e das principais complicações da doença e, dessa forma, auxiliar no manejo adequado de cada caso. Nesse cenário, o enfermeiro é fundamental para compreensão das necessidades do indivíduo com a utilização de estratégias, no intuito de sistematizar o cuidado em saúde, alicerçado em planejamento científico (NEVES *et al.*, 2021; MONTE *et al.*, 2020).

Para que haja um trabalho de enfermagem organizado, adequado e individualizado é indispensável a Sistematização da Assistência de Enfermagem (SAE), fundamentada em uma teoria específica e capaz de orientar as ações de enfermagem, uma vez que a Covid-19 e suas complicações podem afetar profundamente as necessidades básicas do indivíduo e demandar intervenções de enfermagem imediatas e precisas (NEVES *et al.*, 2021). Neste contexto, a Teoria das Necessidades Humanas Básicas de Wanda de Aguiar Horta, desenvolvida a partir da teoria da motivação humana de Maslow (HORTA, 1979) pode e deve ser utilizada.

A teoria de Wanda Horta pressupõe uma filosofia unificada para a enfermagem e que as necessidades são universais, porém a forma de manifestação e de satisfação varia de um indivíduo para outro. As bases para o desenvolvimento da teoria expõem a realidade de enfermagem sob a forma de Seres: o Ser-Enfermeiro, o Ser-Cliente, o Ser-Enfermagem. Os dois primeiros são humanos e mutuamente exclusivos quando isolados. O Ser-Enfermeiro, afirma Horta, é um ser humano, com todas as suas dimensões, potencialidades e restrições, alegrias e frustrações, aberto para o futuro, para a vida e nela engajado pelo compromisso assumido com a enfermagem (HORTA, 1979).

A classificação das necessidades humanas tem como base a proposta de João Mohana, que considera: necessidades de nível psicobiológico, psicossocial e psicoespiritual (HORTA, 1979). O primeiro nível, o psicobiológico, refere-se aos aspectos essenciais à vida do ponto de vista biológico e fundamenta-se na base sobre os quais as demais necessidades humanas básicas irão se alicerçar. Configura-se no nível mais rudimentar para ser atendido pelo profissional enfermeiro(a) na oferta do cuidado de enfermagem. O nível psicossocial representa os aspectos do humano presente no paciente a partir das relações e interações sociais. Por sim, o nível espiritual evidencia a dimensão religiosa ou teológica, ética e de visão de mundo, confessada pelo paciente, de forma que está última dimensão é intrínseca do ser humano (GUIMARÃES *et al.*, 2016).

Os dois primeiros níveis, psicobiológico e psicossocial, estão relacionados aos diversos aspectos de complexidade orgânica e são comuns a todos os seres vivos, ao passo que, o nível psicoespiritual é particularidade única do homem (ser humano – grifo nosso). São exemplos de necessidades psicobiológicas: oxigenação, hidratação, nutrição, eliminação, sono e repouso, sexualidade, integridade física, entre outros. As necessidades psicossociais são: segurança, liberdade, aprendizagem, lazer, aceitação, entre outras e por último, as necessidades psicoespirituais – religiosa ou teológica, ética ou de filosofia de vida.

Nesse contexto, face à gravidade e complexidade observadas em pacientes com Covid-19, ausência de um tratamento antiviral comprovado cientificamente, diversidade de manifestações e complicações, como pulmonares/respiratórias, neurológicas, cardiovasculares dermatológicas, atípicas (anosmia, conjuntivite, alterações abdominais e renais) e relacionadas a saúde mental, é essencial uma prática orientada pelo arcabouço teórico filosófico proposto por Horta (CICLINI *et al.*, 2020; COSTA *et al.*, 2020; FILGUEIRA *et al.*, 2020; MONTE *et al.*, 2020; CAMPOS *et al.*, 2020). Tendo em vista que, intervenções baseadas em resultados clínicos satisfatórios, além de competência científica e humanística presentes no cuidado, irá garantir maior segurança ao paciente e autonomia ao enfermeiro (NEVES *et al.*, 2021).

Portanto, o objetivo deste estudo é refletir sobre uma proposta de aplicação dos pressupostos teóricos da enfermeira Wanda Horta a pessoas com complicações da Covid-19.

Método

Trata-se de um estudo de reflexão teórica fundamentado na Teoria das Necessidades Humanas Básicas a partir dos constructos da enfermeira Wanda de Aguiar Horta. Buscou-se articular os conceitos chave da teoria com a possíveis complicações causadas pela Covid-19, com vista à construção uma prática de enfermagem baseada em teoria.

Para compor o corpus reflexivo do estudo realizou-se uma busca utilizando o termo de linguagem natural "complicações por Covid-19" nas bases de dados MEDLINE via PubMed e Literatura Latino-Americana e do Caribe em Ciências da Saúde (LILACS) via Biblioteca Virtual em Saúde (BVS). Elencou-se como critérios de elegibilidade estudos primários que descreveram complicações por Covid-19. Os critérios de exclusão foram estudos que não estivessem em formato de artigo e/ou que se referissem a outros tipos de coronavírus, além de opiniões de especialistas, notas prévias, resumos simples ou expandidos ou editoriais.

A seleção dos estudos ocorreu entre os meses março e abril de 2021. Foram encontrados inicialmente 97 estudos que apresentavam proximidade com o tema e destes, após critérios de elegibilidade e exclusão, foram analisados 34 artigos. Com vistas a não coincidir o tipo de complicação e abordagem, elegeram-se 11 artigos para análise, consoante as complicações mais importantes de acordo com a literatura especializada.

Por fim, realizou-se a etapa de síntese e apresentação dos resultados, com vistas a apresentar a reflexão de toda a construção temática referente às necessidades humanas básicas afetadas em pacientes com complicações por Covid-19. Por correspondência, houve a classificação da necessidade humana básica atingida conforme Wanda Horta a partir da presença dos tipos de complicações. Com esse arcabouço foram propostos Diagnósticos de enfermagem de acordo com a NANDA-I (2020) e propositura de Plano assistencial, conforme as necessidades básicas afetadas. Para compilação e comunicação dos resultados, foram elaborados quadros organizadores.

Resultados e discussão

No Quadro 1 foram apresentados os autores e ano das publicações consultadas acerca das principais complicações da Covid-19, bem como as complicações e a classificação da necessidade humana básica atingida conforme Wanda Horta.

Quadro 1 – Correspondência entre as complicações descritas nas publicações e as Necessidades Humanas Básicas afetadas. Teresina, Piauí, Brasil, 2021

Autores /Ano	Complicações Descritas	Necessidades Humanas	
		Necessidade	Tipo
Costa et al. (2020)	Neurológica	Psicobiológicas	Regulação (neurológica)
Costa et al. (2020)	Cardiovascular	Psicobiológicas	Regulação (vascular)
Nascimento et al. (2020)	Hipercoagulabilidade	Psicobiológicas	Regulação (vascular)
Reis e Lima (2020)	Evento tromboembólico	Psicobiológicas	Regulação (vascular)
Monte et al. (2020)	Atípicas: anosmia, conjuntivite, cutâneas, alterações renais e dor abdominal	Psicobiológicas	Regulação (eletrolítica) Eliminação Percepção (olfativa, visual e dolorosa)
GREVE et al. (2020)	Sistemas imunológico, neuromuscular e musculoesquelético	Psicobiológicas	Regulação (imunológica) Mecânica corporal Motilidade / Locomoção
Vergara et al. (2020)	Disfagia	Psicobiológicas	Integridade física
Cicilini et al. (2020)	Tromboembolismo pulmonar / Respiratórias	Psicobiológicas	Oxigenação
Filgueira et al. (2020)	Dermatológicas	Psicobiológicas	Integridade cutâneo-mucosa
Campos et al. (2020)	Saúde Mental	Psicossociais	Orientação/Aprendizagem
Schmidt et al. (2020)	Saúde Mental	Psicossociais	Segurança emocional / Aceitação

Fonte: Pesquisa direta.

As principais complicações apresentadas por pessoas acometidas por Covid-19 com base na literatura consultada, concentraram-se no grupo de necessidades humanas classificadas por Horta (1979) como Psicobiológicas, seguidas das Psicossociais. Os tipos de necessidades psicobiológicas foram regulação (do tipo vascular, neurológica, eletrolítica e imunológica), integridade física, eliminação, mecânica corporal, motilidade/locomoção e integridade cutâneo mucosa. Além da percepção auditiva, visual e dolorosa. Os tipos de necessidade psicossociais identificados foram orientação/aprendizagem, segurança emocional/aceitação.

Necessidades Psicobiológicas

As necessidades Psicobiológicas, do tipo regulação são aquelas relacionadas a um processo dinâmico intrinsecamente ligado a esforços para manter-se em equilíbrio). A regulação (vascular foi afetada por meio do acometimento cardiovascular, hipercoagulabilidade e evento tromboembólico. Em relação às alterações cardiovasculares, condições crônicas como hipertensão, diabetes, cardiopatias, compartilham com as enfermidades infecciosas e os agravos do sistema respiratório e suas condições de suscetibilidade alguns padrões, como o estado pró-inflamatório e a atenuação da resposta imune inata (COSTA *et al.*, 2020).

Em se tratando da Covid-19, o tratamento de pacientes com fator de risco e/ou doença cardiovascular é desafiador, já que a sintomatologia pode resultar de mecanismos diversos, desde lesão direta pelo vírus até complicações secundárias à resposta inflamatória e trombótica desencadeada pela infecção (SILVA COSTA *et al.*, 2020). Portanto, é essencial que os enfermeiros avaliem as potencialidades e fragilidades dos pacientes com alterações cardíacas com o intuito de realizar uma assistência que atenda às necessidades mais urgentes, uma vez que o bom funcionamento circulatório pode acarretar em melhoria de uma série de outros órgãos e sistemas.

Referente à hipercoagulabilidade, diversos mecanismos envolvidos na coagulopatia induzida pela sepse em pacientes com Covid-19 agem simultaneamente, culminando em um estado pró-hemostático, sendo as citocinas inflamatórias os fatores mais importantes nesse distúrbio de coagulação (NASCIMENTO *et al.*, 2020). Quanto às questões tromboembólicas, pacientes que evoluem mal da infecção por Covid-19 são os mesmos com maior risco para acidente vascular cerebral, episódio isquêmico transitório, embolia periférica e tromboembolismo pulmonar (REIS; LIMA, 2020).

As alterações de coagulação em conjunto com as circulatórias têm sido grandes entraves no tratamento e prognóstico de pacientes com Covid-19, sendo responsáveis por muitos dos problemas presentes nos doentes e por sérias complicações e sequelas, além de óbitos. Portanto, para manter uma assistência de enfermagem de qualidade em casos mais graves, é crucial a presença de enfermeiros atentos aos fenômenos mais importantes, como nos agravos circulatórios e criar padrões de sinais e sintomas com vistas a sistematizar a assistência ofertada (OLIVEIRA; PASSOS, 2020).

Acerca da Necessidade Psicobiológica de Oxigenação, o diagnóstico de tromboembolismo pulmonar (TEP) secundário à Covid-19 se dá a partir da tríade clássica – dispneia, dor torácica e hemoptise – e pelos antecedentes respiratórios, relacionados a prognóstico ruim, tempo de internação prolongado e óbito (CICILINI *et al.*, 2020). Uma metanálise que englobou um contingente de 1813 pacientes com Covid-19 admitidos em unidade de terapia intensiva mostrou que os sintomas gerais mais presentes se associaram a tosse, febre e dispneia, sendo que esta última acarreta uma chance de 6,6 vezes maior do paciente necessitar de internação neste setor, quando comparado com indivíduos sem o sintoma (JAIN; YUAN, 2020).

Neste sentido, convém destacar que embora a Covid-19 não seja um agravo eminentemente respiratório, já que sua fisiopatologia envolve uma série de eventos que atingem diversos sistemas do organismo, inclusive hematopoiético e imunológico, as boas condições das vias aéreas superiores e inferiores são fundamentais para uma melhor evolução do quadro e um bom prognóstico. Intervenções de enfermagem baseadas em técnicas de relaxamento e controle das distintas fases respiratórias e da atividade aeróbia, podem ser cruciais para a detecção e redução da dispneia, estabelecimento do ritmo respiratório regular, melhoria das oximetrias periféricas de oxigênio e relaxamento muscular acessório, promovendo melhoria geral do paciente (RAPOSO; SOUSA 2020).

Costa *et al.* (2020) realizaram uma revisão integrativa com o objetivo de descrever as complicações neurológicas em pacientes infectados pelo novo Coronavírus, organizando-as em três categorias: doenças do sistema nervoso central (cefaleia, síncope, prejuízo da consciência, ataxia, doença cerebrovascular aguda e epilepsia), sintomas do sistema nervoso periférico (hipogeusia, hiposmia, hipopsia e neuralgia) e manifestações musculoesqueléticas. Semelhantemente, Greve *et al.* (2020) analisaram os mecanismos imunológicos envolvidos na infecção por Covid-19 e o seu impacto nos sistemas neuromuscular e musculoesquelético. Reitera-se que estas complicações correspondem às necessidades humanas básicas Psicobiológicas: Regulação – imunológica e neurológica, Mecânica corporal e Motilidade / Locomoção (HORTA, 1979).

Como se observa, os desdobramentos neurológicos e imunológicos envoltos da Covid-19 podem acarretar em sérias complicações voltadas não apenas para o pensamento, cognição e organização de ideias, mas para as questões relativas à movimentação corporal e uma piora e degradação corporal sem precedentes. Araújo *et al.* (2020) revelam que o espectro de alterações neurológicas causadas pelo SARS-CoV-2 pode ser maior do que comumente é visto em infecções virais, o que exige a vigilância dos pacientes infectados para melhor descrição das nuances da doença e acompanhamento dos casos. Outrossim, Sordi *et al.* (2020) referem que o desequilíbrio imune está relacionado com quadros mais graves e à ativação aberrante de neutrófilos, sendo a linfopenia e a neutrofilia preditores de pior prognóstico em pacientes com esta doença.

Ainda sobre as Necessidades Psicobiológicas, Monte *et al.* (2020) abordam as complicações atípicas: anosmia, conjuntivite, manifestações cutâneas, além de alterações renais e dor abdominal – atingindo a regulação eletrolítica, a eliminação e as percepções olfativas, visual e dolorosa. Filgueira *et al.* (2020), por sua vez, citam manifestações dermatológicas como erupção eritematosa, urticárias generalizadas, vesículas, eritema pérnio, bem como lesões na forma de livedos e necróticas, enquadrando-se nas Necessidades Psicobiológicas: integridade cutâneo-mucosa. Para mais, pesquisa desenvolvida por Vergara *et al.* (2020) trata da disfagia, variando de um desconforto leve na região esofágica até o bloqueio total e doloroso – Integridade física – referindo que as intervenções direcionadas aos pacientes precisam se concentrar em estratégias compensatórias que incluam mudanças posturais e exercícios terapêuticos e acompanhamento criterioso e intensivo.

No que tange às perturbações sistêmicas ora mencionadas, destaca-se que a literatura que trata da etiologia da maioria destes problemas ainda é controversa, dado o pouco conhecimento acerca da doença e suas implicações, as mutações sofridas pelo vírus (Sars-Cov-2) que sequencialmente vêm sendo publicados por manuscritos científicos de alto nível e ainda, dos diferentes níveis de gravidade que o agente patogênico provoca nas pessoas acometidas.

Necessidades Psicossociais

Os trabalhos de Campos *et al.* (2020) e de Schmidt *et al.* (2020) explanaram complicações que podem ser ligadas às Necessidades Psicossociais: Segurança emocional, Aprendizagem, Gregária, Recreação, Lazer e Aceitação (HORTA, 1959). No primeiro estudo, os pesquisadores destacaram as particularidades da Saúde Mental na população em geral, apontando como sinais incertezas sobre como controlar a doença, disseminação de notícias falsas, dentre outros; entre os profissionais de saúde o risco aumentado de ser infectado, adoecer e morrer, possibilidade de infectar outras pessoas, sobrecarga, fadiga, exposição a mortes em larga escala, frustração, ameaças e agressões, além de sintomas de ansiedade, inquietação, transtorno obsessivo-compulsivo, depressão e estresse em ambos os grupos (CAMPOS *et al.*, 2020). Na segunda pesquisa, além dos mencionados, indicaram sentimento de desamparo, solidão e isolamento, incertezas sobre o futuro, transtornos por perda de capacidade física, síndrome de estresse pós-traumático e Burnout entre os trabalhadores da saúde (SCHMIDT *et al.*, 2020).

Sem dúvidas as manifestações psicoemocionais e psiquiátricas associadas à Covid-19 estão fortemente presentes na vida da maioria das pessoas, sejam aquelas diretamente ligadas ao cuidado de doentes, familiares ou na população em geral, já que se trata, de algo cercado por incógnitas que aparentemente está longe de serem elucidadas e de que até o momento, diante do que se conhece as medidas de controle envolvem o distanciamento social, que por si, já acarreta em problemas de ordem psíquica. Sobre isto, estudo realizado por Carvalho Filha *et al.* (2021) com enfermeiros atuantes na linha de frente de combate aos doentes e controle da Covid-19 constatou que os trabalhadores narraram situações de exaustão, cansaço, fadiga e que se sentem desnorteados diante dos acontecimentos e clamam por reconhecimento e visibilidade social e profissional.

Elementos para um plano assistencial baseado nos pressupostos de Wanda Horta

Após a análise das informações disponíveis no quadro 1 e tomando por base os achados dos estudos apresentados, organizou-se o Quadro 2, no qual se distribuem as necessidades humanas básicas comprometidas, bem como os Diagnósticos de Enfermagem relacionados, baseados na NANDA I (2018) e o Plano Assistencial (HORTA, 1979):

Quadro 2 – Proposta de Diagnóstico de enfermagem e Plano assistencial, conforme as necessidades básicas afetadas. Teresina, PI, BR, 2021

NHB	Diagnósticos de Enfermagem (NANDA I)	Plano Assistencial
Oxigenação	• Ventilação espontânea prejudicada relacionada a fadiga musculatura respiratória, evidenciada por apreensão, aumento na frequência cardíaca e na taxa metabólica, diminuição na saturação, dispneia e inquietação.	• **Fazer e Ajudar:** sinais vitais, cuidados pré, durante e pós-internação. Verificar, analisar e oferecer rigorosamente a terapêutica prescrita. Apoio emocional, dar atenção e escutar. Avaliar estado neurológico. Observar comportamento de isolamento. Promover encontros virtuais com familiares/pessoas queridas. Estimular autonomia e independência. Proporcionar oxigenação adequada. Propiciar motilidade/mecânica corporal. Realizar gasometria conforme prescrito e balanço hidroeletrolítico. • **Orientação:** saúde mental / emocional, sono / repouso, exercícios, eliminações em geral, hidratação e nutrição. Cuidados corporais, com os cabelos e boca / dentes. Uso de medicação. Aspectos mais relevantes sobre a doença e suas complicações. • **Supervisão e controle:** dores; eliminações; conforto; terapia medicamentosa; mecânica corporal; comportamento e estado emocional; pele, mucosas e anexos; peso diário; presença de trombos; estado alimentar/nutricional; sono e demais orientações. • **Encaminhamento:** ao(à) médico(a) (pneumologista, neurologista, imunologista, cardiologista, intensivista), fisioterapeuta, psicólogo(a), cirurgião dentista, terapeuta ocupacional, nutricionista; líder religioso(a), conforme necessidade / solicitação.
Regulação: vascular	• Débito cardíaco diminuído relacionado à doença vascular, evidenciado por pré e pós carga alteradas, distúrbios da contratilidade e emocionais	
Regulação: neurológica	• Risco de confusão aguda relacionado à doença e privação sensorial	
Regulação: imunológica	• Risco de Reação Alérgica relacionado a exposição a alérgeno	
Regulação: eletrolítica	• Risco de desequilíbrio eletrolítico relacionado a conhecimento insuficiente sobre os fatores de risco	
Eliminação	• Eliminação urinária prejudicada relacionada a múltiplas causas, evidenciada por alteração na eliminação (retenção, urgência, dor, incontinência ou outra)	
Mecânica Corporal / Motilidade	• Mobilidade física prejudicada relacionada a fatores emocionais, intolerância à atividade e resistência diminuída, evidenciada por redução na amplitude de movimentos	
Locomoção	• Deambulação prejudicada relacionada a força muscular insuficiente e resistência diminuída, evidenciada por capacidade prejudicada de andar	
Integridade cutâneo-mucosa	• Integridade tissular prejudicada relacionada a agente lesivo evidenciada por dano tecidual, dor aguda, sangramento e vermelhidão	
Sono/repouso	• Distúrbio no padrão de sono relacionado a padrão de sono não restaurador, evidenciado por dificuldade para manter o sono e dificuldade para manter o sono.	
Percepção: dolorosa	• Dor aguda relacionada a agente biológico lesivo, evidenciada por alteração no parâmetro fisiológico, comportamento expressivo, desesperança e evidência de dor em escala.	
Segurança emocional	• Controle emocional lábil relacionado a conhecimento insuficiente sobre a doença, estressores e transtorno emocional, evidenciado por distanciamento de situação social • Ansiedade relacionada a conflito sobre as metas da vida, estressores e necessidades não atendidas, evidenciada por alterações comportamentais, afetivas, fisiológicas, neurológicas e cognitivas	

continua...

continuação

NHB	Diagnósticos de Enfermagem (NANDA I)	Plano Assistencial
Gregária	• Interação social prejudicada relacionada a habilidades insuficientes para fortalecimento da reciprocidade, evidenciada por função social prejudicada	
Recreação / Lazer	• Envolvimento em atividade de recreação diminuído relacionado a barreira ambiental, energia e motivação insuficientes e sofrimento psicológico, evidenciado por alteração no humor e descontentamento com a situação	
Aprendizagem	• Conhecimento insuficiente relacionado a informações e recursos insuficientes evidenciado por conhecimento insuficiente	

Como se observa, foram formulados 16 (dezesseis) Diagnósticos de Enfermagem (DE) em conformidade com a Classificação NANDA I (2018-2020), com vistas a atender às necessidades básicas e alcançar o bem estar de clientes que apresentem complicações da Covid-19, conforme a literatura produzida sobre o tema. Os DE nortearam a produção de um Plano Assistencial consoante Horta (1979), o qual é estruturado de acordo com a diretriz FAOSE – Fazer e Ajudar, Orientar, Supervisionar e Encaminhar.

Portanto, pode se afirmar que dentre os DE elaborados, aqueles voltados para a ventilação espontânea e os requisitos de regulação, seja vascular, neurológica, imunológica ou eletrolítica e ainda, motilidade corporal, estão entre os desfechos mais complexos em pacientes com complicações da Covid-19 e que exigem mais tempo e cuidados dos profissionais, sobretudo de enfermagem, e serviços de saúde. De modo semelhante, Queiroz *et al.* (2020) constataram como DE prioritários em pacientes com Covid-19: Padrão Respiratório Ineficaz, Troca de gases prejudicada, Ventilação espontânea prejudicada, Resposta disfuncional ao desmame ventilatório, Risco de contaminação, Risco de infecção e Risco de choque

Neste estudo, foram constatados ainda os DE Eliminação urinária prejudicada, Integridade tissular prejudicada e Dor. Estudo desenvolvido por Dantas *et al.* (2020) também detectou DE análogos, demonstrando que as complicações renais e dermatológico-teciduais têm se apresentado com bastante frequência em pacientes com Covid-19 e consoante Monte *et al.* (2020) e Figueira *et al.* (2020) precisam de intervenções o mais precocemente possível para minimizar os problemas advindos da ausência ou terapêutica inadequada.

Costa *et al.* (2020) referem que é fundamental realizar uma avaliação de todas as comorbidades e observar criteriosamente a presença de complicações em pacientes com Covid-19, com vistas a se implementar um plano terapêutico individualizado. Em pacientes críticos, as medidas de proteção geralmente incluem ventilação mecânica, glicocorticoides, antivirais, tratamentos sintomáticos, incluindo as dores e terapia antichoque, a depender das manifestações mais importantes.

Outro DE importante apontado nesta pesquisa foi Conhecimento deficiente, alusivo à necessidade de Aprendizagem. Destarte, o ensino, por meio do processo de educação em saúde tem em sua essência, uma das principais atribuições dos profissionais de enfermagem, especialmente dos enfermeiros, devendo fazer parte do cotidiano desses trabalhadores. Principalmente quando se trata de uma doença pouco conhecida e com inúmeras ramificações desenvolvimento e complicações, que precisam ser contempladas durante a assistência de enfermagem.

Os DE voltados para as necessidades Psicoemocionais foram: Controle emocional lábil, Ansiedade, Interação social prejudicada e Envolvimento em atividade de recreação diminuído, além de Distúrbio no padrão de sono, que apesar de estar no rol de necessidades Psicobiológicas, pode estar ligado a causas emocionais. Barros *et al.* (2020) citaram como DE voltados para pessoas em contexto de Covid-19: Medo, Ansiedade, Ansiedade Relacionada à Morte; Campo de Energia Desequilibrado; Síndrome de Estresse por Mudança e Desesperança; Interação Social Prejudicada, Risco de Solidão e Envolvimento em Atividades de Recreação Diminuído.

Porquanto, há que se admitir que estar doente ou estar ligado de maneira direta a alguém com esta doença ou com um quadro de complicações, é extremamente estressante e pode provocar sentimentos das mais diversas montas, desde tristeza, angústia, insegurança, desesperança, isolamento e outros, que em conjunto, ou separadamente, podem agravar ainda mais as condições de saúde do paciente. É primordial que a enfermagem seja capaz de estabelecer as condições necessárias para uma assistência que minimize tais vivências e promova o bem estar da pessoa assistida e sua família.

Com vistas a satisfazer às necessidades básicas e DE elencados, estabelecemos um Plano Assistencial no qual foram listadas intervenções de enfermagem desde os níveis mais simples de cuidados, voltados inicialmente para as ações nas quais os pacientes precisam de um cuidado mais crítico e acurado (Fazer e Ajudar), como: avaliar estado neurológico, proporcionar motilidade e realizar exames necessários. Seguido das Orientações – sobre saúde mental, sono, eliminações e nutrição, por exemplo; Supervisão e Controle – mecanismos álgicos, conforto, terapêutica medicamentosa, comportamento, estado emocional e outros.

Outrossim, destacam-se também a atenção ofertada a partir dos Encaminhamentos, promovendo uma assistência interdisciplinar e multiprofissional e oportunizando ao(à) paciente ter acesso a pessoas que lhe são queridas e caras. Destaca-se que, o paciente com Covid-19 permanece sozinho, haja vista as medidas de distanciamento social serem a principal forma de controle da doença e por esta razão, carecem de uma assistência mais próxima, holística e integral por parte dos membros da equipe multiprofissional.

O cuidado de enfermagem sistematizado, com o uso de terminologias específicas para a prática de enfermagem a pacientes com Covid, pode facilitar a comunicação entre os profissionais de saúde, permitir ao enfermeiro julgar e utilizar os termos mais adequados para registrar as necessidades de saúde da clientela. Além disso, é crucial realizar a avaliações dos cuidados prestados, contribuindo para a pesquisa frente a uma doença nova com desfechos a serem esclarecidos e gerando indicadores da assistência que estimulem mudanças e aprimorem a qualidade da atenção ofertada (MENEZES *et al.*, 2020).

Frente a isso, concerne ao profissional enfermeiro, no exercício do processo de enfermagem, conservar-se em atitude reflexiva e crítica, reafirmando a integralidade e valorizando as necessidades humanas básicas que compõem o paciente tanto a psicobiológica, psicossocial, como a psicoespiritual e, dessa forma, superarmos a visão hegemônica biologicista que, lamentavelmente, interfere na profissão.

Encaminhamentos para a prática clínica e científica

A constatação das necessidades humanas básicas não atendidas, bem como a elaboração dos Diagnósticos de Enfermagem e a aplicação do Plano Assistencial, pode gerar, em termos de encaminhamentos para a prática clínica e científica da Enfermagem a determinação do grau de dependência do paciente, de acordo com modelo elaborado por Wanda Horta, no qual existem quatro graus de dependência – com valores de gradação entre 0 e 4 –, conforme a pontuação alcançada na avaliação pelo(a) profissional: Independência (zero), Grau 1 (1 e a 6 pontos), Grau 2 (7 a 12 pontos) e Grau 3 (13 a 18 pontos).

Destaca-se que dois dos seis indicadores foram substituídos para atender às principais necessidades apresentadas por pacientes com complicações da Covid-19, com base na literatura, os quais: "Condições do ambiente" substituído por Regulação e "Condições Socioeconômicas" por Oxigenação, sem, no entanto, fazer nenhuma adaptação nas possibilidades de respostas que geram as pontuações, como se constata no quadro a seguir:

Quadro 3 – Modelo Operacional para determinar a dependência de enfermagem em natureza e extensão. Teresina, PI, BR, 2021

Indicador / Valor	Conhecimento	Deambulação	Motilidade	Estado Mental	Regulação	Oxigenação
0	Correto	Ambulante	total	consciente	favorável	muito boa
1	Semicorreto	Ambulante c/ auxílio	parcial	desorientação	semi- favorável	Boa
2	Incorreto	maca ou cadeira	mínima	semi-consciência	difícil	Regular
3	Ignora	Acamado	nenhuma	fases de inconsciência	desfavorável	Má

Fonte: Horta (1979), com adaptações.

Desta maneira, pode-se afirmar que Wanda Horta sistematizou de modo simples a operacionalização de um modelo de avaliação que pode oferecer à equipe de enfermagem um embasamento para a tomada de decisão, uma vez que o paciente pode ser acompanhado diariamente a partir do registro da sua dependência em relação à enfermagem não apenas nestes, mas em muitos outros indicadores elaborados pelos profissionais.

Em tempo, para cada necessidade básica não atendida pode ser gerado uma valoração conforme o nível de dependência e o Plano Assistencial (FAOSE) estabelecido, por exemplo: Regulação: vascular (Fazer/Total), Oxigenação (A2 – Ajudar grau 2), Recreação (O3 – Orientar grau 3), Sono/repouso (O1 – Orientar grau 1), Eliminação (S2 – Supervisionar grau 2), Gregária (E4 – Encaminhar grau 4) etc. Assim, com o passar do tempo, os profissionais poderão construir um gráfico de acompanhamento para observar a evolução dos pacientes sob os seus cuidados, verificando, rigorosamente, se houve melhora, piora ou estabilidade nas condições clínicas destes pacientes.

Destaca-se que o indicador Fazer/Total, do Plano de Cuidados, significa dependência total do paciente em relação à equipe de enfermagem e, portanto, não precisa associar a nenhum valor como ocorre em Ajudar, Orientar, Supervisionar e Encaminhar. No mais, durante a prática clínica podem também ser elaborados quadros ou outras figuras para demonstrar a realização do seguimento ou acompanhamento do paciente, no intuito de observar a evolução do caso.

Considerações finais

A Teoria das Necessidades Humanas Básicas apresenta-se como um grande suporte para a oferta de um cuidado integral, possibilitando um planejamento da assistência de enfermagem que supra, senão todas, mas as principais necessidades do indivíduo e sua família, não apenas as Psicobiológicas e Psicossociais, mas também as Psicoespirituais. Apesar dessas últimas não terem sido mapeadas e investigadas, as questões envoltas da religião, ética e filosofia de vida não podem ser descartadas na atenção ao ser humano, já que os comportamentos individuais são muito importantes no campo da prevenção e controle da Covid-19. Nesse sentido, é relevante que existam estudos que teçam as necessidades Psicoespirituais face a Covid-19, pois ainda há um *gap* sobre este tipo de estudo e sobre o impacto destes conhecimentos na vida daqueles acometidos com a Covid-19.

Por fim, pode-se afirmar que a Teoria das Necessidades Humanas Básicas de Wanda Horta, desenvolvida na década de 1950 pode ser aplicada a pacientes com uma condição tão atual e comprometedora como as complicações da Covid-19. A reflexão realizada sobre a teoria demonstra a sua aplicabilidade em um contexto distinto do qual foi criada, instigando nos enfermeiros a capacidade de transferência destes constructos no intuito de oferecer um cuidado sistematizado e efetivo.

REFERÊNCIAS

ARAÚJO, J. S. *et al.* Manifestações neurológicas em pacientes com infecção por sars-cov2: relato de três casos. **Braz J Infectdis**, v. 1; 2, n. 5(S 1), p. 101078, 2020.

BARROS, A. L. B. L. *et al.* Contribuições da rede de pesquisa em processo de enfermagem para assistência na pandemia de COVID-19. **Rev Bras Enferm**, v. 73, Suppl 2, p. 1, 2020.

CAMPOS, M. R. *et al.* Carga de doença da COVID-19 e de suas complicações agudas e crônicas: reflexões sobre a mensuração (DALY) e perspectivas no Sistema Único de Saúde. **Cad. Saúde Pública**, v. 36, n. 11, e00148920, 2020.

CARVALHO FILHA, F. S. S. *et al.* Nem glamour dos super heróis, nem aplausos nas janelas: a realidade vivenciada por enfermeiros na linha de frente de combate à covid-19 no brasil. **Rev Enferm Atual In Derme**, v. 95, n. 34, e-021053, 2021.

CICILINI, A. L. *et al.* Caso clínico: tromboembolismo pulmonar secundário em um paciente com Covid-19. **Revista de Medicina (Ribeirão Preto) da USP**, v. 53, n. 3, p. 313-320, 2020. Disponível em: https://www.revistas.usp.br/rmrp/issue/view/11596.

COSTA, J. A. *et al.* Implicações Cardiovasculares em Pacientes Infectados com Covid-19 e a Importância do Isolamento Social para Reduzir a Disseminação da Doença. **Arq Bras Cardiol.**, v. 114, n. 5, p. 834-838, 2020.

COSTA, R. E. A. R. *et al.* Complicações neurológicas em pacientes infectados por coronavírus. **Research, Society and Development**, v. 9, n. 8, e242985687, 2020.

DANTAS, T. P. Diagnósticos de enfermagem para pacientes com COVID-19. **Journal Health NPEPS**, v. 5, n. 1, p. 396-416, 2020.

FILGUEIRA, R. F. B. *et al.* Manifestações dermatológicas em pacientes com Covid. **Rev Ciênc. Saúde Nova Esperança**, v. 18, n. 3, p. 205-213, 2020.

GREVE, J. M. D. *et al.* Impactos do Covid-19 sobre os imunes, sistemas neuromusculares e musculoesqueléticos e reabilitação. **Rev braço Me Esporte**, v. 26, n. 4, p. 285-292, 2020.

GUIMARAES, G. L. *et al.* Contribuição da teoria de horta para crítica dos diagnósticos de enfermagem no paciente em hemodiálise. **Rev enferm UFPE**, v. 10, n. 2, p. 554-561, 2016.

HORTA, W. A. **Processo de Enfermagem**. São Paulo: Editora Pedagógica e Universitária, 1979.

JAIN, V.; YUAN, J. Predictive symptoms and comorbidities for severe COVID-19 and intensive care unit admission: a systematic review and meta-analysis. **International Journal of Public Health**, v. 65, n. 5, p. 1, 2020.

LABEGALINI, C. M. G. *et al.* O processo de enfrentamento da pandemia de COVID-19 na perspectiva de profissionais da Enfermagem. **Research, Society and Development**, v. 10, n. 1, p. 1-15, 2021.

MENEZES, H. F. Terminologia especializada de Enfermagem para a prática clínica à Covid-19. **Texto & Contexto Enfermagem**, v. 29, e20200171, 2020.

MONTE, L. M. *et al.* Complicações atípicas e características clínico-epidemiológicas do Covid-19: uma revisão integrativa. **REAS/EJCH**, v. esp. 46, e3699, 2020.

NANDA Internacional. **Diagnósticos de Enfermagem da NANDA**: definições e classificação 2018-2020. Tradução: R. M. Garcez. Revisão Técnica: A. L. B. L. Barros *et al.* 11. ed. Porto Alegre: Artmed, 2018.

NASCIMENTO, J. H. P. *et al.* COVID-19 e estado de hipercoagulabilidade: uma nova perspectiva terapêutica. **Arq Bras Cardiol.**, v. 114, n. 5, p. 829-833, 2020.

NEVES, J. L. *et al.* Complicações associadas a COVID-19 e as principais necessidades humanas básicas afetadas. **Revista Enferm Bras.**, v. 20, n. 1, p. 94-108, 2021.

OLIVEIRA, V. A.; PASSOS, M. A. N. A importância dos profissionais enfermeiros na assistência ao covid-19. **Revista JRG de Estudos Acadêmicos**, v. 3, n. 7, 2020.

PRADO, A. D. *et al.* A saúde mental dos profissionais de saúde frente à pandemia do COVID-19: uma revisão integrativa. **Revista Eletrônica Acervo Saúde**, v. 46, n. 1, p. 1-9, 2020.

QUEIROZ, A. G. S. Diagnósticos de enfermagem segundo a taxonomia da NANDA internacional para sistematização da assistência de enfermagem a COVID-19. **J. Health Biol Sci**, v. 8, n. 1, p. 1-6, 2020.

RAPOSO, P.; SOUSA, L. M. Intervenção do enfermeiro especialista em reabilitação na dispneia da pessoa. **RPER**, v. 3, s. 2, p. 5-11, 2020.

REIS, P. E. O.; LIMA, M. C. B. Podemos atuar preventivamente para evitar que os pacientes portadores de COVID-19 evoluam de forma mais grave? **J Vasc Bras.**, v. 19, e20200057, 2020.

SCHMIDT, B. *et al.* Saúde mental e intervenções psicológicas diante da pandemia do novo coronavírus (COVID-19). **Estud. psicol.**, v. 37, e200063, 2020.

SILVA COSTA, I. B. S. *et al.* O Coração e a COVID-19: O que o Cardiologista Precisa Saber. **Arq Bras Cardiol**, v. 114, n. 5, p. 805-816, 2020.

SORDI, L. H. S. *et al.* O Papel da Imunidade Inata na COVID-19. **Rev Cienc Saude**, v. 10, n. 3, p. 5-8, 2020.

VERGARA, J. *et al.* Assessment, diagnosis, and treatment of dysphagia in patients infected with SARS-CoV-2: a review of the literature and international guidelines. **American Journal of Speech-Language Pathology**, v. 29, p. 2242-2253, 2020.

WHO. World Health Organization. **Strategic preparedness and response plan for the new coronavirus**. 14 abr. 2020.

WHO. World Health Organization. **Coronavirus disease (COVID-19)**. Weekly Epidemiological Update and Weekly Operational Update. 2021.

CAPÍTULO 17

PLANEJAMENTO DA ASSISTÊNCIA DE ENFERMAGEM À PESSOA IDOSA COM COVID-19 FUNDAMENTADO NA TEORIA DE KATHARINE KOLCABA

Odézio Damasceno Brito
Hanna Gadelha Silva
Thaynara Ferreira Lopes
Alice Silva Cavalcante
Ana Beatriz do Nascimento Cunha
Sarah Lídia Fonteles Lucena
Maria Célia de Freitas

Introdução

A pandemia de Covid-19, causada pelo novo coronavírus SARS-CoV-2 foi declarada pela Organização Mundial da Saúde (OMS) em 11 de março de 2020, evidenciando uma grave crise sanitária causada por um vírus com alto poder de transmissibilidade. Com isso, levou a medidas drásticas de distanciamento e isolamento social para conter o elevado número de casos da doença, contendo seu amplo espectro clínico, variando desde casos assintomáticos a casos mais graves, o que impactou diferentemente a vida da população mundial, principalmente a pessoa idosa (HAMMERSCHMIDT; SANTANA, 2020).

De acordo com dados do Brasil (2022), o país reúne mais de 27.000.000 de casos confirmados com mais de 600.000 óbitos. No início da pandemia, dos casos mais graves – aqueles que levaram à institucionalização e, muitas das vezes, ao óbito – 67% se concentravam entre os idosos, sendo a faixa etária de 60-69 anos a mais predominante (OPAS, 2021). Esse cenário teve uma alteração quanto a idade do maior número de casos em idosos, passando a acometer, em sua maioria, o público de 70-79 anos, correspondendo um contingente de 33% dos mais de 175 mil óbitos de idosos acima dos 60 anos entre 2020 e 2021 (FIOCRUZ, 2021). Apesar da redução de hospitalização de pessoas acima de 60 anos entre 2020 e 2021, a taxa de mortalidade ainda é a maior dentre as outras idades (OPAS, 2021).

Dentre os sinais e sintomas mais comuns estão a febre, cefaleia, dor de garganta, coriza e tosse, além de anosmia e ageusia. No idoso, a síncope, a confusão mental, a irritabilidade, a inapetência e a sonolência excessiva são critérios de agravamento do caso (BRASIL, 2021). Esses sinais e sintomas – que caracterizam casos de síndrome gripal (SG) – associados a presença de dispneia ou saturação de O2 abaixo de 95% ou pressão persistente no tórax ou cianose em lábios e rosto caracteriza a síndrome respiratória aguda grave (SRAG). Quando na presença de SG ou SRAG com anosmia ou disgeusia, principalmente quando paciente relata contato com caso confirmado de Covid-19 nos últimos 14 dias, esse indivíduo será considerado caso confirmado (BRASIL, 2021).

A hospitalização gerada pelo agravamento da infecção por SARS-CoV-2 está diretamente relacionada a doenças de base – muito comuns na pessoa idosa – como diabetes, pneumopatias, hipertensão, doenças cardiovasculares e renais, pois estas reduzem a resposta imune do indivíduo, resultando em um processo de recuperação inferior à progressão viral. A infecção por esse agente é conhecida pela grande ativação de cascatas de coagulação devido à intensa quantidade de processos inflamatórios, sendo responsável por dano tecidual e celular, inflamação pulmonar e sistêmica (pneumonia viral letal, sepse viral e Síndrome Respiratória Aguda Severa), além de distúrbios hepáticos, cardiovasculares e neurais (ALMEIDA *et al.*, 2020).

Frente a situação pandêmica, a população idosa ganhou mais visibilidade, partindo do princípio das alterações multidimensionais e de suas vulnerabilidades decorrentes do processo de envelhecimento, comuns da senescência ou senilidade, o que a torna mais sensível a agravamentos por doenças infectocontagiosas, sendo àqueles com doenças subjacentes, principalmente com adoecimento crônico, os mais acometidos e suscetíveis a contrair a Covid-19, propiciando maior ocorrência de hospitalizações e risco de evoluir para óbito (BARBOSA *et al.*, 2021).

Diante do desafio, o cuidado de enfermagem deve ser fundamentado em teorias de enfermagem, o que subsidia a profissão, tendo papel decisivo na tomada de decisão frente a situação da pessoa idosa acometida pela Covid-19 e se realiza por meio de ações de cuidados, orientações para manter e conservar a vida, baseado em saberes estruturados e humanísticos que permitem manter o conforto do ser cuidado. Nesse contexto, na década de 90, a teórica Katharine Kolcaba ganhou destaque, ao apresentar uma teoria de médio alcance, conhecida como Teoria do Conforto, que se baseia na necessidade individual do paciente, projetada para a prática, a pesquisa e a educação de enfermagem, avaliando as necessidades de conforto e criando um plano de cuidados de enfermagem para atender as demandas conforme a multidimensionalidade, com foco no cuidado integral (OLIVEIRA *et al.*, 2020).

Kolcaba, em sua teoria, acredita que os cuidados de saúde para o paciente devem ser individualizados, sensíveis e integrais, além de que enxerga o conforto como uma necessidade essencial que todo indivíduo deveria ter conservada, nos contextos físico, psicoespiritual, sociocultural e ambiental, fortalecida pela satisfação das necessidades de alívio, tranquilidade e transcendência. O alívio é caracterizado como um estado de necessidade específica correspondida; a tranquilidade é um estado de calma ou contentamento; e a transcendência é definida como a capacidade da pessoa se elevar acima dos problemas ou desafios ou da dor (KOLCABA, 1992; PEREIRA *et al.*, 2019).

Deste modo, a teoria de Kolcaba está pautada na identificação da necessidade de cuidados de saúde por parte do paciente ou da família, que necessitam do serviço visando findar a origem do desconforto, sendo esse comportamento de busca por cuidados um dos conceitos da teoria, que possibilita a construção de um vínculo profissional-paciente e o fortalecimento da equipe e instituição, que fornece experiências para melhora de seus protocolos e desenvolvimento de procedimentos mais efetivos para resolução do desequilíbrio da saúde (MENDES *et al.*, 2016).

Assim sendo, o conforto considerado um saber intrínseco da enfermagem, fundamental para a implementação de um cuidado humanizado e eficaz ao paciente, organizando seu processo de cuidados por meio da Sistematização de Assistência de Enfermagem (SAE) que possui diversos diagnósticos, resultados e intervenções que definem as causas do desconforto e guiam a equipe para possíveis estratégias de enfrentamento, utilizando sua linguagem própria. O enfermeiro pode garantir que seus pacientes sejam atendidos de forma adequada, garantindo que se o mesmo estiver confortável, fisicamente, emocionalmente e mentalmente, facilitará a sua recuperação (KOLCABA, 2021).

Tendo em vista o exposto, este estudo busca contribuir com a produção de conhecimentos próprios da enfermagem em geriatria e gerontologia, tendo como objeto de análise o conforto, considerando como referencial a Teoria de Katharine Kolcaba, como instrumento da prática de cuidado da pessoa idosa acometida por Covid-19, tendo em vista, os impactos da doença nessa população. Além de que, a pesquisa busca estimular os profissionais de enfermagem a desenvolverem uma reflexão crítica minuciosa e atenciosa na utilização do processo de enfermagem e das teorias de enfermagem, destacando a teoria do conforto, como subsídio para um cuidado holístico e integral na prática clínica.

Assim sendo, a relevância deste estudo está em sua capacidade de gerar informações fundamentais sobre a teoria do conforto em tempos de Covid-19 e proporcionar à enfermagem um aprofundamento acerca do cuidado à pessoa idosa em sua multidimensionalidade. Posto isto, surge a seguinte questão de pesquisa: Quais os principais diagnósticos, resultados e intervenções de enfermagem à pessoa idosa com Covid-19 à luz da Teoria do Conforto de Katharine Kolcaba?

O presente estudo tem o objetivo de elencar os principais diagnósticos, resultados e intervenções de enfermagem à pessoa idosa com Covid-19 baseado na Teoria do Conforto de Katharine Kolcaba.

Método

Trata-se de um estudo teórico-reflexivo baseado na Teoria do Conforto de Katharine Kolcaba e na sintomatologia da infecção por SARS-CoV-2. Foi realizado um plano de cuidados de enfermagem para uma pessoa idosa com Covid-19 a partir dos conceitos teóricos de Kolcaba. A construção do plano de cuidados foi realizada em fevereiro de 2022 e foram utilizados os sistemas de classificação em enfermagem NANDA-I 2021-2023, NOC e NIC.

O plano de cuidados de enfermagem foi elaborado com o intuito de atender as necessidades de conforto do idoso nos contextos físico, psicoespiritual, social e ambiental. Para cada contexto, foram levantados diagnósticos de enfermagem segundo os principais sintomas da doença e as particularidades da pessoa idosa. Os resultados foram identificados baseados nas necessidades de alívio, tranquilidade e transcendência. Também foram levantadas as principais intervenções de enfermagem para o alcance do conforto e dos resultados esperados.

Resultados e Discussão

A Covid-19 pode alterar o estado de conforto da pessoa idosa nos diversos contextos físico, sociocultural, psicoespiritual e ambiental. Assim, cabe aos enfermeiros realizar o processo de enfermagem para avaliar as necessidades de conforto do idoso, da família e da comunidade. Os diagnósticos levantados no contexto físico foram padrão respiratório ineficaz, hipertermia e dor aguda; no contexto sociocultural foi isolamento social; no psicoespiritual foi medo e no ambiental foi comportamento de saúde propenso a risco. Para cada diagnóstico foram identificados os resultados segundo o tipo de conforto e as intervenções de enfermagem, apresentados no Quadro 1.

Quadro 1 – Planejamento de cuidados para a pessoa idosa com Covid-19 segundo a Teoria do Conforto de Katharine Kolcaba

CONTEXTO	DIAGNÓSTICO	RESULTADOS/ TIPO DE CONFORTO	INTERVENÇÕES
Físico	**Padrão respiratório ineficaz** relacionado à infecção respiratória caracterizado por dispneia	Conforto e padrão respiratório normais; Melhora da troca de gases. Tipo: alívio e tranquilidade	Supervisão, monitoração respiratória, monitorização de sinais vitais e controle de vias aéreas, avaliar perfusão periférica e presença de cianose.
Físico	**Hipertermia** relacionada à infecção respiratória caracterizada por temperatura axilar aumentada e pele quente ao toque	Temperatura normalizada Tipo: alívio e tranquilidade	Controle de temperatura, administração de medicamentos, supervisão da pele e controle hídrico, monitorar reações de desorientação/confusão, monitorar sinais e sintomas de infecção.
Físico	**Dor aguda** relacionada ao agente biológico lesivo caracterizado por autorrelato da intensidade usando escala padronizada da dor	Controle da dor Tipo: alívio e tranquilidade	Realizar uma avaliação completa da dor, incluindo local, características, início/duração, frequência, qualidade, intensidade e gravidade. Assegurar que o paciente receba analgesia.
Sociocultural	**Isolamento social** relacionado à necessidade de controle de disseminação de microrganismos caracterizado por manutenção do lar e não contato direto com a sociedade.	Manutenção da interação social Tipo: tranquilidade e transcendência	Prover apoio familiar, identificar fatores para a melhoria no sistema de apoio.
Psicoespiritual	**Medo** relacionado à situação desconhecida e resposta aprendida à ameaça, caracterizado por expressão de medo e agitação psicomotora	Alívio do medo Tipo: tranquilidade e transcendência	Usar abordagem calma e tranquilizadora, esclarecer as expectativas de acordo com o comportamento do paciente, encorajar a família a permanecer com o paciente.
Ambiental	**Comportamento de saúde propenso a risco** relacionado à compreensão inadequada, ansiedade social e percepção negativa da estratégia recomendada de cuidados de saúde caracterizado por falha em agir de forma a prevenir problemas de saúde falha em alcançar um senso de controle ideal.	Comportamento de saúde seguro e eficaz Tipo: tranquilidade e transcendência	Orientar quanto a necessidade de isolamento do paciente, orientar sobre a importância de higienização das mãos, orientar quanto precauções contra aspiração por gotículas.

Fonte: Dados da Pesquisa (2022).

Os idosos infectados por Covid-19 podem ao longo do seu processo de doença sentir sinais e sintomas como: febre, fadiga, tosse seca, diarreia e a partir disso desenvolver agravamentos clínicos como dispneia, síndrome do desconforto respiratório agudo (SARS) e choque séptico, podendo levar a óbito (NIU *et al.*, 2020). Esses sinais e sintomas compõem o contexto físico de cuidado ao idoso.

Na perspectiva respiratória um diagnóstico amplamente utilizado é o de padrão respiratório ineficaz, em que o enfermeiro, realiza as intervenções de enfermagem como supervisão, monitorização da respiratória, monitorização de sinais vitais, controle de vias aéreas, avaliar perfusão periférica e presença de cianose (LIMA *et al.*, 2021).

O contexto emergencial desse diagnóstico de enfermagem no idoso com Covid-19 faz com que grande parte das intervenções tenham caráter de garantir o conforto do tipo alívio (BITENCOURT *et al.*, 2021). O desconforto respiratório é relatado como angustiante e fortemente associado a piores súbitas do quadro clínico do paciente. Destarte, o enfermeiro objetiva por meio do seu cuidado alcançar o cuidado de tranquilidade, em que a troca gasosa já atinge padrões de normalidade e alcança-se maior conforto (TOMAZINI *et al.*, 2020).

Como mencionado a febre está muitas vezes presente no idoso com Covid-19 e o enfermeiro deve realizar intervenções como controle de temperatura, administração de medicamentos, supervisão da pele e controle hídrico, monitorar reações de desorientação/confusão, monitorar sinais e sintomas de infecção. O alívio também deve ser buscado o quanto antes, pois a febre caso ignorada ou não controlada pode gerar diversas consequências para a saúde do idoso (BEZERRA *et al.*, 2020). Diante disso, o conforto de alívio quando alcançado deve garantir a normotermia e com isso a continuidade da assistência com um conforto de tranquilidade.

Relacionado a dor, a assistência de enfermagem desempenha seu cuidado ao realizar uma avaliação completa da dor, incluindo local, características, início/duração, frequência, qualidade, intensidade e gravidade e também, assegurar que o paciente receba analgesia (TESINI *et al.*, 2020). Vale destacar que existem diversas intervenções farmacológicas e não farmacológicas para esse alívio, sendo necessário uma avaliação crítica do enfermeiro para definição da melhor terapêutica para o idoso (GARCIA; DUARTE, 2020).

No contexto sociocultural, o isolamento social pregado pela Organização Mundial da Saúde (OMS) e em vigência no país causa influências no comportamento dos indivíduos, sejam eles idosos ou não, na dinâmica familiar, e isto tem repercussão na composição metabólica de todos os organismos e na modulação dos mais diferentes sistemas biológicos, dentre eles, a sua psicologia e fisiologia. Tendo em vista que a população onde o índice de mortalidade por Covid-19 é mais alta, é importante e extremamente necessário avaliar como esse vírus age no metabolismo do idosos e quais são as suas consequências fisiológicas, bem como, avaliar como o vírus impacta o psicológico dessa população (COSTA et al., 2020).

Durante o período pandêmico, o grupo de risco acima de 65 anos é recomendado um isolamento social mais rigoroso, realizado não por escolha, mas como método preventivo à exposição e ao contágio do vírus. O distanciamento do convívio com a comunidade é tolerado de forma diferente pelos grupos de idosos que possuem companhia, seja ela de familiares, cônjuges ou amigos, lidando com as consequências desse isolamento de forma mais branda. No entanto, idosos que vivem sozinhos ou em ILPs, que têm seu contato reduzido com familiares ou mesmo com a sociedade, sofrem as consequências do distanciamento social de forma mais intensa (SILVA et al., 2020).

É emergente definir e defender que o distanciamento social não caracteriza abandono, portanto, cada família em conjunto com o idoso precisa refletir e discutir as estratégias importantes para seu contexto. Neste momento de pandemia Covid-19, o afastamento físico reflete ato de amor, carinho e consideração, além de ser estratégia de proteção (COSTA et al., 2020).

Com isso, é necessário ressaltar as intervenções de enfermagem, como prover apoio familiar e identificar fatores para a melhoria no sistema de apoio, com vista a alcançar o resultado esperado do tipo tranquilidade e transcendência colocado pela teoria.

Contudo, se faz necessário ressaltar os sentimentos negativos da pandemia faz com o bem-estar do idoso, como sentimento de medo e ansiedade da perda de familiares e da própria vida, haja vista a possibilidade de infecção, de modo que os idosos vivem incertezas inerentes à conjuntura de pandemia e isolamento social (OLIVEIRA et al., 2021).

Outro ponto relevante é que mecanismos biológicos envolvidos no medo, ansiedade e depressão, associados à idade avançada, passam a ser fatores agravantes importantes para a progressão da Covid-19, além de riscos envolvendo comorbidades do idoso, como Diabetes Mellitus e Hipertensão Arterial Sistêmica (HAS). Considerando que o envelhecimento está associado à imunossenescência, estado inflamatório crônico de baixo grau, os distúrbios do humor podem exacerbar a inflamação e desorganizar, ainda mais, o sistema imunológico (GROLLI et al., 2020).

Diante do diagnóstico de enfermagem "medo", tem-se como resultado esperado do tipo tranquilidade e transcendência essencial no contexto de bem-estar do idoso no contexto da pandemia.

Quanto ao contexto ambiental, o enfermeiro pode elencar o diagnóstico comportamento de saúde propenso a risco, em que as intervenções de enfermagem se baseiam em orientar quanto a necessidade de isolamento do paciente, orientar sobre a importância de higienização das mãos, orientar quanto precauções contra aspiração por gotículas. No contexto da pandemia de Covid-19 a população recebeu muitas informações e por meios de diversos dispositivos em que em alguns casos até se contradiziam. Com isso, as informações científicas e seguras passaram a ser questionadas e em alguns casos não realizadas (MATOS, 2020; BARCELOS *et al.*, 2021).

As ações de conforto no âmbito da tranquilidade se baseiam em orientar esse idoso sobre as ações de saúde corretas e que de fato promovem bem-estar e prevenção da doença. A partir do alcance desse conforto o enfermeiro pode orientar quais as fontes de notícias e informações realmente fundamentadas cientificamente e que podem ser fonte de conhecimento (ALVES; FERREIRA, 2020; JÚNIOR SOUSA *et al.*, 2020).

Desse modo, tendo em vista as alterações de conforto que a Covid-19 ocasiona na pessoa idosa, é de supra importância que o profissional enfermeiro identifique as necessidades do idoso a partir do processo de enfermagem e busque alternativas visando a aliviar e sanar tais demandas, segundo o referencial da Teoria do Conforto de Kolcaba. Ademais, a colaboração da família é de grande relevância no que se refere tanto à continuidade do cuidado do idoso bem como na transmissão de informações científicas verídicas visando ao bem-estar e conforto da pessoa idosa.

Encaminhamentos para a prática clínica e científica

Os diagnósticos, resultados e intervenções, elencados no plano de cuidados para a pessoa idosa com Covid-19 segundo a Teoria do Conforto de Katharine Kolcaba, apresentados nesse estudo evidenciam os principais focos de atenção para o cuidado de enfermagem à essa parcela populacional no contexto de pandemia da SARS-CoV-2, sendo, desse modo, um guia para o exercício profissional do enfermeiro.

Agradecimentos à agência de fomento e/ou grupo de pesquisa

Os autores agradecem ao Grupo de Pesquisa em Enfermagem, Educação, Saúde e Sociedade, e à Linha de Pesquisa Cuidado Clínico de Enfermagem à Pessoa Idosa e as Práticas Educativas pelas discussões científicas e pelo apoio na elaboração deste estudo.

REFERÊNCIAS

ALMEIDA, J. O. *et al.* COVID-19: fisiopatologia e alvos para intervenção terapêutica. **Rev. Virtual Quim.**, v. 12, n. 6, set. 2020.

ALVES, J. C. R.; FERREIRA, M. B. Covid-19: reflexão da atuação do enfermeiro no combate ao desconhecido. **Enfermagem em Foco**, v. 11, n. 1. ESP, 2020.

BARBOSA, M. M. A.; DUARTE, R. B.; NASCIMENTOS, C. E. M.; COSTA, J. B.; LIMA, L. R.; FREITAS, K. M. *et al.* O protagonismo da enfermagem no cuidado ao idoso em tempos de Covid-19. **Brazilian Journal of Development**, Curitiba, v. 7, n. 8, p. 80075-80093, ago. 2021.

BARCELOS, T. N. *et al.* Análise de fake news veiculadas durante a pandemia de COVID-19 no Brasil. **Rev. Panamericana de Salud Pública**, v. 45, p. e65, 2021.

BEZERRA, T. C. *et al.* Covid-19 e suas manifestações sistêmicas. **Brazilian Journal of Health Review**, v. 3, n. 5, p. 14633-14643, 2020.

BITENCOURT, G. R. *et al.* **Pronação do idoso na COVID-19**: Considerações de enfermagem gerontológica. Enfermagem Gerontológica no Cuidado ao Idoso em Tempos da COVID-19. Brasília, DF: Associação Brasileira de Enfermagem, 2021. p. 102-107.

BRASIL. Ministério da Saúde. Conselho Nacional de Secretários de Saúde. Conselho Nacional de Secretarias Municipais de Saúde. **Guia Orientador para o enfrentamento da pandemia covid-19 na Rede de Atenção à Saúde**. 4. ed. Brasília, 2021.

BRASIL. Ministério da Saúde. **Painel de casos de doença pelo coronavírus 2019 (COVID-19) no Brasil**. 2022. Disponível em: https://covid.saude.gov.br/. Acesso em: 14 fev. 2022.

COSTA, F. A. *et al.* COVID-19: seus impactos clínicos e psicológicos na população idosa. **Brazilian Journal of Development**, v. 6, n. 7, p. 49811-49824, 2020.

FIOCRUZ. Fundação Oswaldo Cruz. **Estudo analisa registro de óbitos por Covid-19 em 2020**.

GARCIA, L. P.; DUARTE, E. Intervenções não farmacológicas para o enfrentamento à epidemia da COVID-19 no Brasil. **Epidemiol. Serv. Saúde**, v. 29, n. 2, 2020.

GROLLI, R. E. *et al.* Impact of COVID-19 in the Mental Health in Elderly: Psychological and Biological Updates. **Mol Neurobiol.**, v. 6, p. 1-12, 2020.

HAMMERSCHMIDT, K. S. A.; SANTANA, R. F. Saúde do idoso em tempos de pandemia Covid-19. **Cogitare enferm.**, v. 25, e. 72849, s/p, 2020.

HERDMAN, T. H.; KAMITSURU, S.; LOPES, C. T. Diagnósticos de Enfermagem da NANDA Internacional. **Diagnósticos de enfermagem da NANDA-I**: definições e classificação – 2021-2023. Porto Alegre: Artmed, 2021.

KOLCABA, K. Holistic comfort: operationalizing the construct as a nurse-sensitive outcome. **Adv. Nurs. Sci.**, v. 15, n. 1, p. 1-10, out. 1992.

KOLCABA, K. **The comfort line**. 1997-2021. Disponível em: http://www.thecomfortline.com/. Acesso em: 14 fev. 2022.

LIMA, L. S. *et al.* Processo de enfermagem para pacientes com manifestações respiratórias da COVID-19. **Rev. enferm. UFPE on line**, p. [1-10], 2021.

MATOS, R. C. Fake news frente a pandemia de COVID-19. **Vigilância Sanitária em Debate**: Sociedade, Ciência & Tecnologia, v. 8, n. 3, p. 78-85, 2020.

MENDES, R. S.; CRUZ, A. M.; RODRIGUES, D. P.; FIGUEIREDO, J. V; MELO, A. V. Teoria do Conforto como subsídio para o Cuidado Clínico de Enfermagem. **Ciênc. Cuid. saúde**, v. 15, n. 2, p. 390-395, jun. 2016.

NIU, S. *et al.* Clinical characteristics of older patients infected with COVID-19: A descriptive study. **Arch Gerontol Geriatr**, v. 89, n. 104058, jul./ago. 2020.

OLIVEIRA, S. M.; COSTA, K. N. F. M.; SANTOS, K. F. O.; OLIVEIRA, J. S.; PEREIRA, M. A.; FERNANDES, M. G. M. Necessidade de conforto percepcionada por idosos hospitalizados: uma análise à luz da teoria de Kolcaba.

Rev. Bras. Enferm., v. 73 (suppl 3): e20190501, 2020. DOI: https://doi.org/10.1590/0034-7167-2019-0501.

OLIVEIRA, V. V. *et al.* Impactos do isolamento social na saúde mental de idosos durante a pandemia pelo Covid-19. **Brazilian Journal of Health Review**, Curitiba, v. 4, n. 1, p. 3718-3727, jan./fev. 2021. DOI: 10.34119/bjhrv4n1-294.

OPAS. Organização Pan-Americana da Saúde. Organização Mundial da Saúde. **Alerta Epidemiológico COVID-19**: aumento de hospitalizações e mortes entre pacientes com menos de 60 anos de idade. Brasília, DF, abr. 2021.

PEREIRA, C. S. C. N.; MERCÊS, C. A. M. M. F.; LOPES, R. O. P.; SOUZA, J. F.; SOUTO, J. S. S.; BRANDÃO; M. A. G. Análise do conceito de conforto: contribuições para o diagnóstico de Disposição para Conforto melhorado. **Esc. Anna Nery**, v. 24, n. 2, e20190205, 2019. DOI: 10.1590/2177-9465-EAN-2019-0205

SILVA, M. V. S. *et al.* O impacto do isolamento social na qualidade de vida dos idosos durante a pandemia por COVID-19. **Enferm. Bras.**, v. 14, n. 4, p. 34-41, 2020. DOI: https://doi.org/10.33233/eb.v19i4.4337.

SOUSA JÚNIOR, J. H. *et al.* Da Desinformação ao Caos: uma análise das Fake News frente à pandemia do Coronavírus (COVID-19) no Brasil. **Cadernos de Prospecção**, COVID-19, v. 13, n. 2 p. 331-331, 2020.

TESINI, B. L. **Coronavírus e síndromes respiratórias agudas (Covid-19, Mers e Sars)**. Manual MSD para profissionais da saúde, 2020.

TOMAZINI, B. M. *et al.* Síndrome do desconforto respiratório agudo associada à COVID-19 tratada com DEXametasona (CoDEX): delineamento e justificativa de um estudo randomizado. **Revista Brasileira de Terapia Intensiva**, v. 32, p. 354-362, 2020.

CAPÍTULO 18

DIAGNÓSTICOS DE ENFERMAGEM EM PACIENTES COM COVID-19: contribuições de enfermeiros(as) atuantes na pandemia

Francidalma Soares Sousa Carvalho Filha
Maria Eliete Batista Moura
Ana Célia Caetano de Souza
Marcus Vinicius da Rocha Santos da Silva
Inara Viviane de Oliveira Sena
Daniela Reis Joaquim de Freitas

Introdução

A pandemia da Covid-19 foi deflagrada pela Organização Mundial da Saúde em 11 de março de 2020 e observou-se o empenho mundial com vistas a impedir a disseminação vertiginosa do desconhecido do vírus, que constitui uma Emergência de Saúde Pública de Importância Internacional (WHO, 2020). Em 20 de Janeiro de 2022, o mundo registrou 337.150.590 casos confirmados, sendo que os EUA (n =68.508.181), a Índia (n = 37.901.241) e o Brasil (n= 23.433.277) são os países com o maior número de casos. Há o registro de 5.563.818 de óbitos, sendo os três países citados responsáveis por 1.966.997(35,35%) casos, o maior contingente de óbitos pela doença (JOHNS HOPKINS UNIVERSITY, 2022).

Neste alarmante cenário pandêmico, os profissionais de Enfermagem exercem um papel crucial na linha de frente em resposta à Covid-19, uma vez que sua assistência abrange desde o histórico inicial, triagem, coleta de amostras, administração de medicamentos para tratamento sintomático, higiene pessoal, além da assistência ao paciente crítico em Unidade de Terapia Intensiva (UTI) atuando no suporte a ventilação mecânica, administração de fluidos intravenosos, vasopressores, nutrição nasogástrica/parenteral, fornecendo assim monitoramento eficaz e intervenções de enfermagem de qualidade (SOUSA, 2020; SHARMA *et al.*, 2020).

Ressalta-se que a organização sistemática da prática profissional é pautada no Processo de Enfermagem (PE), que tem como princípios a priorização do cuidado aos pacientes, foco na segurança, no estado de saúde, qualidade de vida e a forma como o paciente está reagindo ao cuidado, formação dos hábitos de pensamento necessários para raciocinar nas situações clínicas, teóricas e de testes, cabendo ao enfermeiro investigar, diagnosticar, planejar, implementar e avaliar (ALFARO-LEFREVRE, 2013).

No contexto da Covid-19, a aplicação do PE perpassa pela dimensão epistemológica, ampliando a dimensão metodológica que visa pôr em prática as etapas interrelacionadas do processo, de modo a ofertar respostas satisfatórias e seguras, possibilitando assim o protagonismo, visibilidade, valorização profissional frente à Covid-19. O PE reafirma-se como instrumento capaz de favorecer a identificação das necessidades de cuidado, o planejamento, a execução de intervenções que oportunizem resultados favoráveis ao coletivo em todos os âmbitos da saúde, orientando o raciocínio diagnóstico e terapêutico do enfermeiro (SOUSA, 2020; BARROS et al., 2020).

Desse modo, a identificação de Diagnósticos de Enfermagem NANDA-Internacional (NANDA-I), Intervenções de Enfermagem (NIC) e Resultados de Enfermagem (NOC) a serem desenvolvidos para situações de pandemia merece a discussão científica, uma vez que os profissionais enfrentam desafios desconhecidos. Logo, o conhecimento das necessidades de cuidado permite ao enfermeiro a proatividade na orientação baseada no julgamento clínico quanto aos diagnósticos de enfermagem que melhor representam cada situação vivida por indivíduos impactados pela Covid-19 (SWANSON et al., 2021).

Destaca-se que a cada diagnóstico identificado, o enfermeiro poderá elaborar um plano de cuidados, promovendo a articulação entre diagnósticos, resultados e intervenções de enfermagem diante das situações de cada indivíduo ou grupo. Ademais, o uso das etapas do PE propicia uma assistência de enfermagem integral e qualificada aos pacientes com Covid-19 (ALFARO-LEFREVRE, 2013; BARROS et al., 2020).

Diante do exposto, menciona-se que o presente estudo objetiva mapear os principais Diagnósticos de Enfermagem, conforme a taxonomia NANDA I, em pacientes com Covid-19, a partir da contribuição de enfermeiros(as) atuantes na linha de frente de cuidado aos doentes.

Método

Trata-se de um estudo descritivo, com abordagem qualitativa, embasado em narrativas (auto)biográficas. Os participantes da pesquisa trataram-se de 76 (setenta e seis) enfermeiros(as) atuantes na linha de frente de cuidado aos doentes com Covid-19 nos mais diversos serviços assistenciais, sendo oriundos de todos os Estados brasileiros, com pelo menos um(a) representante de cada, com coleta de dados entre maio e julho de 2020.

Para tanto, os pesquisadores elaboraram um questionário por meio do google forms e disponibilizaram em redes sociais como Facebook, Instagram e Whats app e os próprios participantes foram paulatinamente indicando outros colegas em forma de bola de neve. Assim, para facilitar a organização e análise dos resultados, utilizou-se o Software IRAMUTEQ (Interface de R por les Analyses Multidimensionnalles de Textes et de Questionnaires), que possui uma interface com o software R e permite a realização de diferentes tipos de análises estatísticas sobre corpus textuais, gerados por meio de segmentos de textos, tais como: estatísticas textuais clássicas, nuvem de palavras e outras (CARMAGO; JUSTO, 2013).

A análise de dados foi realizada por meio da análise de conteúdo proposta por Bardin (2016), que tem como base a busca de núcleos de sentido. Assim, de posse do material oriundo dos questionários, especificamente referente ao questionamento de quais os sinais/sintomas/problemas de enfermagem mais representativos nos pacientes assistidos, os termos mais mencionados foram organizados em um quadro e, em seguida, traduzidos nos Diagnósticos de Enfermagem da Taxonomia NANDA I (2021). A discussão dos achados foi embasada em normativas, resoluções, pressupostos e autores(as) notadamente importantes para a Enfermagem.

O projeto de pesquisa foi submetido à Plataforma Brasil, sendo aprovado pelo Comitê de Ética em Pesquisa (CEP) com n° de CAAE 32083420.2.0000.5554 e Parecer 4.043.700. Destaca-se que a investigação seguiu todos os preceitos éticos, em consonância com a Resolução CNS n° 466/12 que trata da pesquisa envolvendo seres humanos, bem como a Resolução CNS n° 512/16, que permite que o Consentimento Livre e Esclarecido seja emitido, de outras formas que não apenas por meio de assinatura. Os participantes receberam retorno quanto aos resultados da investigação e aprovaram as respostas emitidas.

Resultados e discussão

Sobre os aspectos sociodemográficos e profissionais dos(as) participantes, verificou-se a existência de 54 (71%) mulheres, 42 (55,3%) na faixa etária de 30 a 38 anos, 41 (53,9%) casados/união estável, 43 (56,6%) entre 4 e 11 anos de graduados, 69 (90,7%) com pós-graduação, 45 (59,2%) com um vínculo empregatício, 62 (81,6%) atuam em serviço público, 42 (55,3%) trabalham em hospital e 47 (61,8%) trabalham nas Regiões Norte ou Nordeste do país.

Os sinais e sintomas apresentados pelos pacientes com Covid-19 e mencionados pelos(as) enfermeiros(as) participantes da pesquisa foram disponibilizados em uma nuvem de palavras, com o intuito de facilitar a compreensão, na qual as palavras mais repetidas e significativas estão expressas em fonte maior, como segue:

Figura 1 – Nuvem de palavras referente aos sinais e sintomas mais presentes nas narrativas dos(as) interlocutores(as). Brasil, 2020

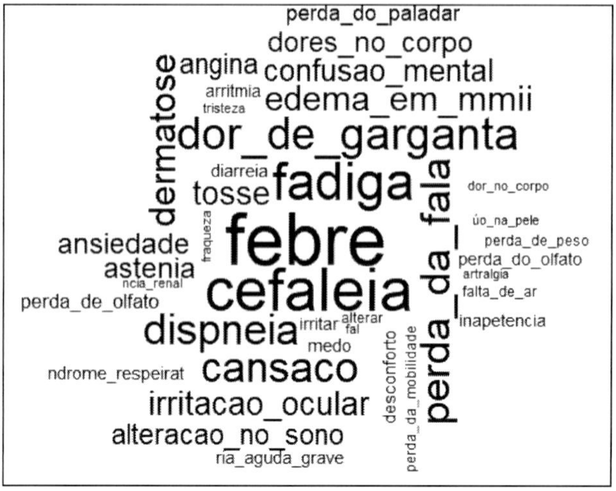

[Nuvem de palavras contendo: perda_do_paladar, dores_no_corpo, dermatose, angina, confusao_mental, arritmia, tristeza, edema_em_mmii, dor_de_garganta, diarreia, tosse, fadiga, dor_no_corpo, ansiedade, fraqueza, febre, uo_na_pele, perda_de_peso, astenia, ncia_renal, cefaleia, perda_do_olfato, artralgia, perda_de_olfato, falta_de_ar, perda_da_fala, dispneia, irritar, alterar, fal, inapetencia, medo, ndrome_respeirat, cansaco, desconforto, perda_da_mobilidade, irritacao_ocular, alteracao_no_sono, ria_aguda_grave]

Fonte: Pesquisa direta.

Dentre os sinais e sintomas apresentados pelos pacientes, isto é, os problemas de enfermagem, os mais citados foram expostos no quadro a seguir e, a partir disso, elaboraram-se os Diagnósticos de Enfermagem (DE) correspondentes:

Quadro 1 – Apresentação dos sinais/sintomas mais recorrentes nas narrativas dos participantes e dos DE correspondentes. Brasil, 2020

Sinais / Sintomas / Problemas de Enfermagem	Diagnósticos de Enfermagem (NANDA I)
febre (D11)	Hipertermia relacionada a desidratação, evidenciada por estupor, pele quente ao toque e postura anormal
fadiga/ astenia (D4)	Fadiga relacionada a ansiedade, esforço mental aumentado e estresse, evidenciada por dificuldade para manter rotinas habituais, cansaço e espessa falta de energia
amigdalofaringites / (D11) dor de garganta	Integridade da membrana mucosa oral prejudicada relacionada a desidratação e respiração pela boca, evidenciada por dor, dificuldade para deglutir e hiperemia
cefaleia/ angina (D12)	Dor aguda relacionada a agente biológico lesivo, evidenciada por comportamento expressivo, expressão facial de dor e parâmetro fisiológico alterado
diarreia (D3)	Diarreia relacionada a ansiedade e níveis aumentados de estresse, evidenciada por urgência intestinal

continua...

continuação

dermatose (D11)	Integridade da pele prejudicada relacionada a hipertermia e desequilíbrio hidroeletrolítico e fator psicogênico, evidenciada por descamação, escoriação, hematoma e prurido
irritação ocular (D11)	Risco de ressecamento ocular relacionado a exposição
desconfortos respiratórios / dispneia / tosse / cansaço (D4)	Padrão respiratório ineficaz relacionado a ansiedade, dor, fadiga, evidenciado por capacidade vital diminuída e hipoventilação
afasia / afonia (D5)	Comunicação verbal prejudicada relacionada a dispneia e vulnerabilidade percebida, evidenciada por afasia, capacidade prejudicada de falar ou usar expressões corporais e faciais e dificuldade para compreender a comunicação
Paresia (D4)	Mobilidade física prejudicada relacionada a ansiedade, dor, manifestações neurocomportamentais, força muscular diminuída, evidenciada por amplitude de movimentos diminuída, habilidades motoras finas e grossas diminuídas e marcha alterada
edema em MMII (D4)	Risco de trombose, estresse excessivo e mobilidade física prejudicada
distúrbios do sono (D4)	Privação do sono relacionada a ciclo sono-vigília não restaurador e desconforto, evidenciada por ansiedade, capacidade funcional diminuída e expresso sofrimento
ansiedade (D9)	Ansiedade relacionada a morte relacionada a antecipação de sofrimento e dos impactos da própria morte nos outros e incerteza quanto ao prognóstico, evidenciada por expressa preocupação quanto ao impacto da própria morte sobre pessoas significativas e expresso medo de sofrimento ao morrer
confusão mental / desorientação (D5)	Distúrbio no processo de pensamento relacionado a ansiedade, confusão aguda, dor, estressores e medo, evidenciado por capacidade limitada para planejar atividades e tomar decisões, comunicar-se verbalmente, julgamento prejudicado e sequencia de pensamento desorganizado

Fonte: Pesquisa direta.

Diante dos sinais e sintomas mencionados (problemas de enfermagem), foram elaborados 14 DE, oriundos de seis domínios distintos, os quais: Eliminação e troca (Diarreia), Atividade/repouso (Fadiga, Padrão respiratório ineficaz, Mobilidade física prejudicada, Risco de trombose e Privação do sono), Percepção/cognição (Comunicação verbal prejudicada e Distúrbio no processo de pensamento), Enfrentamento/tolerância ao estresse (Ansiedade relacionada a morte), Segurança/proteção (Hipertermia, Integridade da membrana mucosa oral prejudicada, Integridade da pele prejudicada, Risco de ressecamento ocular), e ainda, Conforto (Dor aguda). Destarte, os sinais disgeusia e anosmia, comumente citados, não possuem correspondência na NANDA I, já que pertenceriam ao Domínio Percepção/cognição, Classe 3 sensação/percepção, mas ainda não possui DE que corresponda.

Sabe-se que o processo de enfermagem deve ser implementado contemplando cinco etapas, a saber: histórico de enfermagem, diagnósticos de enfermagem, planejamento, implementação e avaliação. Nesta perspectiva, torna-se primordial aos profissionais enfermeiros o embasamento no referido processo para que a assistência prestada aos pacientes com suspeita ou confirmação para Covid-19 seja segura e qualificada (MOLA *et al.*, 2019).

Segundo Herdman e Kamitsuru (2018), os diagnósticos de enfermagem advêm da avaliação clínica feita pelo enfermeiro com base na resposta do indivíduo às condições de saúde, vida e/ou vulnerabilidade, podendo ser individual ou coletiva. Centram-se nas características definidoras, as quis são ilações perceptíveis, que se unem como manifestações de um diagnóstico com ênfase nos problemas de saúde

No que tange aos sinais e sintomas mais identificados nos casos de Covid-19, estudo realizado por Dantas *et al.* (2020) revelou a predominância de tosse, a febre, a expectoração produtiva, calafrios, mialgia e dispnéia, bem como foi constatada a prevalência dos diagnósticos de proteção ineficaz, dor muscular, padrão respiratório ineficaz e sofrimento espiritual, corroborando os achados obtidos na presente averiguação.

Para mais, na pesquisa desenvolvida por Gomes *et al.* (2021) foram identificados os seguintes diagnósticos: dispneia, febre, tosse, dor muscular, cefaleia, diarreia, olfato prejudicado, paladar prejudicado, falta de apetite, deglutição prejudicada, dor no tórax e vômitos. Já na investigação promovida por Silva *et al.* (2021a), a nutrição desequilibrada menor do que as necessidades corporais, o risco de volume de líquido desequilibrado, a diarreia e troca de gases prejudicada foram os principais diagnósticos identificados.

Outrossim, Silva *et al.* (2021b), em suas apurações, verificaram a prevalência dos seguintes diagnósticos: ventilação espontânea prejudicada, padrão respiratório ineficaz, risco de desequilíbrio eletrolítico, termorregulação ineficaz, volume de líquidos deficiente e dor aguda. Nota-se que a maior parte dos diagnósticos vincula-se às alterações do sistema respiratório, que notadamente é o mais afetado pela ação do novo Coronavírus.

Segundo Silva *et al.* (2021c), por se tratar de um processo infeccioso, identifica-se a presença recorrente da febre e dor aguda, tanto nos casos leves quanto nos casos graves da doença. Quanto à diarreia, comum em muitos pacientes, está relacionada à inflamação intestinal, que pode causar desidratação ou perda de eletrólitos do organismo (SILVA *et al.*, 2021b).

Encaminhamentos para a prática clínica e científica

Diante dos DE estabelecidos, elaborou-se uma proposta de resultados esperados com base em Moorhead *et al.* (2016) e Intervenções de Enfermagem baseadas em Bulechek *et al.* (2016) para alcançar os resultados/metas traçados:

Quadro 2 – Proposta com Resultados esperados e Intervenções de Enfermagem diante dos possíveis Diagnósticos de Enfermagem apresentados por pacientes com Covid-19. Brasil, 2020

Diagnóstico de Enfermagem (NANDA I)	Resultado Esperado (NOC)	Intervenções de Enfermagem (NIC)
Hipertermia relacionada a desidratação, evidenciada por estupor, pele quente ao toque e postura anormal	Controle de Riscos: Hipertermia	• Monitorar a temperatura a cada, conforme apropriado • Promover ingestão adequada de nutrientes e líquidos • Discutir a importância da termorregulação e possíveis efeitos negativos do excesso de tremores. • Informar o paciente sobre indícios de exaustão pelo calor e o tratamento de emergência. • Administrar medicamento, conforme apropriado.
Fadiga relacionada a ansiedade, esforço mental aumentado e estresse, evidenciada por dificuldade para manter rotinas habituais, cansaço e espessa falta de energia	Fadiga: efeitos deletérios	• Monitorar o nível de fadiga pedindo para o paciente descrever como se sente. • Avaliar a condição fisiológica do paciente quanto a deficiências que resultem em fadiga. • Usar instrumentos validados para medir a fadiga, conforme indicado. • Corrigir deficiências da condição fisiológica do paciente, prioritariamente. • Selecionar intervenções para a redução da fadiga usando combinações de categorias farmacológicas e não farmacológicas.
Integridade da membrana mucosa oral prejudicada relacionada a desidratação e respiração pela boca, evidenciada por dor, dificuldade para deglutir e hiperemia	Integridade tissular: pele e mucosas	• Consultar um cirurgião-dentista sobre métodos alternativos de cuidados orais. • Monitorar quanto a indícios de infecção da mucosa oral e orofaringe. • Aplicar hidratante oral na mucosa oral, conforme necessário. • Facilitar o uso da cânula de aspiração suave para o cuidado da orofaringe, conforme necessário. • Administrar medicamento, caso necessário.
Dor aguda relacionada a agente biológico lesivo, evidenciada por comportamento expressivo, expressão facial de dor e parâmetro fisiológico alterado	Satisfação do cliente: controle da dor	• Monitorar a discriminação da dor. • Administrar analgésico, em caso de necessidade • Aplicar instrumento validado para mensurar e acompanhar a dor. • Oferecer apoio emocional e aumentar a segurança. • Monitorar a doença de base.
Diarreia relacionada a ansiedade e níveis aumentados de estresse, evidenciada por urgência intestinal	Continência intestinal	• Determinar quaisquer sinais e sintomas de alterações gastrointestinais. • Diminuir o fluxo da sonda de alimentação e/ou sua concentração para controlar diarreias. • Monitorar o paciente quanto a anorexia, náusea, vômitos, mudanças no paladar e esofagite, conforme apropriado. • Promover ingestão ou injeção de líquidos de modo adequado. • Administrar medicamentos conforme a necessidade para controlar os efeitos adversos

continua...

continuação

Diagnóstico de Enfermagem (NANDA I)	Resultado Esperado (NOC)	Intervenções de Enfermagem (NIC)
Integridade da pele prejudicada relacionada a hipertermia e desequilíbrio hidroeletrolítico e fator psicogênico, evidenciada por descamação, escoriação, hematoma e prurido	Integridade tissular: pele e mucosas	• Monitorar a integridade e alterações na pele do paciente e tratar adequadamente. • Evitar o uso de fitas adesivas e outras substâncias que possam irritar a pele. • Acompanhar a presença de prurido e tratar. • Promover a integridade da pele em pacientes imóveis com edema, conforme apropriado. • Monitorar o ajuste de imobilizadores, próteses, calçados ou roupas.
Risco de ressecamento ocular relacionado a exposição	Controle de riscos: olho seco	• Monitorar sinais e sintomas de ressecamento ocular. • Identificar características pessoais e fatores ambientais que possam aumentar o potencial de ressecamento ocular. • Monitorar o reflexo do ato de piscar, a posição da pálpebra e a quantidade de lágrimas. • Investigar os danos epitelial e corneal utilizando um teste padrão. • Aplicar lubrificantes, conforme apropriado.
Padrão respiratório ineficaz relacionado a ansiedade, dor, fadiga, evidenciado por capacidade vital diminuída e hipoventilação	Estado respiratório: ventilação	• Encorajar a respiração profunda lenta, mudança de posição, tosse. • Monitorar para detecção de condições que indiquem a necessidade de suporte ventilatório. • Consultar outros profissionais de saúde na seleção de um modo de ventilação mecânica. • Administrar agentes paralisantes musculares, sedativos e analgésicos narcóticos, conforme apropriado. • Realizar aspiração com base na presença de sons respiratórios adventícios e/ou aumento da pressão inspiratória.
Comunicação verbal prejudicada relacionada a dispneia e vulnerabilidade percebida, evidenciada por afasia, capacidade prejudicada de falar ou usar expressões corporais e faciais e dificuldade para compreender a comunicação	Comunicação: uso de linguagem falada	• Fornecer meios alternativos de comunicação (papel, caneta, figuras, tablet, celular e/ou outras tecnologias). • Monitorar a linguagem corporal. • Encaminhar ao fonoaudiólogo e fisioterapeuta, como apropriado. • Encorajar a comunicação de sentimentos, preocupações e necessidades. • Verificar a presença de obstruções que dificultam a comunicação.

continua...

continuação

Diagnóstico de Enfermagem (NANDA I)	Resultado Esperado (NOC)	Intervenções de Enfermagem (NIC)
Mobilidade física prejudicada relacionada a ansiedade, dor, manifestações neurocomportamentais, força muscular diminuída, evidenciada por amplitude de movimentos diminuída, habilidades motoras finas e grossas diminuídas e marcha alterada.	Mobilidade: marcha	• Monitorar mobilidade do paciente e funções motoras e sensoriais, como apropriado. • Determinar a capacidade atual do paciente de autotransferência. • Usar uma abordagem apropriada quanto à importância da movimentação corporal. • Usar equipamentos apropriados para manter os calcanhares e proeminências ósseas afastados do leito e mudança de decúbito. • Encaminhar ao serviço de fisioterapia, conforme necessário.
Risco de trombose estresse excessivo e mobilidade física prejudicada	Controle de risco: trombos	• Avaliar mudanças no estado cardíaco e pulmonar. • Aplicar meia elástica de compressão gradual para reduzir o risco de trombose venosa profunda, caso necessário. • Proporcionar informações detalhadas ao paciente seus familiares sobre a prevenção de uma futura embolia ou trombose. • Monitorar os membros inferiores para o sinal de Homans e providenciar outros testes, se necessário. • Monitorar o estado emocional do(a) paciente.
Privação do sono relacionada a ciclo sono-vigília não restaurador e desconforto, evidenciada por ansiedade, capacidade funcional diminuída e expresso sofrimento	Disposição para sono melhorada	• Promover períodos de repouso adequados, nos intervalos entre os procedimentos. • Avaliar o impacto da experiência da doença na qualidade do sono. • Monitorar o(a) paciente quanto aos eventos adversos dos medicamentos. • Monitorar as manifestações do sistema nervoso central que possam interferir no sono. • Monitorar/registrar o padrão sono do(a) paciente e o número de horas dormidas.
Ansiedade relacionada a morte relacionada a antecipação de sofrimento e dos impactos da própria morte nos outros e incerteza quanto ao prognóstico, evidenciada por expressa preocupação quanto ao impacto da própria morte sobre pessoas significativas e expresso medo de sofrimento ao morrer	Autocontrole da ansiedade	• Auxiliar o(a) paciente a reconhecer seus sentimentos, como ansiedade, angústia, raiva ou tristeza. • Apoiar com o(a) paciente e proporcionar a garantia da segurança e proteção durante períodos de ansiedade e encaminhar ao psicólogo. • Fornecer informações objetivas e concretas sobre a doença e os efeitos da terapia. • Administrar os medicamentos para ansiedade ou agitação, conforme apropriado. • Permitir que o(a) paciente converse com pessoas representativas, mesmo que por meios digitais, expondo seus sentimentos.

continua...

continuação

Diagnóstico de Enfermagem (NANDA I)	Resultado Esperado (NOC)	Intervenções de Enfermagem (NIC)
Distúrbio no processo de pensamento relacionado a ansiedade, confusão aguda, dor, estressores e medo, evidenciado por capacidade limitada para planejar atividades e tomar decisões, comunicar-se verbalmente, julgamento prejudicado e sequência de pensamento desorganizado	Autocontrole do pensamento distorcido	• Avaliar o(a) paciente quanto à presença de pensamentos autodestrutivos. • Auxiliar paciente a identificar os pensamentos e sentimentos subjacentes à disfunção do humor. • Avaliar as funções neurológicas, organização de ideias e encarrilhamento do pensamento. • Usar perguntas ou declarações para encorajar a expressão de pensamentos, sentimentos e preocupações. • Estimular a memória por meio do pensamento expresso.

Fonte: Pesquisa direta.

A pandemia da Covid-19 trouxe grandes desafios à assistência de enfermagem, com agravantes inerentes ao desconhecimento acerca da doença e do vírus, insuficientes formas de tratamento e medidas de prevenção muito generalistas e por vezes frágeis diante do avanço e da gravidade de alguns quadros. Por isso, uma atenção pormenorizada, com base em evidências científicas tem se mostrado decisiva na ampliação de oportunidade de melhoria dos das condições de vida e saúde dos pacientes acometidos.

Nesse contexto, para que seja viável a execução do processo de enfermagem em sua integralidade, é fundamental que os profissionais de enfermagem disponham de amparo por parte dos gestores em saúde, tanto por meio de capacitações como de quadro de pessoal adequado e materiais para a execução das atividades laborais. Deste modo, será possível a elaboração de diagnósticos de enfermagem para os pacientes infectados pelo Coronavírus e delinear o plano assistencial e as intervenções apropriadas para o cliente de forma particular, assegurando uma assistência humanizada e com resultados efetivos (ANDRADE *et al.*, 2020).

A proposta apresentada com os resultados esperados diante dos DE e algumas possíveis intervenções pode funcionar como um sinalizador para que os(as) colegas enfermeiros(as) e os demais membros da equipe de enfermagem tenham um embasamento em relação aos reencaminhamentos para a prática clínica e científica diante da assistência a ofertada a pacientes com problemas semelhantes.

Conclusão

Conclui-se que os diagnósticos de enfermagem, os resultados esperados e as intervenções de enfermagem explicitados neste estudo constituem instrumentos relevantes para a adoção de condutas assertivas nos casos de pacientes com Covid-19, pois podem servir como norteador para a sistematização da assistência, auxiliando o profissional enfermeiro a manejar, de modo satisfatório, sua prática assistencial e gerencial perante os eventos relacionados à doença supracitada.

Reitera-se que esta pesquisa contribui para a prática dos profissionais de enfermagem, uma vez que a execução da Sistematização da Assistência de Enfermagem e do Processo de Enfermagem confere efeitos benéficos para o cuidado aos clientes. Enfatiza-se que os achados obtidos neste estudo podem favorecer uma melhor compreensão do enfermeiro quanto aos cuidados adequados aos pacientes com base nos diagnósticos de enfermagem pertinentes. Finalmente, recomenda-se o desenvolvimento de novas investigações sobre essa temática, com vistas ao alcance de uma atenção integral e ímpar para cada sujeito.

REFERÊNCIAS

ALFARO-LEFEVRE, R. **Aplicação do processo de enfermagem**: fundamentos para o raciocínio clínico. 8. ed. Porto Alegre: Artmed, 2014. 271 p.

ANDRADE, T. R. S. F. *et al.* Principais diagnósticos de enfermagem em pacientes com manifestações clínicas da COVID-19. **Revista Eletrônica Acervo Saúde**, v. 12, n. 10, e4883, 2020.

BARDIN L. **Análise de conteúdo**. Tradução: Luiz Antero Rego e Augusto Pinheiro. São Paulo: Edições 70, 2016.

BARROS, A. L. B. L. *et al.* Brazilian Nursing Process Research Network contributions for assistance in the COVID-19 pandemic. **Rev Bras Enferm**, v. 73, Suppl 2, e20200798, 2020.

BULECHEK, G. M. *et al.* **Classificação das Intervenções de Enfermagem (NIC)**. Tradução: S. I. Oliveira. 6. ed. Rio de Janeiro: Elsevier, 2016.

CAMARGO, B. V.; JUSTO, A. M. IRAMUTEQ: um software gratuito para análise de dados textuais. **Temas Psicol.**, Ribeirão Preto, v. 21, n. 2, p. 513-518, 2013.

DANTAS, T. P. *et al.* Diagnósticos de enfermagem para pacientes com COVID-19. **Journal Health NPEPS**, v. 5, n. 1, p. 396-416, 2020.

GOMES, G. L. *et al.* Nursing diagnoses/outcomes and interventions for patients with COVID-19: a retrospective documentary study. **Online Braz J Nurs**, v. 20, suppl. 1, e20216512, 2021.

HERDMAN, T. H.; KAMITSURU, S. **Diagnósticos de enfermagem da NANDA I**: definições e classificação 2018-2020. 11a ed. Porto Alegre, RS: Artmed, 2018.

JOHNS HOPKINS UNIVERSITY. **COVID-19 Dashboard by the Center for Systems Science and Engineering (CSSE)**. Baltimore, MD: The University, 2022. Disponível em: https://coronavirus.jhu.edu/map.html. Acesso em: 20 jan. 2022.

MOLA, R. *et al*. Conhecimento dos profissionais de enfermagem sobre a sistematização da assistência de enfermagem. **Rev. pesqui. cuid. fundam.**, v. 11, n. 4, p. 887-893, 2019.

MOORHEAD, S. *et al*. **Classificação dos Resultados de Enfermagem (NOC)**. Tradução: R. M. Garcez. 5. ed. Rio de Janeiro: Elsevier, 2016.

HERDMAN, T. H.; KAMITSURU, S.; LOPES, C. K. (org.). NANDA Internacional. **Diagnósticos de Enfermagem da NANDA**: definições e classificação 2021-2023. Tradução: R. M. Garcez. Revisão Técnica: A. L. B. L. Barros *et al*. 12. ed. Porto Alegre: Artmed, 2021.

SHARMA, S. K. *et al*. Clinical nursing care guidance for management of patient with COVID-19. **J Pak Med Assoc**, v. 70, n. 5, p.S118-S123, 2020.

SILVA, A. L. O. *et al*. Aplicação do processo de enfermagem na assistência ao paciente com COVID-19. **Research, Society and Development**, v. 10, n. 3, e6610313056, 2021c.

SILVA, M. I. C. *et al*. Diagnósticos de enfermagem em casos de COVID-19 com evolução clínica para sepse. **Research, Society and Development**, v. 10, n. 1, e17410111232, 2021b.

SILVA, W. M. *et al*. Diagnósticos de enfermagem em pacientes com síndrome respiratória aguda grave por Sars-Cov-2: relato de experiência. **Rev Enferm Atual In Derme**, v. 95, n. 34, e-021084, 2021a.

SWANSON, E. *et al*. NANDA-I, NOC, and NIC linkages to SARS-CoV-2 (COVID-19): Part 2. Individual response. **Int J Nurs Knowl**, v. 32, n. 1, p. 68-83, 2021.

WORLD HEALTH ORGANIZATION. **Coronavirus disease 2019 (COVID-19)**: Situation Report – 51. Geneva: World Health Organization, 2020. Disponível em: https://www.who.int/docs/default-source/coronaviruse/situation-reports/20200311-sitrep-51-covid-19.pdf?sfvrsn=1ba62e57_10. Acesso em: 20 jan. 2022.

CAPÍTULO 19

TEORIA DA CRIAÇÃO DE SENTIDO FACILITADA PARA APOIAR FAMÍLIAS DE PACIENTES EM UNIDADES DE TERAPIA INTENSIVA NO CONTEXTO DA PANDEMIA COVID-19

Ana Luiza Barbosa Negreiros
Loislâyne Barros Leal
Maria Zélia de Araújo Madeira
Ana Roberta Vilarouca da Silva
José Wicto Pereira Borges
Grazielle Roberta Freitas da Silva

Introdução

A Pandemia Covid-19 causada pelo vírus SARS-CoV-2 trouxe uma nova realidade laboral aos profissionais de enfermagem, em virtude da alta transmissibilidade da doença e das graves complicações fisiopatológicas, dentre elas a síndrome respiratória aguda grave, com risco implicado de morte. A assistência aos casos graves requisita de um cuidado especializado, com terapia intensiva, devendo haver um olhar direcionado também aos familiares, que sem a possibilidade do contato sofrem com a ausência do seu ente querido, necessitando assim, de uma assistência humanizada e efetiva, com fundamentação teórica, que dê um sentido a nova realidade.

Factualmente na saúde, a enfermagem é uma das áreas de atuação profissional que mais convive com a família e isso tem motivado estudos para a difusão de conhecimentos relacionados à assistência junto a esse público (PINTO et al., 2010). A família compreende as pessoas, que convivem em uma mesma residência compartilhando características genéticas, costumes, crenças, histórias e estilo de vida comum, sendo esse o grupo mais social do qual faz parte um indivíduo (BERNAL-RUIZ; HORTA-BUITRAGO, 2014).

O cuidado centrado no paciente e na família surgiu devido a compreensão da importância que o apoio familiar exerce no restabelecimento da saúde do paciente. Devendo a atenção à família ser instituída como uma das responsabilidades do enfermeiro, para que haja um melhor enfrentamento das dificuldades mediadas pela situação de doença (PINTO *et al.*, 2010).

A hospitalização é um fator que gera instabilidade no seio familiar. Por ser um evento repentino ocasiona transtornos não só ao paciente, mas também aos membros da família intensificando emoções desencadeadoras de sofrimento, frustrações, conflitos e desarmonia (BRUCHFELD; CORREIA NEVES; KÄLLENIUS, 2015). Sendo o internamento na Unidade de Terapia Intensiva (UTI) um elemento potencializador dessas emoções (BATISTA *et al.*, 2019).

Dentre os mecanismos disponíveis e necessários para viabilizar o desenvolvimento de habilidades úteis ao enfermeiro intensivista estão as Teorias de Médio Alcance (TMA) que, de acordo com Leandro *et al.* (2020), são teorias intermediárias as quais "surgem em decorrência da necessidade dos pesquisadores desenvolverem uma teoria consubstanciada capaz de explicar todas as uniformidades observadas de comportamento, organização e mudanças sociais." Essas teorias não visam a explicação do todo na mesma fundamentação, apenas de partes, por isso a denominação "médio alcance".

A teoria de médio alcance sobre a criação de sentido facilitada para apoiar familiares de pacientes em UTI permitirá uma abordagem imprescindível, no contexto pandêmico, em virtude do impedimento de contato entre pacientes e familiares. Cabendo-se questionar, de que forma a teoria Criação de sentido facilitada, proposta por Davidson, pode maximizar a saúde dos familiares de pacientes de UTI com Covid-19?

Nessa perspectiva, frente às famílias que vivenciam a criticidade do quadro de saúde dos seus entes em decorrência da Covid-19, elaborou-se este ensaio teórico, realizado através de revisão bibliográfica da literatura nas bases de dados: US National Library of Medicine (PUBMED)/*Medical Medical Literature Analysis and Retrieval Sistem Online* (Medline) Literatura Latino-Americana e do Caribe em Ciências da Saúde (LILACS) via Biblioteca Virtual de Saúde (BVS) e Scientific Electronic Library Online (SciELO). Por meio da consulta procurou-se por artigos que tratassem da aplicação da teoria criação de sentido facilitada no apoio a familiares de pacientes de UTI, com delimitação temporal a partir da elaboração do modelo, em meados de 2010.

Nessa perspectiva o objetivo do ensaio é refletir sobre a aplicabilidade da teoria de médio alcance criação de sentido facilitada para apoiar familiares de pacientes com Covid-19, no cenário da UTI.

Teoria de médio alcance criação de sentido facilitada

Uma teoria é uma estruturação criativa e rigorosa de ideias que projetam uma visão experimental, intencional e sistemática dos fenômenos (CHINN; KRAMER, 2004). Geralmente teorias de médio alcance derivam de grandes teorias, no caso da teoria de sentido facilitada (sensemaking) proposta por Davidson (2010), que deriva do modelo de adaptação de Roy e das teorias de Weick, que versam sobre a criação de sentido organizacional.

O modelo de adaptação de Roy é uma grande teoria, que se aplica a prática de enfermagem, e através dessa teoria tem-se que a doença proporciona uma ruptura na vida, que para interrupção requer de um período de compensação e isso leva à uma adaptação. Já a adaptação pode ser positiva ou negativa, completa ou incompleta, dependendo do período de compensação. Essa teoria explica por que os membros da família devem compensar a situação, mas não o que fazer para ajudá-los, fornecendo assim, a estrutura sobre a qual as ações de Teoria de sentido facilitada foram construídas. No entanto, o modelo organizacional de Weick auxilia no refinamento no conjunto de intervenções a serem propostas pelos enfermeiros na assistência as famílias (DAVIDSON, 2010). A figura 1 mostra a derivação da teoria de sentido facilitada e sua aplicação.

Epistemologicamente as teorias de enfermagem são de grande valoração para a profissão e estão ancoradas em bases teóricas sólidas, construídas através de um processo dinâmico (PRIMO; BRANDÃO, 2017), oriundo da reflexão profissional frente a diversas realidades. Fundamentam a enfermagem como ciência e trazem respaldo científico à práxis do enfermeiro, ao constituírem parâmetros que proporcionam descrever, explicar, diagnosticar e/ou prescrever ações (BOUSSO; POLES; CRUZ, 2014). E utilizá-las constitui uma forma de valorização e orientação do exercício profissional, no cuidado a indivíduos, grupos ou famílias (ROSA et al., 2010).

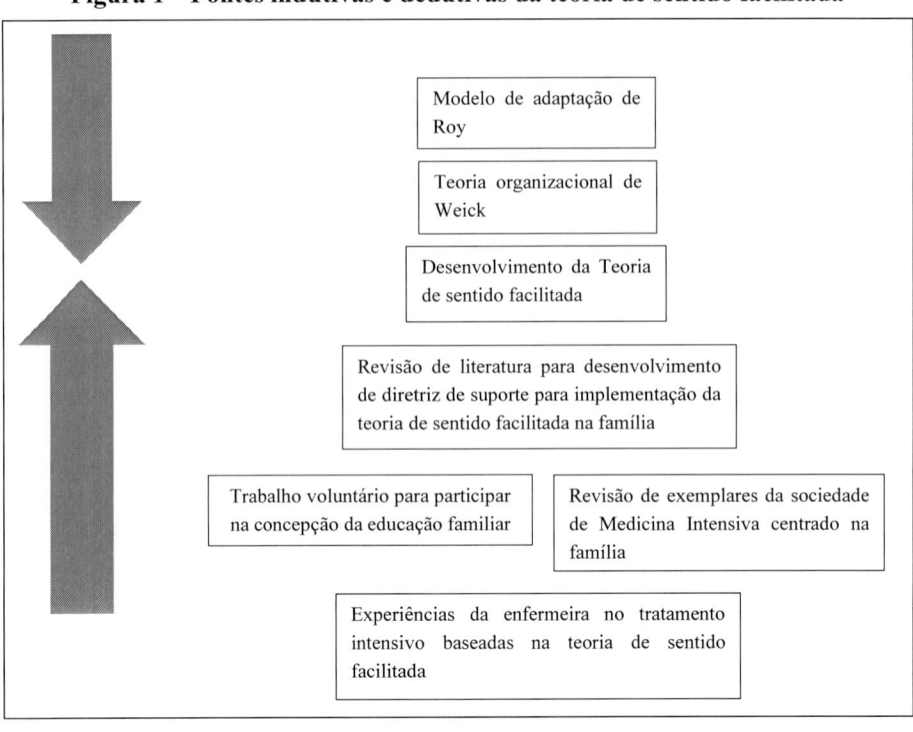

Figura 1 – Fontes indutivas e dedutivas da teoria de sentido facilitada

- Modelo de adaptação de Roy
- Teoria organizacional de Weick
- Desenvolvimento da Teoria de sentido facilitada
- Revisão de literatura para desenvolvimento de diretriz de suporte para implementação da teoria de sentido facilitada na família
- Trabalho voluntário para participar na concepção da educação familiar
- Revisão de exemplares da sociedade de Medicina Intensiva centrado na família
- Experiências da enfermeira no tratamento intensivo baseadas na teoria de sentido facilitada

Fonte: (DAYVDSON, 2010).

Na literatura, há disposta uma grande gama de teorias de enfermagem organizada em níveis, com diferenciação realizada através do grau de abstração e dos fenômenos aos quais se aplicam, com desenvolvimento permeado em torno de quatro conceitos principais, entre eles a pessoa, a saúde, o ambiente e a enfermagem (GEORGE, 2000). Orientando a prática profissional através da explicação em torno dos conceitos, que se refletem em ações (ROSA *et al.*, 2010), sendo de suma importância, que sejam conhecidas, para escolha da que melhor se aplica a realidade desejada. (ALCÂNTARA *et al.*, 2011).

No atual cenário, de enfrentamento a pandemia Covid-19, a aplicação desses pressupostos teóricos é de grande valia, no direcionamento das estratégias de cuidado. Em destaque, infere-se a relevância da utilização das teorias de médio alcance, que geralmente derivam de uma grande teoria, mas são utilizadas para evidenciar um único aspecto da prática profissional, visto que são menos generalistas do que as grandes teorias, e promovem descrições mais efetivas e detalhadas (DAVIDSON, 2010).

A aplicação da teoria proposta por Davidson (2010) visa promover um maior apoio às famílias de pacientes críticos, ao auxiliar nas adaptações necessárias, trazendo assim um melhor direcionamento das estratégias implementadas pelo enfermeiro, ao fornecer um conjunto de intervenções de enfermagem, que orientam o cuidado destinado a esse público. O modelo busca descrever as ações propostas pela enfermagem e o processo vivenciado pela família. As metas de cuidado se resumem a fazer com que a família entenda o que está acontecendo e como a mesma deve proceder. Devendo esse processo interativo ser repetido toda vez que a situação do paciente mudar, vidando o alcance dessas duas metas da criação de sentido (DAVIDSON, 2010).

Por tudo isso, tendo-se em vista a condição do paciente com Covid-19 em tratamento em UTI, o trabalho desempenhando pelo profissional enfermeiro pode elevar potencialmente o nível de bem estar dos familiares de uma forma significativa, à medida que as intervenções de enfermagem favoreçam a compreensão da situação, conforme o quadro clínico do paciente, o que determina a apropriação de papeis por parte do familiar.

Aplicabilidade da teoria criação de sentido facilitada para apoiar familiares de pacientes com covid-19 em unidades de terapia intensiva

A UTI é o ambiente mais complexo dentro de uma unidade hospitalar, com elevada especificidade tecnológica e de insumos materiais, além de profissionais capacitados. Dispõem de um número reduzido de leitos e presta assistência intensiva e direta a pacientes críticos, que necessitam de terapias específicas como ventilação mecânica, suporte hemodinâmico, cardiovascular, renal, entre outros (AVILES REINOSO; SOTO NUNEZ, 2014).

As UTIs possuem estrutura fechada, com horário de visita restrito e com limitação da presença de familiares (HUNTER *et al.*, 2010), pelo fato de ser atribuída ao visitante a responsabilidade por trazer infecções ao ambiente, promover o aumento do barulho e reduzir o espaço físico, dificultando assim o trabalho da equipe (GIBSON *et al.*, 2012). Esse fator gera angústia e desconforto aos pacientes e familiares. Não tocante, não há na literatura evidências científicas suficientes a respeito da importância dessa restrição de acesso (NUNES; GABARRA, 2017).

Em contrapartida, diversos estudos evidenciam a influência positiva do apoio familiar na promoção do bem estar e processo de reabilitação do paciente, que necessita de cuidados intensivos (MACIEL; SOUZA, 2006; PINTO *et al.*, 2010; NUNES; GABARRA, 2017; WRZESINSKI; BENINCÁ; ZANETTINI, 2019), sendo importante a acolhida dos familiares por tarde das equipes. A política de visitação ampliada surge como uma possibilidade de acolher e humanizar o atendimento às famílias (WRZESINSKI; BENINCÁ; ZANETTINI, 2019).

A situação de doença e hospitalização de um parente gera fragilidade, medo, angústia, ansiedade, dúvidas e insegurança aos familiares e quando a internação é na UTI esses fatores são potencializados em virtude da privação de convívio familiar, medo da perda do ente, mudança da rotina familiar, carência de informações e necessidades de se adaptar a rotina da instituição. O fato do visitante se deparar com telas, fios, monitores, alarmes e a movimentação constante dos profissionais, também constitui fator agravante (GIBAUT *et al.*, 2013). Cabendo ao enfermeiro além das funções gerenciais e assistenciais dentro da UTI desenvolver a interação com a família do paciente, fornecendo apoio, informações e esclarecendo dúvidas (AVILES REINOSO; SOTO NUNEZ, 2014).

Diante da hospitalização de uma pessoa, que necessita de terapia intensiva, o familiar precisa compreender e dar sentido a situação vivenciada, para poder adaptar-se ao seu novo papel e para isso o enfermeiro precisa desenvolver uma maior interação, que veicule auxílio as interpretações das informações e para isso necessita realizar uma escuta qualificada e dispor de uma comunicação efetiva, no esclarecimento das dúvidas (BERNAL-RUIZ; HORTA-BUITRAGO, 2014).

A teoria criação sentido facilitada nos orienta a melhor visualizar os problemas detectados dentro de uma realidade, a fim de que se possa eleger as melhores alternativas para solução. A pandemia trouxe uma nova realidade a pacientes, familiares e profissionais no cenário da UTI, em virtude do isolamento social imposto como uma das principais medidas de contenção da disseminação da doença está o isolamento social (WANG *et al.*, 2020). A impossibilidade de contato físico impacta de forma negativa na saúde mental, elevando dessa forma o risco de desenvolvimento de doenças como estresse, ansiedade e depressão (WANG *et al.*, 2020), o que é bastante verificado entre familiares de pacientes com Covid-19.

Outra questão aparente diz respeito ao sofrimento emocional (CONZ *et al.*, 2021, CLEM; HOCH, 202, DA SILVA *et al.*, 2022), pelo distanciamento e a não compreensão da situação. Partindo-se do conhecimento de que teorias são originadas de forma indutiva (através de observações frente a experiências e da literatura científica) ou dedutiva (derivadas de outras teorias), a teoria criação de sentido facilitada contempla as duas vertentes (DAVIDSON, 2010) e a figura 2 contempla uma representação da criação de sentido facilitada frente a realidade de sofrimento emocional do familiar.

Figura 2 – Mapa conceitual de criação de sentido facilitada frente ao familiar em sofrimento emocional

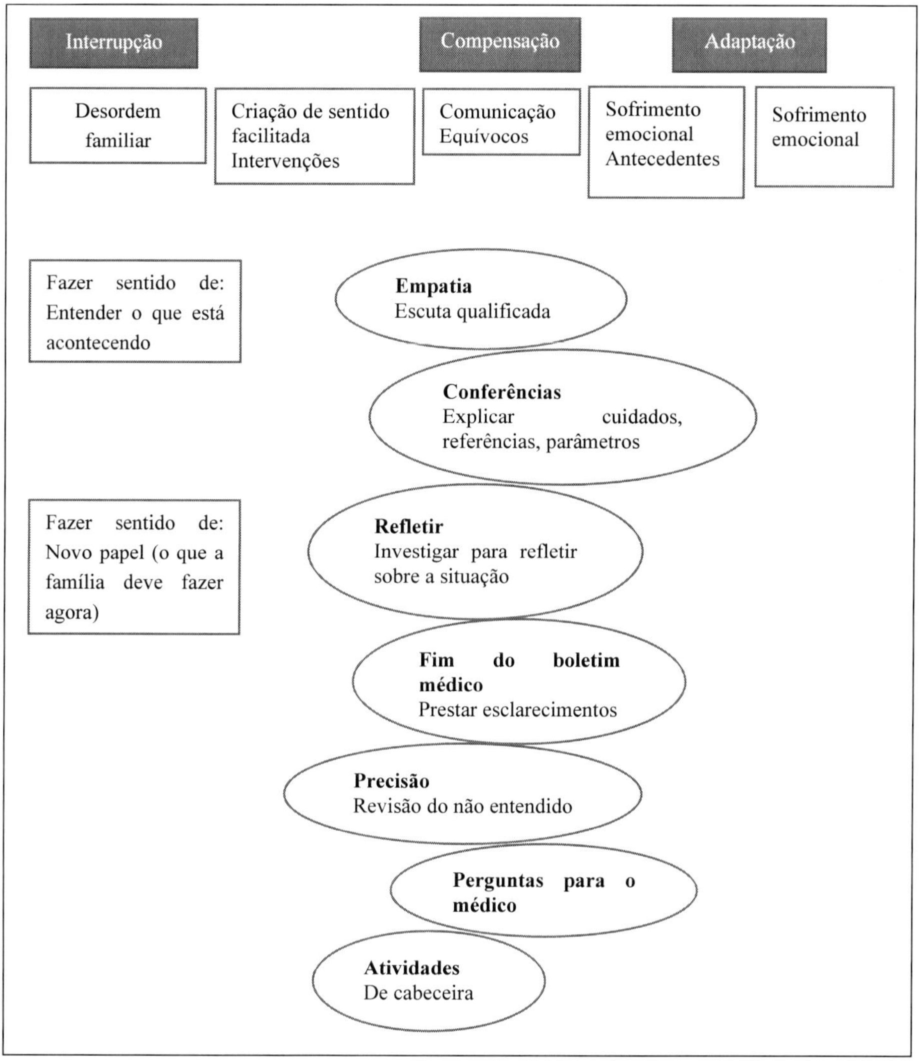

Interrupção	Compensação		Adaptação	
Desordem familiar	Criação de sentido facilitada Intervenções	Comunicação Equívocos	Sofrimento emocional Antecedentes	Sofrimento emocional

- Fazer sentido de: Entender o que está acontecendo
  - **Empatia** — Escuta qualificada
  - **Conferências** — Explicar cuidados, referências, parâmetros
- Fazer sentido de: Novo papel (o que a família deve fazer agora)
  - **Refletir** — Investigar para refletir sobre a situação
  - **Fim do boletim médico** — Prestar esclarecimentos
  - **Precisão** — Revisão do não entendido
  - **Perguntas para o médico**
  - **Atividades** — De cabeceira

Fonte: Adaptado de Davidson (2010).

As interações face a face ficam dificultadas e na maioria das vezes se restringem ao uso de tecnologias digitais, como smartphones ou tablets, quando podem utilizá-los e recursos como telefonema, mensagens de texto, áudio e vídeos trazem conforto frente a situação de distanciamento exigida (INGRAVALLO, 2020).

Nem sempre as pessoas podem se beneficiar do uso das mídias digitais em virtude da situação clínica do momento. Ou em decorrência de problemas como a falta de acesso à internet ou das tecnologias digitais, bem como dificuldades de manipulação dos equipamentos, especialmente entre idosos no Brasil (SCHMIDT *et al.*, 2020). E os profissionais que trabalham na assistência direta aos pacientes hospitalizados, em especial enfermeiros e médicos acabam com uma sobrecarregada exaustiva de trabalho, pois além dos cuidados físicos ainda oferecem apoio emocional (INGRAVALLO, 2020).

A família costuma ser afetada pelo agravamento do quadro clínico do doente e pelo medo de que outros familiares venham a contrair a doença (FIOCRUZ, 2020). Sendo o apoio a essas pessoas algo crucial para o entendimento da situação e o seu papel, dando sentido à realidade vivenciada por uma nova perspectiva de análise da conjuntura (DAVIDSON, 2010). E deve ser linha de cuidado alvo das ações de enfermagem, mesmo que de forma remota, tendo em vistas as restrições impostas pelos hospitais de diversos países, no tocante a visitantes e acompanhantes (ARANGO, 2020), não sendo diferente no Brasil.

Quadro 1 – Estratégias de gerenciamento frente as necessidades dos familiares de pacientes com quadro crítico agravado pela Covid-19

Necessidades verificadas	Estratégias de gerenciamento
• Conhecimento fundamentado sobre a COVID-19.	→ Esclarecimento de dúvidas através da comunicação efetiva, com atendimento humanizado; → Orientar o familiar sobre os dados que a *Infodemia* e *Fake News* mediada por mídias digitais podem acarretar a sua saúde mental;
• Compressão sobre o quadro clínico da pessoa em cuidados intensivos.	→ O enfermeiro pode estabelecer contato com o familiar após informe de cada boletim médico, para esclarecer as dúvidas do familiar; → O enfermeiro pode auxiliar o familiar a elaborar perguntas a serem realizadas durante a conversa com o médico; → O enfermeiro pode auxiliar o porta-voz da família na preparação das informações a serem compartilhadas com outros membros da família;
• Entendimento sobre as tecnologias e recursos, que a pessoa necessita.	→ Orientação sobre as tecnologias necessárias conforme a situação do paciente muda; → Elaboração de folhetos educativos sobre o ambiente organizacional da UTI e as rotinas de contato com a família;
• Escuta qualificada do familiar.	→ Realizar a escuta qualificada das angústias e dúvidas do familiar a fim de realizar os esclarecimentos devidos; → Colher informações sobre hábitos de vida do paciente para humanizar a assistência e fazer o familiar se sentir útil;
• Comunicação efetiva	→ Sempre questionar ao familiar se há algo que possa ser feito para ajudá-lo; → Usar termos de facilitem a compreensão por parte do familiar; → Sensibilizar os outros profissionais da equipe quanto as necessidades de informação e maior interação, no apoio as famílias.

No ambiente da UTI as ações assistenciais não devem apenas ser direcionados ao paciente, pois a família também tem que ser alvo das intervenções de enfermagem, tendo em vista que também adoece frente as incertezas com relação ao quadro clínico e pela ausência de contato físico, tendo em vistas as restrições impostas pelos hospitais de diversos países, no tocante a visitantes e acompanhantes, devendo esse apoio permanecer mesmo que via remota (ARANGO, 2020).

A teoria de sentido facilitada, como as demais teorias de médio alcance, fundamenta-se nos referenciais teóricos e metodológicos das grandes teorias, porém com uma aplicabilidade mais prática. As ações específicas da aplicação da teoria de sentido facilitada, especialmente no que se refere à inserção da família como parte fundamental do processo, reverbera como um diferencial na prática clínica da enfermagem, já que a assistência deixa de ser (para pacientes críticos) uma via de mão única, fazendo com que a gestão do cuidado não seja uma responsabilidade apenas do profissional da saúde.

Considerações finais

A aplicação da teoria criação de sentido facilitada a prática profissional otimiza o desenvolvimento de um pensamento crítico, reflexivo e um melhor direcionamento das ações, para a realização de uma assistência efetiva aos familiares dos pacientes com quadro crítico agravado pela Covid-19 e que necessitam de cuidados intensivos.

A correlação entre teoria, pesquisa e prática clínica são fundamentais (BOUSSO; POLES; CRUZ, 2014). E devem ser utilizadas nas pesquisas de enfermagem como forma de promover maior coerência, organização e articulação estruturada do objeto de estudo. Uma limitação importante diz respeito ao déficit existente em relação a quantidade de pesquisas que contemplem as teorias de enfermagem (MEDEIROS et al., 2015), havendo pouco destaque nos títulos ou resumos das produções científicas, apesar de constituírem subsídios importantes na produção de novos conhecimentos, sendo clara a necessidade de uma maior profundidade e visibilidade desses pressupostos tão importantes na busca pelo conhecimento (ROSA et al., 2010).

O apoio a esse público é crucial para um melhor enfrentamento da situação, onde os sentimentos, angústias e dúvidas encontram-se potencializados pelo distanciamento imposto pela situação de pandemia. E quando os profissionais realizam a escuta qualificada, acolhida, oferecem informações precisas e numa linguagem que favoreça a compreensão dessas pessoas, isso proporciona um maior conforto e um melhor enfrentamento da situação.

REFERÊNCIAS

ALCÂNTARA, M. R. *et al.* Teorias de enfermagem: a importância para a implementação da sistematização da assistência de enfermagem. **Rev Cie Fac Mei Amb.**, v. 2, n. 2, p. 115-132, 2011. Disponível em: http://www.faema.edu.br/revistas/index.php/Revista-FAEMA/article/view/99/317. Acesso em: 1 jun. 2021.

ALMEIDA, A. S. *et al.* Sentimentos dos familiares em relação ao paciente internado Sentimentos dos familiares em relação ao paciente internado na unidade de terapia intensiva na unidade de terapia intensiva. **Rev Bras Enferm**, Brasília, v. 62, n. 6, p. 844-849, nov./dez. 2009. Disponível em: https://www.scielo.br/j/reben/a/d6KNqK9MDvFVL4cQLMPwN3g/?lang=pt&format=pdf. Acesso em: 14 jun. 2021.

ARANGO, C. Lessons learned from the coronavirus health crisis in Madrid, Spain: how COVID-19 has changed our lives in the last two weeks [Ahead of Print]. **Biological Psychiatry**, 2020. Disponível em: https://dx.doi.org/10.1016/j.biopsych. 2020.04.003. Acesso em: 12 jun. 2021.

AVILES REINOSO, L.; SOTO NUNEZ, C. Modelos de Enfermería en Unidades de Paciente Crítico: un paso hacia el cuidado avanzado. **Enferm. glob., Murcia**, v. 13, n. 34, p. 323-329, abr. 2014. Disponível em: http://scielo.isciii.es/scielo.php?script=sci_arttext&pid=S1695-61412014000200015&lng=es&nrm=iso. Acesso em: 5 jun. 2021.

BATISTA, V. C. *et al.* Necessidades de Familiares de Pacientes Internados em Unidade de Terapia Intensiva. **J. Res. Fundam. Care**, v. 11, (n. esp), p. 540-546, 2019. Disponível em: http://dx.doi.org/10.9789/2175-5361.2019.v11i2.540-546. Acesso em: 25 abr. 2021.

BERNAL-RUIZ, D.; HORTA-BUITRAGO, S. Cuidado de enfermería para la familia del paciente crítico desde la teoría de la comprensión facilitada. **Enferm. Univ.**, v. 11, n. 4, p. 154-163, 2014. Disponible em: http://www.scielo.org.mx/scielo.php?script=sci_arttext&pid=S1665-70632014000400006&lng=es&nrm=iso. Accedido em: 24 abr. 2021.

BOUSSO, R. S.; POLES, K.; CRUZ, D. A. L. M. Conceitos e teorias na enfermagem. **Rev. Esc. Enferm.**, USP, São Paulo, v. 48, n. 1, p. 141-145, fev. 2014. Disponível em: http://www.scielo.br/scielo.php?script=sci_arttext&pid=S0080-62342014000100141&lng=en&nrm=iso. Acesso em: 13 maio 2021.

BRAGA, C. G.; SILVA, J. V. **Teorias de Enfermagem**. 1. ed. São Paulo, SP: Editora Iátria, 2011. 256 p.

BRUCHFELD, J.; CORREIA NEVES, M.; KÄLLENIUS, G. Tuberculosis and HIV Coinfection. **Cold Spring Harb Perspect Med.**, v. 5, n. 7: a017871, 2015. Available from: http://perspectivesinmedicine.cshlp.org/content/5/7/a017871.abstract. Access on: 25 abr. 2021.

CLEM, L.; HOCH, V. A. A morte dizendo olá: vivência dos pacientes internados em leitos UTI COVID-19, um olhar a partir dos profissionais de saúde. **Anuário Pesquisa e Extensão Unoesc São Miguel do Oeste**, v. 6, p. e29799-e29799, 2021. Disponível em: https://unocsc.emnuvens.com.br/apeusmo/article/view/29799. Acesso em: 11 jan. 2022.

CONZ, C. A. *et al.* Vivência de enfermeiros que atuam na Unidade de Terapia Intensiva com pacientes infectados pela COVID-19. **Revista da Escola de Enfermagem da USP**, v. 55:e20210194, 2021. Disponível em: https://www.scielo.br/j/reeusp/a/WpwQjSLqBQy3ZgfwQk5VL8t/?format=pdf&lang=pt. Acesso em: 11 jan. 2022.

DA SILVA, D. C. *et al.* Acolhimento hospitalar em tempos de pandemia de COVID-19: relato de experiência. **Revista Eletrônica Acervo Saúde**, v. 15, n. 1, p. e9404-e9404, 2022. Disponível em: https://acervomais.com.br/index.php/saude/article/view/9404. Acesso em: 11 jan. 2022.

DAVIDSON, J. E. Facilitated sensemaking: a strategy and new middle-range theory to support families of intensive care unit patients. **Crit Care Nurse**, v. 30, n. 6, p. 28-39, 2010. doi: 10.4037/ccn2010410

FUNDAÇÃO OSWALDO CRUZ. **Saúde mental e atenção psicossocial na pandemia COVID-19**: cuidados paliativos. Rio de Janeiro, 2020. Disponível em: https://www.fiocruzbrasilia.fiocruz.br/wp-content/uploads/2020/04/sa%c3%bade-emental-e-aten%c3%a7%c3%a3o-psicossocial-na-pandemia--covid-19-cuidados-paliativos-orienta%c3%a7%c3%b5es-aosprofissionais--de-sa%c3%bade.pdf. Acesso em: 13 jun. 2021.

GEORGE, J. B. (org.). **Teorias em Enfermagem**: os fundamentos para a prática profissional: os fundamentos para a prática profissional. 4. ed. Porto Alegre: Artes Médicas, 2000. 338 p.

GIBSON, V. et al. Position statement on visiting in adult critical care units in the UK. **Nurs Crit Care**, v. 17, n. 4, p. 213-8, 2012. Available from: https://onlinelibrary.wiley.com/doi/full/10.1111/j. 1478-5153.2012.00513.x. Access on: 13 jun. 2021.

GIBAUT, M. A. M. et al. Conforto de familiares de pessoas em Unidade de Terapia Intensiva frente ao acolhimento. **Rev Esc Enferm USP**, v. 47, n. 5, p. 1117-24, 2013. Disponível em: https://www.scielo.br/j/reeusp/a/9Gb9DtfLQ9YprVgbTmxBcvN/?format=pdf&lang=pt. Acesso em: 13 jun. 2021.

HUMPHREYS, J. et al. Theory of Symptom Management. *In*: SMITH, M. J.; LIEHR, P. R. (ed.). **Middle Range Theory for Nursing**. 3. ed. New York: Springer Publishing Company, 2014.

HUNTER, J. D. et al. A survey of intensive care unit visiting policies in the United Kingdom. **Anaesthesia**, v. 65, n. 11, p. 1101-1105, 2010. Available from: https://associationofanaesthetists-publications.onlinelibrary.wiley.com/doi/epdf/10.1111/j. 1365-2044.2010.06506.x. Access on: 13 jun. 2021.

INGRAVALLO, F. Death in the era of the COVID-19 pandemic. **The Lancet Public Health**, v. 5, p. E258, 2020. Available from: https://dx.doi. org/10.1016/S2468-2667(20)30079-7. Access on: 13 jun. 2021.

LEANDRO, T. A. et al. Development of middle-range theories in Nursing. **Rev Bras Enferm.**, v. 73, n. 1, e20170893, 2020. Available from: http://dx.doi.org/10.1590/0034-7167-2017-0893. Access on: 5 abr. 2021.

MACIEL, M. R.; SOUZA, M. F. Acompanhante de Adulto na Unidade de Terapia Intensiva: uma visão do Paciente. **Acta Paul Enferm.**, v. 19, n. 2, p. 138-43, 2006. Disponível em: https://www.scielo.br/j/ape/a/C6GbfSGCxKSnstjGCjwRf3g/?lang=pt. Acesso em: 13 jun. 2021.

MEDEIROS, L. P. et al. Modelo de Adaptação de Roy: revisão integrativa dos estudos realizados à luz da teoria. **Rev Rene**, v. 16, n. 1, p. 132-40, 2015. Disponível em: http://www.periodicos.ufc.br/rene/article/view/2672/2057. Acesso em: 1 jun. 2021.

NUNES, M. E. P.; GABARRA, L. M. Percepção de familiares sobre visitas a pacientes e regras em unidade de terapia intensiva. **Arq. Ciênc. Saúde**, v. 24, n. 3, p. 84-88, jul./set. 2017. Disponível em: https://www.cienciasdasaude.famerp.br/index.php/racs/article/view/669/716. Acesso em: 9 jun. 2021.

PINTO, J. P. *et al.* Cuidado centrado na família e sua aplicação na enfermagem pediátrica Cuidado centrado na família e sua aplicação na enfermagem pediátrica. **Rev Bras Enferm.**, v. 63, n. 1, p. 132-5, 2010. Disponível em: https://www.scielo.br/pdf/reben/v63n1/v63n1a22.pdf. Acesso em: 24 abr. 2021.

PRIMO, C. C.; BRANDÃO, M. A. G. Interactive Theory of Breastfeeding: creation and application of a middle-range theory. **Rev Bras Enferm.**, v. 70, n. 6, p. 1257-1264, 2017. Available from: https://www.scielo.br/j/reben/a/YnMYdgQWZvtNGCVB5H6mQzd/?lang=en&format=pdf. Access on: 5 abr. 2021.

ROSA, B. A. *et al.* Estressores em unidade de terapia intensiva: versão brasileira do The Environmental Stressor Questionaire. **Rev Esc Enferm USP**, v. 44, n. 3, p. 627-635, 2010. Disponível em: https://www.scielo.br/j/reeusp/a/mJrWxnBxNVJRhHLnqvYLTZf/?lang=pt&format=pdf. Acesso em: 8 jun. 2021.

SCHMIDT, B. *et al.* Saúde mental e intervenções psicológicas diante da pandemia do novo coronavírus (COVID-19). **Estudos de Psicologia**, v. 37, e200063, 2020. Disponível em: http://dx.doi.org/10.1590/1982-0 275202037e200063. Acesso em: 5 abr. 2021.

SILVA, H. G. N.; SANTOS, L. E. S.; OLIVEIRA, A. K. S. Efeitos da pandemia no novo Coronavírus na saúde mental de indivíduos e coletividades. **J. Nurs. Health**, v. 10(n.esp.):e20104007, 2020. Disponível em: https://periodicos.ufpel.edu.br/ojs2/index.php/enfermagem/article/view/18677/11414. Acesso em: 5 abr. 2021.

WANG, C. *et al.* Immediate psychological responses and associated factors during the initial stage of the 2019 coronavirus disease (COVID-19) epidemic among the general population in China. **International Journal of Environmental Research and Public Health**, v. 17, n. 5, p. 1729, 2020. Available from: https://dx.doi.org/10.3390/ijerph17051729. Access on: 13 jun. 2021.

WRZESINSKI, A.; BENINCA, C. R. S.; ZANETTINI, A. Projeto UTI Visitas: ideias e percepções de familiares sobre a visita ampliada. **Rev. SBPH**, São Paulo, v. 22, n. 2, p. 90-108, dez. 2019. Disponível em: http://pepsic.bvsalud.org/scielo.php?script=sci_arttext&pid=S1516-08582019000300006&lng=en&nrm=iso. Acesso em: 13 jun. 2021.

CAPÍTULO 20

LUTO POR COVID-19 E A ASSISTÊNCIA DE ENFERMAGEM A LUZ DA TEÓRIA SINERGISTÍCA

Marly Marques Rêgo Neta
Milena France Alves Cavalcante
Daniela Reis Joaquim de Freitas
Maria do Livramento Fortes Figueiredo
Grazielle Roberta Freitas da Silva

Introdução

Entende-se o luto como o sentimento que se agrega a situação de perda, adaptações ou mudança. Nas mais diferentes culturas o luto por morte evidencia o sopro que é a vida, colocando a morte no seu patamar de fim. Segundo Jorge, Melo e Nunes (2020) assistimos atônicos ao cenário de isolamento, medo e incerteza que a pandemia da Covid-19 nos impôs. Dessa forma, a vivência do luto se configura na política da doença, sobrepondo a política de saúde, assim quem acreditaria que no meio dos menos vulneráveis surgiriam os primeiros casos, a doença e a morte em sua vertiginosa democracia.

Com o aumento exponencial dos números de casos em vários países, a Covid-19 tornou-se uma emergência de saúde pública de interesse internacional. Assim, a pandemia trouxe ainda mudanças no cotidiano como o uso de máscaras e o distanciamento social, o sentimento de isolamento veio acompanhado de ansiedade, desesperança, perdas e luto, sendo este muitas vezes abrupto (KERR et al., 2020). O insuficiente conhecimento científico sobre o novo coronavírus, sua alta velocidade de disseminação e capacidade de provocar mortes em populações vulneráveis, geram incertezas sobre quais seriam as melhores estratégias a serem utilizadas para o enfrentamento da epidemia em diferentes partes do mundo (WERNECK; CARVALHO, 2020).

No atual cenário pandêmico, inúmeras famílias vêm sofrendo perdas significativas. Por sua vez, o óbito pela Covid-19 e as questões de biossegurança implicaram em profundas modificações nos rituais e na forma como as diferentes culturas lidam com o luto. Algumas variáveis complicadoras do processo de luto podem ser identificadas: dificuldade de comunicação, mortes inesperadas, distanciamento da rede socioafetiva, impossibilidade de despedida e tradições fúnebres interditadas (VERZTMAN; ROMÃO-DIAS, 2020).

São situações vivenciadas pelas famílias enlutadas que podem produzir impacto na experiência de terminalidade e predizer riscos à saúde mental. Dessa forma, esta realidade nos impulsionou a refletir acerca da nossa incerteza que é a vida, já que a morte é certa e inerente a quem vive. A angústia, o medo, a solidão e a necessidade de isolamento como medida de proteção são causas e fatores de risco para desordens mentais, portanto o luto advindo como sequela da pandemia é singular, transversal e político (CARVALHO, 2020).

A falta de contato entre os familiares e o paciente, reforça a necessidade de se assistir e amparar tanto o paciente como seus vínculos, mesmo que na distância, estratégias humanizadoras como uso de tablets, celulares, prontuários e cartas afetivas aproximam as pessoas e profissionais. Com este intuito as situações de terminalidade e luto são vivenciadas de forma humanizada (CREPALDI, 2020).

Dentre as equipes de saúde, a Enfermagem é aquela que mais tempo assiste os indivíduos em suas necessidades, pois estão envolvidos na linha de frente do cuidado além de ser indispensável no processo do luto, no sentido de prover apoio e amparo aos familiares. Dessa forma, precisamos compreender que a doença pela Covid-19 amplifica os desafios diante da morte, sendo urgente uma reflexão sobre o suporte emocional aos enlutados através das teorias de Enfermagem. Portanto, este estudo tem como objetivo refletir sobre os domínios sinergísticos de atuação do Enfermeiro sob a Luz da teoria de Dagmar E. Brodt (1969).

Método

Trata-se de um estudo do tipo ensaio teórico-reflexivo, desenvolvido durante os meses de março e junho de 2021, como requisito a disciplina Fundamentos e Teóricos e Filosóficos de Enfermagem do Programa de Pós-graduação em Enfermagem da Universidade Federal do Piauí, sendo ancorado nos constructos teóricos da teoria Sinergística de Dagmar E. Brodt (1969).

Foram desenvolvidas duas fases: I – revisão narrativa da literatura sobre a temática, por meio da consulta às obras primárias que embasam o referencial teórico-metodológico, documentos e artigos científicos; II – reflexão sobre a interface entre a pandemia pelo coronavírus e a teoria de enfermagem, com base na literatura identificada e na experiência dos pesquisadores.

Resultado e discussão

Teoria Sinergística de Dagmar Brodt

As teorias organizam formalmente o conhecimento da Enfermagem como profissão. Elas surgiram com o intuito de fortalecimento enquanto ciência, no sentido de nortear a prática assistencial, a gerência, docência e pesquisa nessa área. A gênese das teorias acontece no campo prático, quando inquietudes e/ou demandas que pairam no senso comum dos profissionais rompem a cadeia contemplativa e passam para uma análise crítico-reflexiva da realidade (ALMEIDA *et al.*, 2021).

Nessa transição, a Enfermagem se consolida enquanto ciência, identificando fenômenos inerentes à prática dos enfermeiros e clarificando conceitos que precisam ser devidamente definidos para que os processos do cuidado de enfermagem sejam alicerçados a um arcabouço teórico sólido, fortalecendo a prática e instrumentalizado o enfermeiro para um cuidado sistematizado, crítico, reflexivo, humanizado, ético e holístico, contemplando aspectos biopsicossociais do indivíduo, família e comunidade, de modo a legitimar a integralidade, universalidade e equidade propostas pelo Sistema Único de Saúde (SUS) (BRANDÃO *et al.*, 2019).

Sendo assim, com finalidade de buscar uma referencial teórico pertinente ao mundo do cuidar, Dagmar Brodt – publicou a Teoria sinergística em 1969 direcionou o foco de enfermagem para ações sinérgicas da Enfermagem baseada em quatro princípios que guiam à concepção do ser humano e suas respostas orgânicas: energia, integridade pessoal, estrutura e social (BRODT, 1969).

A teoria descreve a confortante mistura de conhecimentos e habilidades que protegem um paciente de sua fraqueza e mobilizam suas forças para a recuperação são os resultados das ações sinergísticas da enfermagem, que podem ser evidenciados no próximo tópico.

Considerações da Teoria Sinergística para a Assistência de Enfermagem frente ao luto por Covid-19

Atender as demandas da infecção por Covid-19 requerem da equipe de Enfermagem conhecimentos de Biossegurança, o manejo de vestir (paramentação) e descarte das peças (desparamentação) requerem cuidados para evitar a contaminação dos profissionais de saúde, em destaque os da equipe de enfermagem. Além disso, cabe aos profissionais lidar com Luto abrupto, quando mesmo diante de todo o cuidado necessário o indivíduo não resiste a doença, e em pouco tempo vem a óbito por consequência desta (LAURENTE; CHIRE, 2020).

A enfermagem tem o desafio de acompanhar o indivíduo em todo seu ciclo vital, do nascer ao morrer. As singularidades que acompanham a assistência de cada grupo, não se limitam ao sujeito, colocando a família como parte integrante da assistência de enfermagem. Nas situações de perda ou luto este olhar deve ser priorizado. Assim ao considerar o relevante papel do enfermeiro na linha de enfrentamento dessa emergência de saúde global, torna-se necessário fomentar um olhar crítico para a assistência de enfermagem dentro da rede de atenção à saúde, em consonância com as concepções conceituais que concedam uma base teórico-científica para sua prática assistencial (ALMEIDA *et al.*, 2021).

A interface com a Teoria Sinergística de Dagmar E. Brodt (1969) busca colocar o indivíduo como ativo associando os conhecimentos e habilidades específicas da enfermagem a fim de protegerem e mobilizarem suas forças para a recuperação. Desta forma, mesmo em situação de terminalidade e luto a aplicação desta teoria a prática resultaria em melhor preparo e aceitação por parte do indivíduo e família assistida. Em um ciclo contínuo de intervenção esta teorista propõe seis etapas do processo de aplicação, que são: avaliação; planejamento; implementação; levantamento das respostas e sinergismo das ações.

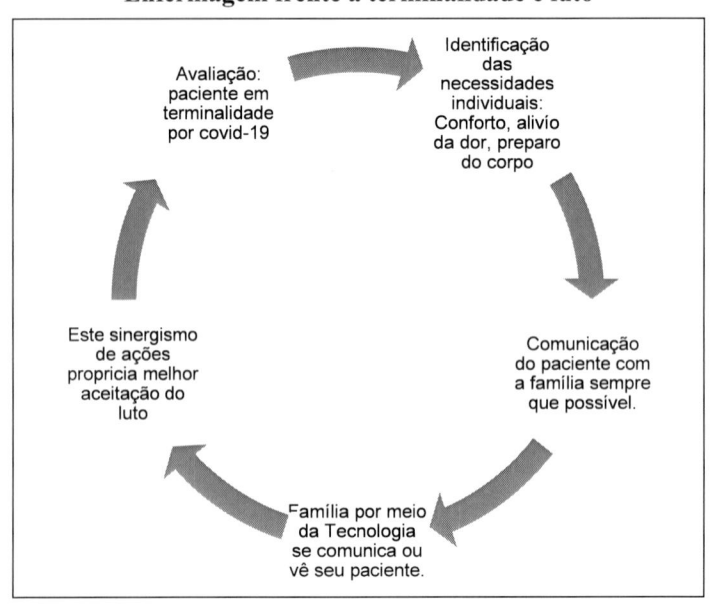

Figura 1 – Ciclo de intervenções sinergísticas da Enfermagem frente a terminalidade e luto

Outro aspecto importante da atuação do enfermeiro está relacionado à função de resguardar a dignidade da pessoa no final de sua vida. De acordo com Figueiredo (2019), as pessoas querem ser tratadas com dignidade e devem ter o direito de morrer com dignidade. O cuidado com dignidade é uma intervenção que orienta o enfermeiro a identificar e prestar um cuidado adequado, do ponto de vista físico, espiritual, emocional e social.

Esse tipo de cuidado exige do enfermeiro reações emocionais quanto físicas. Consequentemente, a própria história, autoconhecimento e sensibilidades se cruzam com o sofrimento e a experiência do paciente e de sua família. Daí a importância de estratégias pessoais e institucionais que tenham como foco o autocuidado do enfermeiro (FIGUEIREDO *et al.*, 2019).

Contribuições para enfermagem

Almeja-se com esta reflexão levar conhecimentos para enfermeiros, bem como o reconhecimento dos pilares que sustentam a práxis da enfermagem e, desta forma, desvelar a teoria aqui apresentada como ferramenta para aplicação consciente e reflexiva do processo de enfermagem neste delicado momento que é o luto em tempos de pandemia.

REFERÊNCIAS

ALMEIDA, Isabella Joyce Silva de *et al*. Coronavirus pandemic in light of nursing theories. **Revista Brasileira de Enfermagem** [online], v. 73, suppl 2, e20200538, 2020. Disponível em: https://doi.org/10.1590/0034-7167-2020-0538. Epub 04 Dez 2020. ISSN 1984-0446. https://doi.org/10.1590/0034-7167-2020-0538. Acesso em: 14 jun. 2021.

BRODT, Dagmar E. A synergistic theory of nursing. **The American journal of nursing**, p. 1674-1676, 1969.

CARVALHO, Mario *et al*. Metáforas de um vírus: reflexões sobre a subjetivação pandêmica. **Psicologia & Sociedade** [online], v. 32, e020005, 2020. Disponível em: https://doi.org/10.1590/1807-0310/2020v32240308. Epub 04 Set 2020. ISSN 1807-0310. https://doi.org/10.1590/1807-0310/2020v32240308. Acesso em: 6 jun. 2021.

CREPALDI, Maria Aparecida *et al*. Terminalidade, morte e luto na pandemia de COVID-19: demandas psicológicas emergentes e implicações práticas. **Estudos de Psicologia**, [online], Campinas, v. 37, e200090, 2020. Disponível em: https://doi.org/10.1590/1982-0275202037e200090. Epub 01 Jun 2020. ISSN 1982-0275. https://doi.org/10.1590/1982-0275202037e200090. Acesso em: 6 jun. 2021.

FIGUEIREDO BORDA, Natalie *et al*. Modelos e teorias de enfermagem: suporte para cuidados paliativos. **Enfermería**, Montevidéu, v. 8, n. 2, p. 22-33, dez. 2019. Disponível em: http://www.scielo.edu.uy/scielo.php?script=sci_arttext&pid=S2393-66062019000200022&lng=en&nrm=iso. Epub 01 de dezembro de 2019. http://dx.doi.org/10.22235/ech.v8i2.1846. Acesso em: 14 jun. 2021.

JORGE, Marco Antonio Coutinho; MELLO, Denise Maurano; NUNES, Macla Ribeiro. Medo, perplexidade, negacionismo, aturdimento – e luto: afetos do sujeito da pandemia. **Revista Latinoamericana de Psicopatologia Fundamental** [online], v. 23, n. 3, p. 583-596. 2020. Disponível em: https://doi.org/10.1590/1415-4714.2020v23n3p583.9. Epub 30 Out 2020. ISSN 1984-0381. https://doi.org/10.1590/1415-4714.2020v23n3p583.9. Acesso em: 6 jun. 2021.

LAURENTE, Itala; CHIRE, Josimar. **Impacto das pesquisas científicas das universidades paulistas nos principais jornais sobre a covid-19**. 2020. Disponível em: https://ige.unicamp.br/sites/portal8.ige.unicamp.br.portal/files/eventos/2020-05/boletim%204%20-%20Universidade%20e%20Jornais%20%281%29.

SILVA, Marcelo Moura; ESTELLITA-LINS, Carlos. A xawara e os mortos: os Yanomami, luto e luta na pandemia da Covid-19. **Horizontes Antropológicos** [online], v. 27, n. 59, p. 267-285, 2021. Disponível em: https://doi.org/10.1590/S0104-71832021000100014. Epub 03 Maio 2021. ISSN 1806-9983. https://doi.org/10.1590/S0104-71832021000100014. Acesso em: 6 jun. 2021.

VERZTMAN, Julio; ROMÃO-DIAS, Daniela. Catástrofe, luto e esperança: o trabalho psicanalítico na pandemia de COVID-19. **Revista latinoamericana de psicopatologia fundamental**, v. 23, n. 2, p. 269-290, 2020.

WERNECK, Guilherme Loureiro; CARVALHO, Marilia Sá. **A pandemia de COVID-19 no Brasil**: crônica de uma crise sanitária anunciada. 2020. Disponível em: http://cadernos.ensp.fiocruz.br/csp/artigo/1036/a-pandemia-de-covid-19-no-brasil-crnica-de-uma-crise-sanitria-anunciada. Acesso em: 18 jul. 2020.

CAPÍTULO 21

DIMENSIONES DE LOS CUIDADOS PALIATIVOS DE DAVIS Y OBERLE ANTE LA PANDEMIA DEL COVID-19

Odalina del Carmen Martínez Jiménez
Mirna Elizabeth Benegas Villamayor
Antonia Beatriz Arellano
José Wicto Pereira Borges
Lidya Tolstenko Nogueira
Maria do Livramento Fortes Figueiredo

Introducción

La pandemia causada por el virus SARS-CoV-2 (Covid-19), ha irrumpido en el mundo poniendo a prueba a todo el sistema de salud, exigiendo a los equipos sanitarios un profesionalismo al extremo por el riesgo de comprometer su integridad y la de todos los que le rodean si no se aplican los protocolos de bioseguridad.

El desempeño de enfermeras para mejorar la salud de la población en tiempos de crisis data desde los días de Florencia Nightingale, que sentó las bases de la profesionalización de la enfermería. Las enfermeras respondieron a la llamada una y otra vez, siendo protagonistas en varias pandemias, como fueron gripe española de 1918, la gripe por el virus de la influenza H1N1, el síndrome respiratorio agudo severo y el síndrome respiratorio del Medio Oriente, el ébola (LAHITTE, 2020).

Las enfermeras en los escenarios donde se enfrenta la Covid-19 realizan las acciones necesarias para cumplir con el compromiso profesional y ético de cuidar. Es decisiva su contribución, ya que debe proveer atención y cuidados directos que ha salvado vidas y reducido el sufrimiento, brindar apoyo emocional, educar a pacientes y sus familias, coordinar acciones de prevención y control de infecciones, como parte de un equipo de salud para ofrecer atención efectiva a los pacientes infectados (CONSEJO INTERNACIONAL ENFERMERA, 2020).

Según cifras de la Organización Mundial de la Salud (OMS) las enfermeras representan casi el 50 % de la fuerza laboral de salud. De los 43,5 millones de trabajadores de la salud en el mundo, se estima que 27, 9 millones son enfermeras, de las cuales el grueso –19,3 millones– son enfermeras profesionales, sin embargo, el 50 % de los estados miembros de la OMS informa tener menos de tres profesionales en enfermería por cada 1.000 habitantes (OMS, 2020). Esta ratio ha sido incluida como un indicador desarrollado por par te del Banco Mundial, el cual reconoce a países como Islandia, Nueva Zelanda y, en la región de América, a Brasil como aquellos con mejor ratio de enfermeras por población, señalando la necesidad urgente de mejorar esta relación en gran parte del planeta (FUENTES, 2020).

El trabajo de enfermería es crucial en la recuperación de los pacientes, no sólo por los cuidados paliativos de las enfermedades sino por el apoyo emocional. "En este momento de pandemia se requiere tener una conducta diferente, promovemos el bienestar de los seres humanos a través del 'cuidado', por nuestra palabra clave porque el cuidado es holístico, no es nada más cuidar el cuerpo sino la parte espiritual, social y psicológica, de manera ética. Esa es la base del trabajo de las enfermeras de cuidados paliativos (CORONA, 2020).

El rol de la enfermera de cuidados paliativos ante el Covid-19, ha demostrado un altísimo grado de compromiso y entrega para contener la enfermedad. Las enfermeras que tienen un gran protagonismo, liderando lo que se ha dado en llamar la "primera línea" de atención a las personas que acuden a los centros asistenciales en busca de ayuda. Los profesionales de enfermería ante la pandemia demostraron todos sus potenciales como gestores del cuidado mediante acciones de educación y orientación, direccionando el argumento para el proceso de la muerte por covid19, es una etapa difícil por el cual está pasando los familiares cercano del paciente dando lugar a las emociones y tristeza que causa en caso de fallecimiento, el alistamiento del cadáver será realizado en el mismo sitio del descenso en el ámbito hospitalario. Todas las personas que participen del cuidado inicial hasta la introducción en la bolsa mortuoria deberán estar provistas con los Equipos de Protección Personal EPP, aplicando las precauciones establecidas (ver tabla 1).

Según Guajardo es por eso que personal de Enfermería pone en funcionamiento todas sus habilidades y su tiempo para dar ayuda y herramientas a las familias para poder afrontar esa situación de duelo, la cantidad de muertes que está generando esta pandemia es importante que las enfermeras esten capacitadas para saber afrontar la muerte para así tener las habilidades y recursos necesarios para poder ayudar a las personas que sufren las pérdidas a superarlo de la mejor manera posible. Mientras tanto es muy importante la ayuda emocional del personal de enfermería para poder sobrellevar Los cuidados paliativos, continúa, no han sido una excepción. "Todo ha quedado supeditado a la pandemia, pero el virus no ha detenido el avance de las devastadoras consecuencias" del cáncer, de las enfermedades neurodegenerativas o las dolencias provocadas por la insuficiencia de un órgano. En este contexto, "en el que los profesionales de paliativos ya trabajan con un acusado déficit de recursos", hay que sumar la gran cantidad de pacientes que precisaban cuidados al final de su vida a causa del Covid-19 (GUAJARDO, 2020; MARIN, 2020).

La OMS define que los cuidados paliativos son un enfoque para mejorar la calidad de vida de los pacientes y sus familias que enfrentan los problemas asociados con enfermedades potencialmente mortales. Incluye la prevención y el alivio del sufrimiento mediante la identificación temprana, evaluación y tratamiento del dolor y otros problemas físicos, psicosociales y espirituales (OMS, 2016).

La Enfermería en cuidados paliativos se considera una especialidad dentro de la disciplina, por lo que se requiere estar en posesión de una especialización o un máster en el área. La enfermera también debe tener herramientas de pensamiento crítico y de práctica basada en evidencia, entrenamiento en comunicación, educación de pacientes y familia, cuidado espiritual y psicosocial (BORNEM, 2011).

Aspecto importante del rol de la enfermera en el cuidado paliativo es la relación con la función de protectora de la dignidad de la persona al final de su vida. Según Johnston las personas desean ser tratados con dignidad y deben también tener el derecho de morir con dignidad. El cuidado con dignidad es una intervención que guía a las enfermeras para identificar y otorgar un cuidado adecuado, desde el punto de vista físico, espiritual, emocional y social. La conservación de la dignidad puede ser instrumentalizada por medio de acciones específicas enfocadas en el cuidado, de una manera integral que facilite el trabajo del personal de salud (JOHNSON, 2019).

Tras la soledad forzada a la que se han visto sometidos numerosos enfermos del Covid-19, se hace necesaria una reflexión pausada sobre el aspecto deshumanizador de morir solo, se limita y condiciona la autonomía del paciente que de normal desea ser acompañado por su familia y no morir solo. La soledad en un enfermo que se está muriendo solo se convierte en "el dolor más punzante" de los padecidos, sino que va construyendo un muro que no le deja ver más que la propia muerte (GARCÍA, 2020). Se muere más deprisa solo que acompañado. La soledad y silencio de la habitación, de la UCI, aceleran la muerte. Por tanto, morir solo, siempre es morir mal (GARCIA, 2020). Es por eso que el rol desarrollado por la enfermería en la planificación, elaboración, puesta en marcha, implementación y supervisión de los protocolos frente a la Covid-19 ha posicionado la labor de estos profesionales como un factor vertebrador, y por lo tanto, insustituible, en todo ese proceso complejo, cambiante y frenético que ha supuesto la atención a los pacientes afectados por esta enfermedad (LANA, 2020).

Todas enfermeras deben tener formación en los cinco roles básicos de la Enfermería; rol clínico, consultoría clínica, administración, educación e investigación ya que constituye el primer nexo entre el paciente, familia y miembros del equipo interdisciplinario de cuidados paliativos (ARCO CANOLES, 2011). El modelo de cuidados de apoyo de Davies y Oberle (1990), es reconocida internacionalmente como modelo de práctica y como característica de los planes de estudios educativos que direcciona los cuidados paliativos en enfermería. Se han propuesto varios modelos para encapsular las características de los cuidados paliativos (DAVIES; OBERLE, 1990; PERRY, 1998; BECKER, 2000; JOHNSTON; SMITH, 2006) pero el modelo de cuidados de apoyo de Davies y Oberle enfatiza principalmente esos atributos (NEWTON; MCVICAR, 2014).

Sin embargo, la enfermería paliativa ha cambiado considerablemente en el Reino Unido desde su desarrollo, volviéndose más especializada en una variedad de entornos (NEWTON; MCVICAR, 2014). Los cuidados paliativos son la rama de la medicina que se encarga de PREVENIR Y ALIVIAR el sufrimiento así como brindar una mejor CALIDAD DE VIDA posible a pacientes que padecen de una enfermedad grave y que compromete su vida, tanto para su bienestar así como el de su familia. Investigaron sobre la evaluación de la vigencia del modelo de cuidados paliativos en espacios especializados de atención en Inglaterra. El resultado de su investigación fue que, si los atributos de enfermería descritos en el modelo original aún se aplicaban, pero no encontraron evidencia que demostrara su aplicación en contextos actuales de cuidados paliativos (NEWTON; MCVICAR, 2013).

El modelo de atención de apoyo de Davies y Oberle se adaptó para reflejar claramente la práctica de enfermería de cuidados paliativos y luego se adoptó como marco para la enfermería de cuidados paliativos por el hospital. El modelo original se desarrolló a través del análisis de la atención brindada por una enfermera de cuidados de apoyo que trabajaba en una Clínica de Control de Dolor y Síntomas de Estados Unidos. La teoría propone seis dimensiones entrelazadas que conforman la parte clínica del rol de la enfermería en los cuidados paliativos: valorar, conectar, empoderar, hacer por, encontrar significado y preservar la integridad. Los hallazgos implican que la enfermera como profesional no puede separarse de la enfermera como persona (DAVIES; OBERLE, 1990).

El objetivo de esta investigación es reflexionar la aplicación de las dimensiones del modelo conceptual de atención de apoyo en cuidados paliativos de Davis y Oberle ante la pandemia del Covid-19.

Método

Se realizó un estudio de reflexión acerca de las dimensiones del modelo conceptual de Davis y Oberle en los cuidados paliativos de enfermeras ante la pandemia del Covid-19. El modelo puede servir como enlace entre la teoría y la práctica de la enfermería en cuidados paliativos direccionando actividades en el contexto pandémico.

Para realizar el trabajo se solicitó a través de correo electrónico a la Editorial de la revista: Oncology Nursing Fórum, que gentilmente facilitó el artículo de Davies, Oberle (1990) "Dimensiones de la función de apoyo de la enfermera de cuidados paliativos". Así también se utilizó otros materiales que fueron investigados por el mismo autor.

Así también para la revisión de la literatura sobre el cuidado paliativo ante el Covid-19, se llevó a cabo en las bases de datos de PUBMED, SCIELO, REDALYC, CUIDARTE, ELSEVIER, WEB OF SCIENCE, CLINICAL JOURNAL OF ONCOLOGY NURSING, Y OTROS. Los conceptos, definiciones de las dimensiones y los elementos que los constituyen descritos por las teorías fueron revisados. Por correspondencia estos elementos fueron alineados al contexto de la pandemia de covid19 y fueron identificados posibilidad de acciones, abordaje de enfermería o barreras que necesitan ser atravesadas para mantener la calidad de los cuidados paliativos en Covid-19.

Rol de la enfermera de cuidados paliativos

El modelo de Davies y Oberle se desarrolló con el propósito de describir el componente clínico del rol de la enfermera en el cuidado paliativo, los atributos de enfermería paliativa para la práctica y para los programas de formación. El rol de Enfermería se orienta hacia un ser solidario con múltiples dimensiones: ser capaz de valorar, ser capaz de lograr conexión, ser capaz de capacitar y hacer, ser capaz de encontrar el significado y la preservación de la propia integridad. Este modelo considera que no debe separarse a la enfermera de su ser como persona (OBERLE; DAVIES, 1993).

El modelo de cuidados de apoyo sostenido por la valoración de enfermería del paciente en etapa avanzada de la enfermedad centrada en aspectos humanos (DAVIES; OBERLE, 1990). Se establece una conexión profunda entre los profesionales sanitarios y el paciente. Se busca el empoderamiento del paciente orientándose hacia la independencia en el hacer. La enfermera guía a la persona enferma a preservar su integridad y a encontrar significado en lo que le queda de vida y en su preparación para la muerte.

Los cuidados paliativos proporcionan un cuidado integral, asegurando el alivio del dolor y otros síntomas. Incluyen el soporte necesario para ayudar al paciente a vivir lo más activamente posible durante todo el proceso de enfermedad, y facilitan la preparación del paciente y la familia en el proceso de morir y duelo posterior.

Para llevar a cabo todo este complejo sistema de cuidados, se necesita un equipo multidisciplinar especializado, con preparación no sólo a nivel asistencial sino a nivel humano y psicológico. Enfermería ocupa un lugar privilegiado en este sistema, ya que es quien permanece más tiempo junto al paciente, lo cual le permite ejercer con total plenitud su rol de cuidador experto. Es necesario resaltar, como aspectos importantes, las habilidades cognitivas, sociales, emocionales y de comunicación, herramientas imprescindibles en este contexto de cuidados paliativos (BALAGUER, 2014).

Dada la escasez de recursos de cuidados críticos o "la no conveniencia de aplicarlos por el avanzado estado de la enfermedad del afectado, los paliativos son la alternativa"; proporcionan un control adecuado de los síntomas y soporte emocional y espiritual, con lo que se asegura "el confort en la fase final de la enfermedad. Las enfermeras de esta especialidad han tenido que redoblar los esfuerzos para poder, además de cuidar a sus pacientes, ser soporte de compañeras en otros servicios hospitalarios reconvertidos, residencias de personas mayores o en Atención Primaria" (RAMOS, 2020).

En el contexto de los cuidados paliativos es importante establecer una relación de confianza con el paciente que le permita expresar sus sentimientos y emociones para poder proporcionar un cuidado humanizado. De esta manera el modelo de cuidados de apoyo de (DAVIES; OBERLE 1990) que enfatiza principalmente esos atributos (BECKER, 2009). La modelo, verificado en estudios de seguimiento propuso seguir un estudio de la teoría fundamentada que incluye una serie de entrevistas con una enfermera experta en atención comunitaria en América del Norte, que identificó el apoyo como su función principal, descrito a través de seis atributos (o dimensiones) interrelacionados; cada uno con subdimensiones (Figura 1) (OBERLE; DAVIES, 1992; MCWILLIAM, 1993; NEWTON; MCVICAR, 2014).

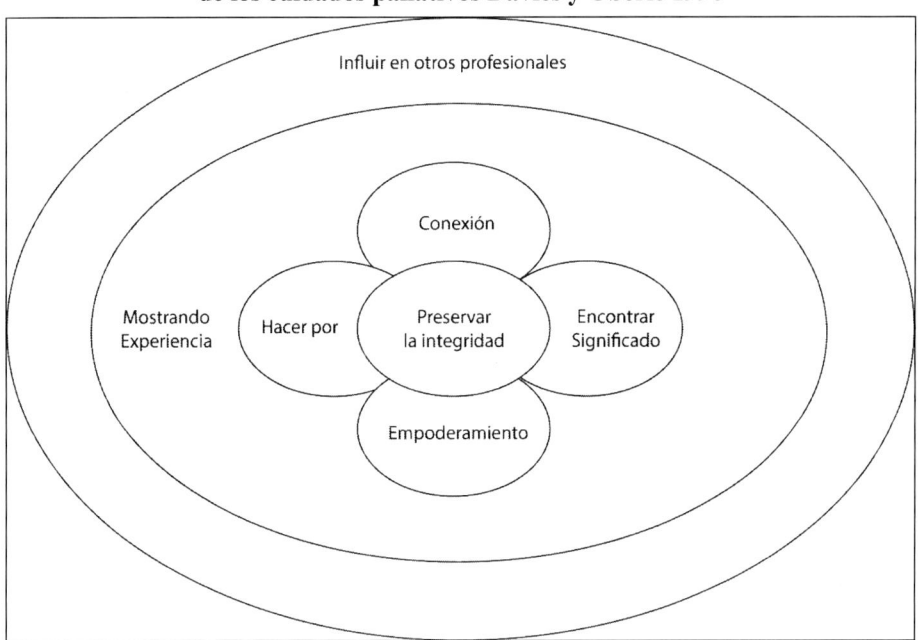

Figura 1 – Dimensiones del Papel de apoyo de la enfermera de los cuidados paliativos Davies y Oberle 1990

```
                    Influir en otros profesionales

                              Conexión

        Mostrando    Hacer por   Preservar    Encontrar
        Experiencia              la integridad Significado

                            Empoderamiento
```

Las dimensiones, aunque son dividas en porciones mayor y menor, con el objetivo de tornar el modelo más comprensivo y de fácil aplicación (Cuadro 1).

Cuadro 1 – Dimensiones y subdimensiones del modelo de cuidados de apoyo de Davies, Oberle (1990)

Dimensión	Subdivisión mayor	Subdivisión menor
Valorar	Global	
	Particular	
Conectar	Establecer la conexión Mantener la conexión Mantener la conexión	Establecer credencial Explicación de la función(es) Obtención de información de referencia Explicar cómo contactar con la enfermera Encontrar el vínculo común
		Estar disponible Gastar tiempo Compartir secretos Romper la conexión

continua...

continuação

Dimensión	Subdivisión mayor	Subdivisión menor
Empoderar	Romper la conexión Facilitar Alentador Desactivación Remedios Información	
Haciendo Por	Tomar el cargo	Controlar el dolor y los síntomas Hacer arreglos Echar una mano
Encontrar Significado	Centrarse en la vida Reconocer la muerte	
Preservar La Integridad Propia	Mirar hacia adentro Valoración de uno mismo Reconocer la propia reacción	

Dimensiones de los cuidados paliativos ante la pandemia del Covid-19

Por todos los expuestos, por Davies, Oberle. Investigaremos las dimensiones en el contexto de cuidados paliativos covid-19. De estas seis dimensiones, algunas son principalmente actitudinales, mientras que otras están más orientadas a las tareas. Valorar es una actitud que afecta a todas las actividades de la enfermera; Valorarlo significa respetar el valor inherente de los demás, aunque es posible brindar cuidados de enfermería sin valorar, sería incompleto o inadecuado.

Valorar

La valoración de enfermería del paciente en etapa avanzada de la enfermedad está centrada en aspectos humanos. Se establece una conexión profunda entre los profesionales sanitarios y el paciente. Se busca el empoderamiento del paciente orientándose hacia la independencia en el hacer. La enfermera guía a la persona enferma a preservar su integridad y a encontrar significado en lo que le queda de vida y en su preparación para la muerte (FIGUEREDO, 2019).

Teniendo en cuenta la valoración y preservación de la integridad y autoestima, la enfermera debe mantener su autoestima íntegro para ayudar a su paciente en los cuidados paliativos, el valor intrínseco permite a la enfermera persistir en el intento de ayuda, incluso en circunstancias adversas, ayuda a la familia a sobrellevar la enfermedad del paciente y su propio duelo.

La valoración es respetar a los demás y al paciente como individuo. Se divide en dos componentes, globales e individuales. La valoración global es tener respeto por el valor inherente de los demás, independientemente de las características particulares de un individuo. Se trata de una predisposición a buscar cosas buenas en los demás y creer en ellos como seres humanos. Mientras que la valoración individual es la dimensión que abarca, la preservación de la integridad es fundamental para el modelo porque es parte integral del funcionamiento eficaz de la enfermera. Implica que la enfermera mantenga un sentido de integridad y autoestima. Al mismo tiempo, preservar la integridad está centrado en el paciente, ya que está relacionado con la integridad del paciente y, de hecho, es el objetivo del cuidado de enfermería. Así también hay un apoyo emocional entre la enfermera y el paciente (OBERLE; DAVIES, 1993).

Las enfermeras han sabido innovar para garantizar todos los cuidados profesionales que requerían las personas con Covid-19 y sus familias, que han vivido angustiadas los procesos asociados a la Covid-19 en las personas más queridas sin poder estar a su lado. Apesar de los cambios constantes de protocolos, las enfermeras han gestionado los cambios en todas las unidades, haciendo fácil lo difícil, y una vez más, estando al lado de las personas que necesitan de nuestros cuidados, de nuestro apoyo, y de nuestro acompañamiento hasta la despedida final (OLIVER, 2020).

El trabajo de las enfermeras que forman parte de los equipos de cuidados paliativos profundiza en el cuidado fundamentalmente individualizado y se enfoca, sobre todo, a preservar la autonomía del paciente, desde las bases éticas y clínicas, a intentar promover una experiencia de la enfermedad vivida de la mejor manera posible. La pandemia pone en el centro de atención al paciente, pero también a su entorno, a su familia, a todo aquello que da dignidad a su vida y a su día a día. Esto, a veces, en entornos donde estos pilares no están fundamentalmente preservados, es muy complejo. Dentro del equipo de cuidados paliativos, la enfermera es el elemento de cohesión entre la familia, el paciente y los médicos. Su papel es captar y trasladar las necesidades del paciente y de sus familiares al resto del equipo para diseñar el plan terapéutico multidisciplinar (GUANTER, 2019).

Por otra parte, la pandemia ha puesto de manifiesto que ni el sistema sanitario ni los profesionales estábamos preparados para esta situación de crisis sanitaria. Pero los profesionales de enfermeras se han ido adaptando a la situación, cambiante día a día, aprendiendo a trabajar con las máximas medidas de seguridad disponibles que comprometen al profesional y al paciente. Las barreras que conlleva trabajar con un EPI, tanto a nivel de técnicas como de comunicación se han ido superando (MARTINETTI, 2019). Teniendo en cuenta la valoración y preservación de la integridad y autoestima de la enfermera, ellas juegan un papel relevante en la relación con el paciente y la familia, rompiendo el distanciamiento para ambas partes ante la imposibilidad de contacto. Indicando la necesidad del paciente, con el fin de ayudarle a encontrar otras posibilidades de percibir, aceptar y hacer frente a la situación del enfermo.

Conectar

La dimensión "conectar" implica hacer una conexión con la persona y la familia, mantener la conexión y luego romperla (DAVIES; OBERLE, 1990). Sugiere que debe producirse algún grado de conexión antes de poder empoderar, pero la conexión también debe mantenerse durante todo el proceso. Al hacer la conexión, la enfermera comenzaría a construir una relación de confianza al tomarse el tiempo para conocer a la persona / familia, establecer credenciales, explicar los roles de los miembros del equipo, obtener una evaluación de referencia, explicar cómo comunicarse con la enfermera, encontrar un vínculo común y establecimiento de una buena relación con la persona, la familia y una comunicación eficaz. Con el fin de mantener la conexión con la que la enfermera estaría disponible y pasar tiempo con la familia, mantener la confidencialidad y la privacidad, y entregarse a sí misma. Las enfermeras continúan brindando apoyo durante el duelo a las familias después de la muerte de un paciente, pero con el tiempo la conexión se rompe (CPCA NURSING STANDARDS COMMITTEE, 2001).

De este modo el rol de la enfermera de cuidados paliativos es fundamental para mantener una conexión con el paciente y su familia. La pandemia provocada por la enfermedad COVID-19 ha ido acompañada de un conjunto de circunstancias emocionales para el paciente como son el miedo, la incertidumbre, la ansiedad, la impotencia, la ira, la tristeza y la soledad sufrida por muchas de las personas diagnosticadas. Pero también de un tipo de soledad específica para aquellos que, tras el diagnóstico por Covid-19 y conforme los protocolos, pasaron la enfermedad en completo aislamiento confinados y sin contactos con familiares o con cuidadores. La conexión muchas veces se ve afectada actualmente por el ritmo de trabajo y el retraso de las derivaciones, a pesar de los inconvenientes la enfermera cumple con su rol de cuidados paliativos y acompañar a su paciente y familia (PANIAGUA, 2020).

Vivencias y realidades diferentes en dos Hospitales especializados durante la pandemia Covid-19

En el Hospital del Trauma de Asunción "Manuel Gianni" Paraguay centro de referencia nacional en su especialidad de trauma, durante esta pandemia el servicio como muchos otros centros hospitalarios, creó una restructuración y reorganización en su servicio, para alojar a usuarios Traumatológicos con Covid-19.

Al ingreso del paciente según protocolo sanitario se realiza hisopado nasofaríngea a todos los usuarios que ingresan a la unidad para ser sometido a un procedimiento quirúrgico o internación. Si el resultado es positivo a SArs-cov-2, seguidamente se le aísla al enfermo quedando al cuidado de la enfermera asignada, en caso de ser un usuario con necesidades individuales dependiente, se permite la presencia de un familiar con las medidas estrictas de bioseguridad para ayudar en el cuidado y ser partícipe del tratamiento y recuperación.

Se ha evidenciado que la presencia del familiar facilita, la conexión entre el enfermo/a, y su entorno familiar, brindando una atención holística al paciente que se siente acompañado de su familia y sin sentir el abandono. En caso de ser otro el desenlace, a encontrar el significado a la vida durante la transición entre la agonía y la muerte. Y lograr la adaptación de la familia en el post duelo.

Por lo contrario en el hospital especializado en enfermedades respiratorias INERAN de Asunción. El paciente con Covid-19 en estado crítico es aislado de los familiares, quedando exclusivamente al cuidado de la enfermera que brinda los cuidados paliativos y, el nexo de comunicación con los familiares por intermedio del médico de guardia que brinda información acerca del estado del enfermo diariamente. En el caso de pacientes lúcidos su interconexión con la familia es a través de la enfermera referente, es ella la mediadora entre el enfermo y su familia.

Según las experiencias de familiares, se generan sentimientos de ansiedad, tristeza, angustia, dolor y culpabilidad al no poder estar con sus seres queridos en los momentos críticos a causa de la separación y falta de comunicación.

Empoderar

La dimensión de "empoderamiento" implica ayudar al paciente y la familia a descubrir y desarrollar sus propias fortalezas (OBERLE; DAVIES, 1992). Los componentes del "empoderamiento" incluye evaluar a la familia, evaluar y apoyar el estilo de afrontamiento de la persona y la familia, ayudar con la toma de decisiones y respaldar las decisiones tomadas por la familia, ayudar a la familia a lidiar con dilemas éticos, permitir que la familia se desahogue y calme las frustraciones, ayudando a sanar las relaciones y dando información sobre todos los aspectos de la atención (NEWTON; MCVICAR, 2014).

Un paciente empoderado es un paciente con capacidad para decidir, satisfacer necesidades y resolver problemas, con pensamiento crítico y control sobre su vida. Y todo ello se consigue, en primer lugar, con el conocimiento. Si la información es poder, un paciente empoderado tiene que ser un paciente informado: ha de disponer de las nociones suficientes para entender la enfermedad y su tratamiento. Corresponde a los profesionales de la salud, pues, transferir los conocimientos y las habilidades para que el ciudadano sea capaz de escoger entre las opciones que tiene al alcance y actuar en consecuencia.

Los pacientes y las familias tienen que estar separados porque el virus Sars-Cov-2 es tan contagioso, esto ha sido especialmente difícil. Los equipos de cuidados paliativos pueden apoyar a las familias cuando tienen que tomar decisiones difíciles. La pandemia también ha subrayado la importancia de hablar de las metas de la atención (por ejemplo, ¿desea el paciente que se le conecte a un ventilador mecánico? o si desea el uso de la insuficiencia respiratoria grave y que recibieron apoyo mediante ECMO, es una forma de soporte vital extracorpóreo veno-venoso (VV ECLS), documentar quién tomará decisiones en nombre del paciente si se enferma de gravedad o está al borde de la muerte. Esto es lo que se conoce como un apoderado para las decisiones de atención médica. El profesional de salud se tiene que asegurar de que el ciudadano entiende correctamente la información y que sabrá utilizarla de manera adecuada. Además, se ha demostrado que confiar en el enfermo tiene efectos positivos en su recuperación (CEREZO; DELGADO-HITO, 2016).

Asimismo, un factor que influye cada vez más en esta situación es la presión de la familia para que se le apliquen todos los recursos posibles al paciente, a pesar de que él previamente y en estado de clara lucidez haya manifestado su deseo de no recibir medidas terapéuticas extremas ni invasivas. Esta presión de la familia pone en una fuerte encrucijada a la enfermera y al médico, en especial cuando se le amenaza con demandas o incluso se le agrede verbal o físicamente, obligándolo en algunas circunstancias a iniciar o persistir medidas terapéuticas distancias (RAMÍREZ, 2021). La enfermera debe explicar a los familiares del paciente sobre la distanasia también conocida como obstinación terapéutica, es aquella práctica clínica donde, sin beneficio real de la salud del paciente ni de su calidad de vida, se prolonga de manera artificial el proceso de morir, lo que causa mayor deterioro funcional, mayor morbilidad por las intervenciones y, finalmente, mayor sufrimiento (RAMÍREZ, 2021).

Haciendo por

La cuarta dimensión en el modelo de atención de apoyo es "hacer por", definida como capacitar al paciente controlando el dolor y resolviendo problemas. Está entrelazado con "empoderamiento". El objetivo de "hacer por" es liberar a la persona y la familia para que concentren la energía en las áreas que les otorgan más poder. La clave está en encontrar un equilibrio entre "hacer por" y "empoderar". Este equilibrio se puede lograr colaborando con la familia para identificar expectativas y metas, y desarrollar un plan de atención, y manteniendo la fe en la fuerza y la capacidad de la familia para, en última instancia, encontrar sus propias soluciones. La enfermera colabora con la persona, la familia y el equipo interdisciplinario para desarrollar e implementar un plan de cuidados para el manejo del dolor y otros síntomas, con especial atención a anticipar los síntomas y / o efectos secundarios y manejar los síntomas en las últimas horas de vida (OBERLE, 1993).

La coordinación de la atención implica colaborar y asumir un papel de liderazgo en el equipo interdisciplinario, facilitar la comunicación para facilitar las transiciones entre los diferentes proveedores de atención o entornos de atención, ayudar a la persona y la familia a acceder a los recursos según sea necesario y facilitar los procedimientos necesarios que ocurren el momento del fallecimiento (pronunciamiento, transporte del difunto, apoyo a la familia y otros (DAVIES; OBERLE, 1990).

La dimensión haciendo por, está dirigida al paciente y a la familia. Por eso los cuidados paliativos son pilares esenciales en la atención de salud del paciente y familia, tiene como propósito mejorar la calidad de vida de las personas y sus familias en la vivencia de un proceso de salud avanzada. El tiempo es necesario para que, de la misma forma que el paciente, la familia pueda adaptarse a la situación que genera el proceso de enfermedad. En ocasiones necesita que se le ayude en la reorganización familiar, ser escuchada, que se le implique en los cuidados, formar parte de la toma de decisiones, si así lo desea el afectado (RAMOS, 2020).

Estos se relacionan con los pacientes con Covid, se sienten aislados llegan a sentirse ansiosos, tristes y deshumanizados (PARRA-GIORDANO, 2020). Por eso el equipo de soporte paliativo, en coordinación con todos los profesionales que intervienen en la atención, ha trabajado en la acogida y el apoyo de familiares a su llegada al hospital. Se han dado pautas de despedida, ofreciendo la atención psicológica, social y espiritual, facilitando la expresión de sentimientos, dudas y preocupaciones en estos momentos tan difíciles. Para los familiares que no han podido venir al hospital se les ha procurado el acercamiento por medio de videollamadas. Se puede decir que la pandemia ha puesto en valor la importancia de la despedida y el acompañamiento de nuestros seres. Esta pandemia nos ha servido para humanizarnos más a todos, nos ha permitido revisar con realidad y verdad nuestro modelo sanitario: además de curar, es muy importante cuidar y acompañar, el modelo tiene que ser más holístico, humanizador y humanizante (FORAL *et al.*, 2020).

El inicio de la pandemia de Covid-19 vislumbra las deficiencias de muchos de los sistemas de salud de los países latinoamericanos, que durante este año de emergencia sanitaria se han visto superados por las circunstancias en varias ocasiones. Detrás de la alta tasa de contagio y mortalidad en el continente hay un sistema económico que impide guardar las medidas adecuadas a una parte de la población y una falta de inversión en salud de muchos gobiernos (GALLO, 2021).

Así pues, Brasil es uno de los países más afectados por los decesos debido al Covid-19 en todo el mundo. Su sistema sanitario ha estado al borde del colapso varias veces, Manaus, la ciudad azotada por la pandemia que cava fosas comunes y reclama ayuda. Los rituales de luto y despedida son centrales en el proceso de asumir una pérdida. Sin embargo, durante la pandemia del coronavirus millones de personas no han podido decir adiós a sus familiares muertos de Covid-19 (jan. 2020).

Según Ramírez y Ortega, la llegada de la pandemia del coronavirus a Ecuador ha dejado al descubierto, entre otros aspectos, una gestión inadecuada e improvisada. Las historias son estremecedoras, familias que se quedan con los féretros a la espera de que sean retirados o que rodean al difunto apenas envuelto en una manta mientras cuentan las horas para que alguien lo retire del suelo. Muchas personas no pudieron despedirse del ser querido, ya sea por la precipitación del fallecimiento (rápida complicación de la infección por coronavirus), o por la distancia física impuesta por los protocolos sanitarios de aislamiento (RAMIREZ; ORTEGA, 2020).

En Paraguay los servicios de salud están, repletos y la terapia intensiva actualmente está en un 100% de ocupación los servicios públicos y privados, registra un total 17.112 muertes por covid19 (WHO, 2022). Así también los Hospitales desbordados y enfermos atendidos en los pasillos, familiares acampados en los alrededores para que no les falte oxígeno y las medicinas que les permitirán a los pacientes seguir con vida (LÓPEZ, 2021).

El gran número de fallecidos por el coronavirus no solo es alarmante por sus cifras, sino porque cada una de las personas fallecidas no ha tenido posibilidad de despedirse de su familia, y esta familia siente en parte la culpa de no poder haber hecho algo más. Es por esta razón, que la formación, la experiencia y el saber hacer del personal de Enfermería ayuda no solo al proceso de curación de la enfermedad del paciente, sino también en sus cuidados paliativos incluso a otorgarles una muerte digna, y además aporta humanidad, cariño y cercanía a todos los familiares que sufren el fallecimiento de sus seres queridos y que no han tenido la oportunidad de poder acompañarlos en este triste final (OPS; OMS, 2020).

Debido a la situación actual y a la cantidad de muertes que está generando esta pandemia por el Covid-19 es importante que las propias enfermeras están capacitadas para saber afrontar la muerte para así tener las habilidades y recursos necesarios para poder ayudar a las personas que sufren las pérdidas a superarlo de la mejor manera posible.

Encontrar significado

La dimensión de "encontrar significado" implica ayudar a la persona y la familia a dar sentido a su situación, lo cual es "fortalecedor y, por lo tanto, empoderado" (DAVIES; OBERLE, 1990). Sugiere que "encontrar significado" implica centrarse en vivir y sacar lo mejor de la situación al ofrecer esperanza, así como reconocer y hablar sobre la muerte (CPCA NURSING STANDARDS COMMITTEE, 2001).

En cuidados paliativos la enfermera ayuda a los pacientes a encontrar sentido en sus situaciones. Encontrar el sentido es lo que da fuerza y, por lo tanto, empodera, en dos aspectos: centrarse en la vida y el reconocimiento bordeando la muerte. Centrarse en la vida es ayudar a los pacientes a dar sentido a su enfermedad y su progreso. Se trata de ayudarles a vivir hasta que mueran. Reconocer la muerte significa hablar abiertamente de muerte cuando los pacientes y las familias lo desean. Encontrar el sentido y enfocarse en la vida es ayudar a los pacientes y sus familias a aprovechar al máximo su situación ofreciendo esperanza, facilitando reflexiones sobre vida, cumpliendo los deseos del paciente y encontrar sus necesidades (OBERLE; DAVIES, 1993).

Descubrir el sentido de la vida es una de las necesidades espirituales del ser humano, y funciona como un recurso interior para el enfrentamiento de las adversidades de una forma más positiva. Es considerado el motor fundamental para la existencia, ya que quién tiene por qué vivir puede soportar cualquier cómo hacerlo. Una de las enfermedades que más produce síntomas espirituales de pérdida del sentido en este momento es la enfermedad del Covid-19.

El sentido de la vida funciona para el paciente como un mecanismo de protección frente a la enfermedad, y proporciona una mejor sensación de bienestar espiritual y una mejor calidad de vida, para los profesionales de la enfermería actúa como un recurso de cuidado espiritual para sí mismo, posibilita una mejor sensación de bienestar y adecuación a su función (MEDEIROS, 2019).

Por lo tanto, experimentar que la vida tiene un sentido es fundamental, principalmente en el enfrentamiento de situaciones difíciles, como, por ejemplo: las enfermedades que amenazan la vida, el trabajo que continuamente trae un desgaste, el lidiar constantemente con el dolor físico, psicológico, eventos o ambientes estresores, la muerte y muchos otros que cada persona considere altamente aversivos para sí (FRANKL, 1991).

Los cuidados paliativos para la salud mental incluyen ejercicios, ayuda psicológica, meditación y, posiblemente, medicamentos para ayudar con la ansiedad, la depresión o los problemas para dormir.

Preservar la integridad

La última dimensión, es el núcleo del Modelo de Atención de Apoyo, es "preservar la integridad". Esta dimensión es definida como valorarse a sí mismo y ser consciente de las propias necesidades y apegos. Se refiere tanto a la integridad de la enfermera como a la integridad de la persona o la familia (OBERLE; DAVIES, 1993). Para la enfermera, esta dimensión incluye la capacidad de mantener la autoestima con el fin de continuar funcionando eficazmente (DAVIES; OBERLE, 1990). La integridad de la enfermera se preserva al brindar apoyo a través de "conectar", "empoderar", "encontrar significado "y" haciendo para ", pero también debe haber algunas actividades de reposición y mantenimiento por parte de la enfermera para mantener la energía para llevar a cabo estas cuatro dimensiones (CPCA NURSING STANDARDS COMMITTEE, 2001).

La preservación de la integridad de la persona y la familia se considera el objetivo de la atención de enfermería y se logra brindando apoyo a través de todas las dimensiones del Modelo de atención de apoyo (OBERLE; DAVIES, 1993). Por ejemplo, si una enfermera sólo se centra en la dimensión de "hacer por" la familia, se descartan otras necesidades psicosociales y espirituales, que se satisfacen principalmente a través de las otras dimensiones.

La intervención de los profesionales de Enfermería en la pandemia por Covid-19, ha sido una prueba sin precedentes que abonará al conocimiento, lo cual ha hecho patente la importancia de proporcionar un cuidado humanizado a los pacientes que lo han requerido, ya que su intervención favorece la recuperación integral para una pronta incorporación al núcleo familiar, laboral y social o en su defecto para procurar una muerte digna (OPS/OMS, 2020).

Los cuidados paliativos es proporcionar la mayor calidad de vida posible durante el proceso de enfermedad y procurar una muerte digna según los deseos del paciente, aun en estos tiempos de pandemia. Si ya de por sí una gran parte del tiempo de las enfermeras de esta especialidad se dedica al soporte emocional de paciente y familia, las condiciones de aislamiento que ha impuesto la enfermedad, con las que los pacientes se veían alejados de sus seres queridos, han hecho que las necesidades en este aspecto hayan aumentado, y, por ende, el tiempo de dedicación de los profesionales". El control sintomático, destaca, reviste una gran importancia, especialmente la disnea y la ansiedad, que se han mostrado como los más prevalentes en los pacientes en situación de últimos días por Covid-19 (RAMOS, 2020).

La profesión de enfermería es la más noble profesión, cuando uno realmente tiene vocación de servicio, amor al prójimo, es dar todo tu amor, humanidad y tener empatía con el semejante. Para ejercer con profesionalidad e integridad la enfermería, es necesario tener una estructura moral que se encuentre integrada por principios y valores éticos. La enfermera debe considerar siempre las necesidades de los enfermos y sus familiares y mantener una comunicación adecuada de apoyo y de prevención, también la presencia de un equipo de cuidados paliativos que se encargue de proporcionar al máximo la comodidad, bienestar para el paciente y familia, en la etapa final.

Implicaciones para la práctica clínica, pesquisa o enseñanza de enfermería

La disciplina de enfermería dispone de varios modelos y teorías aplicables a las diferentes áreas de cuidados. El modelo de cuidados de apoyo de Davies Y Oberle (1990), en los cuidados paliativos puede ser adaptado en el contexto covid-19, de acuerdo a las vivencias presentadas en este escenario actual de la pandemia, en donde el profesional de enfermería es la principal protagonista, con un plan de cuidados estandarizado en la que se valora y se preservar la integridad del enfermo y se trata de mantener la conexión entre paciente y su familia. En esta conexión, la enfermera es portavoz del usuario, utilizando estrategias y dispositivos electrónicos, para que sus pacientes puedan comunicarse sin estar aislados y sentir el acompañamiento de sus seres queridos.

Consideraciones finales

Durante el periodo de pandemia por Covid-19, la profesión de enfermería ha adquirido un total protagonismo, no solo por el cuidado hacia los pacientes, sino también por su labor imprescindible en la sociedad ya que su acción principal se volvió fundamental en la lucha contra el coronavirus. El papel de la enfermería en cuidados paliativos abarca y aúna diversas perspectivas (física, psicológica, social, emocional) para ofrecer una atención de calidad y el mejor acompañamiento al enfermo hasta el último de sus días. Sin dolor ni sufrimiento.

Agradecimientos

A la Universidad Federal de Piauí, Brasil agradecemos por la Beca otorgada para acrecentar nuestros conocimientos tanto profesionales como personales, obtenidas a través del convenio firmado con COFEM, CREM y la APE.

A la Editorial ONCOLOGY NURSING FORUM, por proveernos el artículo de DAVIES OBERLE, 1990, para la realización del trabajo, que sin ella sería imposible.

REFERENCIAS

ARCO-CANOLES, O. Rol de los profesionales de enfermería en el sistema de salud colombiano. **Univ. Salud** [online], v. 20, n. 2, p. 171-182, 2018. ISSN 0124-7107. Disponível em: https://doi.org/10.22267/rus. 182002.121.

BALAGUER, G. **Evolución de la enfermería y aparición de nuevos roles**. 2014. p. 53. Disponível em: https://www.recercat.cat/bitstream/handle/2.

BORNEM, T. Palliative Care Nursing. **Current problems in câncer**, v. 35, p. 351-356, 2011. DOI:10.1016/j.currproblcancer. 2011.10.009

CEREZO, P. G.; JUVÉ-UDINA, M. E.; DELGADO-HITO, P. Del concepto de empoderamiento del paciente a los instrumentos de medida: una revisión integrativa. **Revista da Escola de Enfermagem**, v. 50, n. 4, p. 664-671, 2016.

CONSEJO INTERNACIONAL DE ENFERMERAS (CIE). **Enfermería**: Una voz para liderar. Llevando al mundo hacia la salud [en línea]. Ginebra, Suiza: CIE; 2020. Disponible en: https://www.icn.ch/es/noticias/enfermeria--una-voz-para-liderar-la-salud-para-todos. Acceso em: 18 jun. 2020.

CORONA, L. **¿Cuál es el papel de la enfermería en la pandemia de Covid-19?** 2020. Disponível em: https://tecreview.tec.mx/2020/05/12/tendencias/papel-la-enfermeria-en-la-pandemia-covid-19.

CPCA NURSING STANDARDS COMMITTEE. Hospice Palliative Care Nursing Standards of. **CPCA Nursing**, n. April, p. 30, 2001. Disponível em: https://www.chpca.ca/resource/norms/.

DE ARCO-CANOLES, Odel C.; SUAREZ-CALLE, Zuleima K. **Rol de los profesionales de enfermería en el sistema**. Disponível em: http://www.scielo.org.co/pdf/reus/v20n2/0124-7107-reus-20-02-00171.pdf.

DURÁN, E. **Enfermería refuerza la comunicación entre pacientes Covid19 y familiares**. Granada: Hospital Universitario Virgen de la Nieves, 2020. Disponível em: https://www.huvn.es/noticias/enfermeria-refuerza-la-refuerza-la-comunicacion-entre-pacientes-covid19-y-familiares.

GARCÍA SÁNCHEZ, E. Humanizar la muerte en tiempos de crisis sanitaria: morir acompañado, despedirse y recibir atención espiritual. **Cuadernos** de **Bioética**, v. 31, n. 102, p. 203-222, 2020. DOI: 10.30444/CB.62.http://aebioetica.org/revistas/2020/31/102/203.pdf.

GALLO, C. **¿Qué ha mostrado la pandemia de los sistemas de salud en América Latina?** 2021. Disponível em: https://www.france24.com/es/am%C3%A9rica-latina/20210329-salud-america-latina-pandemia-crisis-coronavirus.

GUANTER, L. **El papel de la enfermería dentro del equipo de cuidados paliativos**. 2014. Disponível em: https://www.il3.ub.edu/blog/el-papel-de-la-enfermeria-dentro-del-equipo-de-cuidados-paliativos.

FIGUEREDO BORDA, N. *et al*. Modelos Y Teorías De Enfermería: Sustento Para Los Cuidados Paliativos. **Enfermería**: Cuidados Humanizados, v. 8, n. 2, p. 33-43, 2019. DOI: https://doi.org/10.22235/ech.v8i2.1846.

FORAL, L. *et al*. **Humanizar la atención en tiempos de pandemia Covid-19**. La experiencia del equipo de Soporte Paliativo. 2020. p. 1-3. Disponível em: https://zonahospitalaria.com/humanizar-la-atencion-en-tiempos-de-pandemia-covid-19-la-experiencia-del-equipo-de-soporte-paliativo/.

FRANKL, V. E. **Em busca de sentido**. Tradução: Walter Schlupp e Carlos Aveline. Petropolis: Vozes, 1991. Disponível em: http://gropius.awardspace.com/ebooks/frankl.pdf.

FUENTES, G. P. Enfermería y COVID-19: reconocimiento de la profesión en tiempos de adversidad. **Revista Colombiana de Enfermería**, v. 19, n. 1, p. 17, 2020. Disponível em: https://revistacolombianadeenfermeria.unbosque.edu.co/article/view/2970.

IMPORTANCIA de la enfermera en época de COVID-19. **Blog de la Fundación Corachan** [en línea]. 2020. 77751. Disponible en: https://www.corachan.com/es/blog/la-importancia-de-la-enfermera-en-epoca-de--covid-19_77751. Acceso em: 18 jun. 2020.

JAN, W. D. **La muerte por coronavirus en Brasil está dejando a muchos deudos traumatizados**. 2020. Disponível em: https://www.dw.com/es/la-muerte-por-coronavirus-en-brasil-est%C3%A1-dejando-a-muchos-deudos-traumatizados/a-54385458.

LANA, MONICA. **Enfermería durante la pandemia**: retos, oportunidades y lecciones aprendidas: "Enfermería: papel clave en el cambio de modelo asistencial ante la COVID-19". 2020. Disponível em: https://www.elsevier.com/__data/assets/pdf_file/0020/1151345/86c7523241720e850a0a6f9bc8b05fd4b81eace1.pdf.

LOPEZ GARELLIS, S. **Ocupación de camas de terapia intensiva por casos de covid-19, establece nuevas restricciones.** 2021. Disponível em: https://cnnespanol.cnn.com/2021/03/15/paraguay-restricciones-covid-colapso-hospitales-orix.

MARÍN GIMÉNEZ, L. **Intervención de Enfermería en el abordaje del duelo tras la muerte de familiares víctimas del COVID-19**. Disponível em: https://revistamedica.com/intervencion-enfermeria-abordaje-duelo-familiares-covid-19/.

MARTINETI, N. **vivencia del personal de enfermería ante el covid-19, hospital regional coronel Oviedo, Paraguay**. 2019. Disponível em: https://revistascientificas.una.py.

NEWTON, J.; MCVICAR, A. Evaluation of the currency of the Davies and Oberle (1990) model of supportive care in specialist and specialised palliative care settings in England. **Journal of Clinical Nursing**, v. 23, n. 11-12, p. 1662-1676, 2014. Disponível em: https://pubmed.ncbi.nlm.nih.gov/23875691/.

LAHITE-SAVON, Yaritza; CESPEDES-PERENA, Vivian; MASLEN-BONNANE, Marely. El desempeño del personal de Enfermería durante la pandemia de la COVID-19. **Rev. inf. cient.**, Guantánamo, v. 99, n. 5, p. 494-502, out. 2020. Disponible em: http://scielo.sld.cu/scielo.php?script=sci_arttext&pid=S1028-99332020000500494&lng=es&nrm=iso. Accesso em: 14 jun. 2021. Epub 27-Oct-202.

OBERLE, Davies. An Exploration of Nursing Disillusionment. **The Canadian Journal Of Nursing**, v. 25, n. 1, p. 67-76, 1993. Disponível em: https://pubmed.ncbi.nlm.nih.gov/8330256/.

OBERLE, Davies. Dimensions of the Supportive Role of the.pdf. **Oncology Nursing forum**, v. 17, n. 1, p. 87-94, 1990b. Disponível em: https://pubmed.ncbi.nlm.nih.gov/1689041/.

OLIVER, F. El valor de las enfermeras en tiempos de COVID: una mirada desde la Salud Pública. **Enferm Clin**., v. 30, n. january, p. 357-359, 2020. Disponível em: https://www.ncbi.nlm.nih.gov/pmc/articles/PMC7643618/.

ORGANIZACION MUNDIAL DE LA SALUD. **Planificación e implantación de servicios de cuidados paliativos**: Guía para directores de programa. Transplant Infectious Disease. Washigton, DC, 2016. Disponível em: https://iris.paho.org/handle/10665.2/52784.

OPS/OMS. **En medio de la pandemia de COVID-19, un nuevo informe de la OMS hace un llamamiento urgente a invertir en el personal de enfermería**. 2020. Disponível em: https://www3.paho.org/hq/index.php?option=com_content&view=article&id=15772:amid-covid-19-pandemic-new-who-report-urges-greater-investments-in-the-nursing-workforce&Itemid=1926&lang=

PANIAGUA, E. Vivencia de Familiares de Personas Afectadas por Covid-19. Universidad Nacional de Asunción. Facultad de Enfermería y Obstetricia. **Academic Disclosure**, v. 1, n. 1, p. 153-163, 2020.

PARRA-GIORDANO, D. Etica en enfermeria en cuidados paliativos al final de la vida en covid-19. **Revista Chilena de Enfermería**, 2020; Artículo en Prensa. 2020. Disponível em: https://revistas.uchile.cl/index.php/RCHE/article/view/58223.

RAMIREZ MARMOLEJO, R. *et al.* Voluntad anticipada versus distanasia en la atención del adulto mayor con COVID-19 y enfermedad renal. **Rev. colom. nefrol**. [online], v. 7, n. 2, p. 17-29, 2020. Epub Apr 21, 2021. ISSN. 2500.5006.//doi.org/10.22265/acnef. 7.2.5.1.9.

RAMIREZ, G.; ORTEGA, M. **Desentrañando el desborde del coronavirus en Ecuador**. 2020. Disponível em: https://www.celag.org/desentranando-el-desborde-del-coronavirus-en-ecuador.

RAMOS, A. **Cuidados paliativos**: el final del camino en tiempos de COVID-19. Disponível em: https://www.enfermeria21.com/diario-dicen/cuidados-paliativos-el-final-del-camino-en-tiempos-de-covid-19/.

WORLD HEALTH ORGANIZATION *et al.* **Coronavirus disease (COVID-19)**: weekly epidemiological update on COVID-19- 25 January 2022.

ÍNDICE REMISSIVO

A

Adoecimento 45, 47, 48, 56, 62, 64, 87, 88, 91, 112, 162, 224, 248

Agravamento 68, 94, 95, 117, 124, 155, 161, 181, 248, 280

Alcance de metas 10, 17, 69, 70, 72, 73, 74, 75, 76, 78, 181, 182, 183, 186, 187, 188, 189, 190

Angústia 36, 56, 126, 173, 196, 239, 267, 277, 278, 288

Ansiedade 36, 56, 68, 89, 90, 91, 104, 105, 112, 115, 130, 132, 133, 174, 201, 204, 205, 223, 236, 237, 239, 251, 253, 262, 263, 265, 266, 267, 268, 278, 287

Atendimento 68, 69, 70, 106, 128, 140, 145, 167, 172, 174, 183, 184, 186, 187, 188, 198, 221, 223, 278, 280

Autocuidado 68, 99, 100, 103, 104, 105, 106, 108, 109, 131, 132, 142, 161, 291

Autoestima 73, 159, 162, 203, 302, 303, 304, 310

C

Comorbidades 112, 124, 167, 183, 184, 185, 238, 253

Complicações 10, 75, 99, 117, 125, 145, 181, 182, 183, 184, 185, 187, 188, 189, 191, 192, 229, 230, 231, 232, 233, 234, 235, 237, 238, 239, 240, 242, 243, 244, 273

Condições de risco 10, 181, 182, 183, 185, 186, 189

Conforto 45, 46, 74, 75, 88, 89, 91, 103, 104, 132, 142, 145, 146, 147, 217, 237, 239, 248, 249, 250, 251, 252, 254, 256, 257, 263, 279, 282, 284, 291

Conservação 9, 17, 59, 104, 155, 156, 157, 158, 159, 160, 161, 162, 164

Contaminação 30, 34, 41, 45, 139, 140, 238, 289

Coronavírus 19, 27, 39, 41, 42, 43, 48, 49, 50, 51, 52, 54, 55, 63, 67, 69, 73, 77, 79, 93, 95, 97, 108, 112, 113, 115, 117, 120, 121, 123, 124, 125, 128, 129, 134, 135, 136, 137, 139, 151, 153, 161, 163, 164, 168, 169, 172, 176, 177, 181, 183, 190, 192, 195, 203, 206, 231, 234, 243, 245, 247, 256, 257, 264, 268, 285, 287, 289

Covid-19 3, 4, 7, 8, 9, 10, 11, 14, 15, 16, 17, 18, 19, 20, 21, 22, 25, 27, 28, 34, 35, 36, 37, 38, 39, 41, 42, 43, 45, 46, 47, 48, 49, 50, 51, 52, 53, 54, 55, 56, 57, 58, 61, 62, 63, 64, 65, 66, 67, 68, 69, 71, 72, 73, 76, 77, 78, 79, 81, 82, 83,

84, 86, 87, 91, 92, 93, 94, 95, 97, 98, 99, 100, 102, 103, 105, 106, 107, 108, 109, 111, 112, 113, 114, 115, 116, 117, 119, 120, 121, 123, 124, 125, 126, 128, 129, 130, 131, 132, 133, 134, 135, 136, 137, 139, 140, 141, 142, 143, 145, 146, 147, 148, 149, 150, 151, 152, 153, 155, 156, 157, 159, 160, 161, 162, 163, 164, 165, 167, 168, 169, 170, 171, 172, 173, 174, 175, 176, 177, 178, 179, 181, 182, 183, 184, 185, 186, 187, 188, 189, 190, 191, 192, 195, 197, 199, 200, 202, 203, 204, 205, 206, 207, 208, 209, 210, 211, 219, 220, 221, 222, 223, 224, 226, 227, 228, 229, 230, 231, 232, 233, 234, 236, 238, 239, 240, 242, 243, 244, 245, 247, 248, 249, 250, 251, 252, 253, 254, 255, 256, 257, 259, 260, 264, 268, 269, 270, 271, 273, 274, 275, 276, 277, 278, 280, 281, 282, 283, 284, 285, 287, 288, 289, 292, 293, 295, 297, 298, 299, 302, 303, 304, 305, 308, 309, 310, 311, 313, 314, 315, 316, 327

Cuidado clínico 13, 119, 254, 256, 328, 329, 330, 334, 339, 340

Cuidados paliativos 12, 17, 54, 176, 179, 283, 292, 295, 296, 297, 298, 299, 300, 301, 302, 303, 304, 305, 306, 307, 309, 310, 311, 312, 314, 316

Cura 9, 17, 31, 42, 46, 48, 139, 140, 141, 142, 143, 144, 147, 148, 149, 150, 226

D

Desequilíbrio 32, 158, 203, 235, 237, 249, 263, 264, 266

Diabetes 39, 41, 66, 77, 87, 124, 126, 181, 183, 184, 185, 190, 192, 233, 248, 253, 327

Diagnósticos 11, 74, 86, 88, 89, 91, 95, 100, 102, 105, 106, 107, 120, 125, 129, 130, 131, 132, 133, 135, 137, 224, 232, 236, 237, 238, 240, 243, 244, 245, 249, 250, 254, 256, 259, 260, 261, 262, 263, 264, 268, 269, 270, 271

Dispneia 55, 123, 126, 143, 160, 167, 188, 234, 237, 245, 248, 251, 252, 263, 264, 266

Disseminação 27, 34, 35, 36, 37, 48, 49, 50, 73, 75, 76, 81, 181, 185, 195, 196, 199, 229, 235, 243, 251, 259, 278, 287

Doença 19, 27, 30, 31, 32, 34, 35, 36, 41, 42, 43, 45, 46, 47, 48, 50, 51, 55, 56, 57, 58, 59, 60, 62, 64, 67, 68, 69, 71, 72, 74, 82, 85, 87, 92, 93, 95, 100, 103, 104, 105, 111, 112, 120, 123, 124, 126, 135, 139, 140, 141, 142, 143, 145, 146, 147, 148, 158, 159, 160, 161, 162, 164, 167, 168, 172, 173, 181, 182, 183, 184, 185, 188, 192, 195, 196, 199, 200, 202, 203, 204, 205, 206, 216, 217, 223, 224, 225, 226, 227, 229, 230, 233, 234, 235, 237, 239, 240, 243, 247, 249, 250, 252, 254, 256, 259, 264, 265, 267, 268, 269, 273, 274, 275, 278, 280, 287, 288, 290

E

Emergência 16, 18, 39, 55, 56, 68, 78, 93, 94, 97, 123, 136, 155, 168, 169, 173, 181, 198, 229, 259, 265, 287, 290, 329, 334, 335, 336

Enfermagem 3, 4, 7, 8, 9, 11, 13, 15, 16, 17, 19, 20, 21, 22, 23, 25, 27, 28, 29, 30, 31, 32, 33, 35, 36, 37, 38, 39, 42, 43, 44, 45, 46, 49, 50, 52, 53, 54, 55, 56, 57, 58, 59, 60, 61, 62, 63, 64, 65, 66, 67, 68, 69, 70, 71, 72, 73, 74, 75, 76, 77, 78, 82, 83, 84, 86, 87, 88, 89, 91, 92, 93, 94, 95, 97, 98, 99, 100, 101, 102, 103, 105, 106, 107, 108, 109, 111, 112, 113, 115, 116, 117, 118, 119, 120, 121, 123, 124, 125, 126, 127, 128, 129, 130, 131, 132, 133, 134, 135, 136, 137, 139, 140, 141, 142, 143, 144, 145, 146, 147, 148, 149, 150, 151, 152, 153, 155, 156, 157, 158, 159, 161, 162, 163, 164, 167, 168, 169, 170, 171, 172, 173, 174, 175, 176, 177, 178, 179, 182, 183, 186, 187, 189, 190, 191, 196, 204, 205, 206, 211, 212, 213, 214, 215, 216, 217, 218, 219, 220, 221, 222, 228, 229, 230, 231, 232, 234, 236, 237, 238, 239, 240, 241, 242, 243, 244, 245, 247, 248, 249, 250, 251, 252, 253, 254, 255, 256, 259, 260, 261, 262, 263, 264, 265, 268, 269, 270, 271, 273, 275, 276, 277, 280, 281, 282, 283, 285, 287, 288, 289, 290, 291, 292, 313, 327, 328, 329, 330, 331, 332, 333, 334, 335, 336, 337, 338, 339, 340

Enfermeiro 20, 42, 44, 50, 60, 68, 69, 71, 72, 73, 74, 75, 76, 84, 85, 86, 88, 92, 97, 98, 99, 100, 105, 106, 112, 114, 117, 118, 119, 124, 128, 134, 142, 145, 147, 149, 150, 151, 153, 155, 158, 160, 161, 162, 169, 170, 171, 172, 173, 174, 175, 176, 178, 182, 186, 187, 188, 189, 196, 197, 199, 200, 203, 213, 214, 215, 217, 218, 219, 220, 221, 230, 231, 240, 245, 249, 252, 253, 254, 255, 260, 264, 269, 274, 275, 277, 278, 280, 288, 289, 290, 291, 329, 330, 331, 335, 337, 339

Envelhecimento 111, 112, 115, 117, 120, 191, 248, 253

F

Febre 55, 87, 123, 126, 139, 143, 160, 167, 172, 188, 229, 234, 248, 252, 262, 264

G

Garganta 87, 126, 130, 143, 160, 229, 248, 262

H

Higiene 31, 35, 42, 45, 46, 48, 50, 67, 102, 104, 146, 147, 161, 259, 340

Higienização 27, 34, 35, 42, 48, 49, 50, 161, 202, 227, 251, 254

Hipertensão 41, 78, 87, 126, 181, 183, 184, 188, 190, 233, 248, 253

Hospitalizações 9, 167, 168, 169, 170, 171, 172, 174, 175, 176, 178, 248, 257

I

Infecção 9, 17, 18, 27, 42, 45, 49, 50, 51, 63, 104, 113, 123, 124, 126, 129, 130, 131, 132, 133, 134, 145, 163, 179, 183, 184, 185, 192, 226, 229, 233, 234, 238, 243, 248, 250, 251, 252, 253, 265, 289, 338

Instabilidade 47, 64, 82, 85, 195, 205, 274

Integridade 8, 63, 64, 91, 111, 112, 113, 114, 115, 116, 119, 132, 157, 158, 159, 161, 162, 216, 231, 232, 233, 235, 237, 238, 262, 263, 265, 266, 289

Internação 42, 88, 124, 133, 144, 145, 147, 149, 153, 162, 171, 234, 237, 278

Intervenções 49, 68, 77, 83, 84, 86, 89, 100, 105, 106, 125, 126, 130, 131, 132, 133, 135, 137, 156, 160, 182, 188, 217, 219, 220, 230, 231, 234, 235, 238, 239, 245, 249, 250, 251, 252, 253, 254, 256, 259, 260, 265, 268, 269, 270, 275, 277, 281, 285, 291

Isolamento domiciliar 8, 17, 68, 72, 73, 81, 82, 83, 84, 86, 88, 92, 97, 98, 99, 100, 103, 106, 161

Isolamento social 35, 49, 62, 68, 69, 70, 71, 74, 75, 76, 77, 81, 91, 103, 105, 112, 113, 114, 115, 116, 117, 118, 120, 133, 185, 227, 243, 247, 250, 251, 252, 253, 257, 278

L

Letalidade 41, 48, 123, 167, 183, 184, 226, 229

Limpeza 27, 30, 32, 33, 34, 35, 42, 45, 46, 48, 50

M

Medicamentos 45, 88, 90, 103, 104, 130, 132, 185, 251, 252, 259, 265, 267, 310

Mortalidade 35, 41, 42, 81, 97, 114, 184, 185, 248, 252

N

Necessidades humanas básicas 62, 126, 230, 231, 232, 234, 236, 240, 242, 244

Nutrição 30, 32, 130, 131, 230, 237, 239, 259, 264, 334

O

Óbitos 41, 46, 63, 67, 81, 97, 139, 140, 143, 167, 168, 185, 204, 219, 229, 234, 247, 256, 259

Orientação 46, 91, 103, 104, 124, 133, 218, 232, 233, 237, 260, 276, 280

Oxigenação 129, 147, 230, 232, 234, 237, 240, 241

P

Pandemia 3, 4, 7, 8, 10, 11, 12, 14, 15, 16, 17, 19, 20, 21, 22, 25, 27, 28, 34, 35, 36, 37, 39, 41, 42, 43, 45, 46, 47, 48, 49, 50, 51, 53, 54, 55, 56, 57, 58, 61, 62, 63, 64, 65, 66, 67, 69, 73, 77, 79, 81, 82, 94, 98, 111, 112, 113, 114, 115, 116, 118, 119, 121, 123, 125, 128, 129, 133, 134, 137, 140, 145, 150, 151, 152, 153, 155, 161, 168, 169, 172, 173, 174, 177, 178, 181, 182, 183, 184, 185, 186, 188, 190, 191, 195, 197, 199, 200, 201, 202, 203, 205, 219, 220, 221, 222, 223, 224, 226, 227, 228, 243, 244, 245, 247, 253, 254, 255, 256, 257, 259, 260, 268, 273, 276, 278, 281, 283, 285, 287, 288, 289, 292, 293, 295, 296, 297, 299, 302, 303, 304, 305, 306, 308, 309, 310, 311, 313, 314, 315, 316

Pessoa idosa 8, 11, 13, 17, 94, 111, 112, 113, 114, 115, 116, 117, 118, 119, 121, 227, 247, 248, 249, 250, 251, 254, 328, 329, 330, 334, 339, 340

Pneumonia 41, 107, 129, 139, 143, 151, 153, 167, 172, 208, 210, 229, 248

Prática clínica 20, 28, 29, 35, 37, 50, 92, 97, 106, 119, 133, 134, 162, 173, 174, 189, 205, 211, 212, 213, 214, 221, 240, 241, 244, 249, 254, 264, 269, 281, 328

Práticas educativas 13, 119, 255, 328, 329, 330, 334, 339, 340

Prevenção 27, 28, 29, 34, 35, 42, 48, 49, 50, 53, 56, 58, 63, 64, 66, 67, 73, 85, 86, 89, 98, 115, 117, 119, 124, 130, 131, 132, 140, 144, 145, 147, 149, 161, 192, 220, 242, 254, 267, 268, 338

R

Reabilitação 27, 28, 30, 82, 115, 124, 141, 142, 143, 145, 147, 148, 149, 150, 151, 160, 164, 244, 245, 277

Regulação 90, 187, 232, 233, 234, 235, 237, 238, 240, 241

Relaxamento 62, 63, 75, 89, 104, 105, 118, 133, 234

Respiração 128, 129, 130, 134, 143, 145, 262, 265, 266

S

Saúde mental 56, 78, 79, 81, 83, 84, 91, 92, 93, 94, 115, 117, 127, 133, 136, 137, 172, 204, 205, 213, 231, 232, 235, 237, 239, 244, 245, 257, 278, 280, 283, 285, 288, 330, 333, 336

Síndrome Respiratória Aguda Grave 55, 129, 183, 195, 248, 271, 273

Sintomas 56, 68, 86, 87, 88, 89, 123, 125, 126, 128, 130, 133, 143, 148, 160, 164, 167, 172, 183, 188, 200, 202, 224, 225, 226, 227, 228, 229, 234, 236, 248, 250, 251, 252, 261, 262, 263, 264, 265, 266

Sintomatologia 81, 87, 125, 172, 184, 200, 233, 250

Sistematização 10, 134, 189, 229, 230, 245, 249, 269, 271, 282

Sofrimento 66, 82, 133, 162, 164, 173, 174, 199, 227, 238, 263, 264, 267, 274, 278, 279, 291

T

Taxonomia 89, 91, 92, 102, 125, 245, 260, 261

Temperatura 27, 30, 32, 35, 45, 85, 87, 89, 90, 126, 127, 202, 251, 252, 265

Teoria Ambientalista de Florence Nightingale 7, 27, 28, 29, 31, 34, 36, 37, 41, 43, 51, 53, 54

Tratamento 48, 53, 56, 72, 75, 82, 86, 90, 98, 99, 103, 104, 115, 124, 126, 142, 149, 162, 163, 188, 196, 199, 217, 225, 226, 227, 231, 233, 234, 259, 265, 268, 277

Triagem 45, 181, 196, 198, 200, 219, 259

U

Unidade de Terapia Intensiva 65, 139, 172, 173, 183, 234, 259, 274, 282, 283, 284, 285

V

Ventilação 27, 30, 31, 32, 33, 35, 42, 51, 53, 75, 87, 130, 143, 144, 148, 160, 237, 238, 239, 259, 264, 266, 277

Vigilância 39, 93, 120, 123, 135, 136, 163, 182, 235, 256

Vulnerabilidade 112, 117, 183, 185, 203, 204, 263, 264, 266

SOBRE OS ORGANIZADORES

José Wicto Pereira Borges
Graduação em Enfermagem (2005-2008), Mestrado (2011-2012) e Doutorado (2014-2016) em Cuidados Clínicos em Saúde pela Universidade Estadual do Ceará com período sanduíche no Programa de Pós-Graduação em Engenharia de Produção da Universidade Federal de Santa Catarina. Professor Adjunto nível 4 do Departamento de Enfermagem, do Programa de Pós Graduação em Saúde e Comunidade – Mestrado, e do Programa de Pós-Graduação Enfermagem – mestrado e doutorado (PPGENF) da Universidade Federal do Piauí (UFPI). Ministra a disciplina Fundamentos Teóricos e Filosóficos do Cuidar em Enfermagem no PPGENF-UFPI.

Grazielle Roberta Freitas da Silva
Enfermeira, no ano de 2003 pela Universidade Federal do Ceará (UFC). Mestre em Enfermagem Clínico-Cirúrgica (UFC/2005). Doutora em Enfermagem (UFC/2009). Pós-Doutorado em Enfermagem /PROCAD UFPI/UFPE/UFC (2015/2017). É professora Associada II da Universidade Federal do Piauí (UFPI), ministrando as disciplinas de Enfermagem Fundamental, Metodologia da Assistência, Estágio Curricular na graduação. E, Bases Teóricas e Filosóficas do Cuidar, Tópicos de pesquisa, dentre outras, no Programa de Pós-Graduação em Enfermagem da UFPI(PPGENF-UFPI). ViceCoordenadora do PPGENF-UFPI (Ato: 298/19). Coordenadora Doutorado Interinstitucional – DINTER UFPI/UESPI. Coordenadora do Grupo de Estudos e Pesquisas PROBAS (Projeto de Boas Práticas em enfermagem)- Diretório de Pesquisa/CNPq.

Ana Célia Caetano de Souza
Possui graduação em Enfermagem pela Universidade Estadual do Ceará (1994), mestrado (2006) e doutorado (2015) em Cuidados Clínicos em Saúde pela Universidade Estadual do Ceará. Enfermeira do Hospital da Mulher de Fortaleza-Prefeitura Municipal de Fortaleza (PMF). Enfermeira das Linhas de Cuidado em Diabetes e em Obesidade do Ambulatório de Endocrinologia do Hospital Universitário Walter Cantídio da Universidade Federal do Ceará (UFC). Professora do Programa de Pós-Graduação em Saúde da Família-RENASF, Universidade Estadual do Ceará.

Angelina Monteiro Furtado
Possui Graduação em Enfermagem pela Universidade Estadual do Ceará (2002), pós-graduação Latu sensu na área de Enfermagem em Nefrologia, Mestrado (2010) em Cuidados Clínicos em Enfermagem e Saúde pela Universidade Estadual do Ceará-UECE. Doutoranda do Programa de Pós-Graduação em Cuidados Clínicos em Enfermagem e Saúde (UECE). Possui experiência de dez anos na prática clínica em Nefrologia, no cuidado à pessoa em diálise renal. Docente do Curso de Bacharelado em Enfermagem da Universidade Federal do Piauí (UFPI). Membro da Linha de Pesquisa Cuidado Clínico de Enfermagem à Pessoa Idosa e as Práticas Educativas da UECE. Membro do Departamento Científico de Enfermagem Gerontológica (DCEG)-Seção PI. Pesquisadora do Grupo de Pesquisa Interdisciplinar em Ciências da Saúde (GPICS).

Maria Célia de Freitas
Enfermeira. Doutora em Enfermagem Fundamental pela Escola de Enfermagem de Ribeirão Preto da Universidade de São Paulo (EERP-USP). Pós-Doutorado pela Escola de Enfermagem Anna Nery da Universidade Federal do Rio de Janeiro (EEAN/UFRJ). Professora Associada do Departamento de Enfermagem e da Pós-Graduação em Cuidados Clínicos em Enfermagem e Saúde da Universidade Estadual do Ceará (UECE). Coordenadora da Linha de Pesquisa Cuidado Clínico de Enfermagem à Pessoa Idosa e as Práticas Educativas da UECE.

SOBRE OS AUTORES

Adelino Pinto
Enfermeiro Especialista no Centro Hospitalar de Vila Nova de Gaia/Espinho EPE; licenciado em Enfermagem; Especialista em Enfermagem Médico-Cirúrgica; Pós-Graduado em Enfermagem de Emergência, pela escola Superior de Enfermagem de D. Ana Guedes; Pós-Graduado em Liderança, pela Ordem dos Enfermeiros.

Adão Baptista Cassoma Chimuanji
Enfermeiro. Mestre em psicologia do trabalho. Doutorando em enfermagem pela UFPI/PPGENF. Coordenador adjunto do curso de enfermagem da Universidade Jean-Piaget de Angola.

Alana Bezerra Lima
Acadêmica de Enfermagem do Curso de Bacharelado em Enfermagem da Universidade Estadual do Ceará (UECE). Membro da Linha de Pesquisa Cuidado Clínico de Enfermagem à Pessoa Idosa e as Práticas Educativas da UECE.

Alice Silva Cavalcante
Acadêmica de Enfermagem do Curso de Bacharelado em Enfermagem da Universidade Estadual do Ceará (UECE). Membro da Linha de Pesquisa Cuidado Clínico de Enfermagem à Pessoa Idosa e as Práticas Educativas da UECE.

Alice Silva Osterne Ribeiro
Acadêmica de Enfermagem do Curso de Bacharelado em Enfermagem da Universidade Estadual do Ceará (UECE). Membro da Linha de Pesquisa Cuidado Clínico de Enfermagem à Pessoa Idosa e as Práticas Educativas da UECE.

Amanda Karoliny Meneses Resende Fortes
Graduada em Enfermagem pela Universidade Estadual do Piauí – UESPI. Residência em Enfermagem Obstétrica pela Universidade Federal do Piauí – UFPI. Mestranda em Enfermagem UFPI. Teresina, Piauí, Brasil. Bolsista pela Comissão de Aperfeiçoamento de Pessoal do Nível Superior (CAPES).

Ana Beatriz do Nascimento Cunha
Acadêmica de Enfermagem do Curso de Graduação em Enfermagem da Universidade Estadual do Ceará (UECE). Membro da Linha de Pesquisa Cuidado Clínico de Enfermagem a Pessoa Idosa e as Práticas Educativas da UECE.

Ana Luiza Barbosa Negreiros
Enfermeira. Mestre em Ensino na Saúde. Doutoranda em Enfermagem UFPI.

Ana Maria Ribeiro dos Santos
Docente do Departamento de Enfermagem pela Universidade Federal do Piauí-UFPI. Teresina, Piauí, Brasil. Doutora em Ciências pela Escola de Enfermagem de Ribeirão Preto da Universidade Federal de São Paulo- USP.

Ana Roberta Vilarouca da Silva
Possui graduação em Enfermagem pela Universidade Federal do Ceará (2004), mestrado em Enfermagem pela Universidade Federal do Ceará (2006) e doutorado em Enfermagem pela Universidade Federal do Ceará (2009). Atualmente é professora Associada da Universidade Federal do Piauí; Graduação em Enfermagem; Programa de pós-graduação em Enfermagem e Mestrado em Saúde e Comunidade.

Ana Teixeira
Professora Adjunta na Escola Superior de Saúde do Vale do Sousa, Instituto Politécnico de Saúde do Norte – CESPU; licenciada em Enfermagem; Especialista em Enfermagem de Saúde Mental e Psiquiátrica Médico-Cirúrgica; Doutora em Ciências de Enfermagem, pelo Instituto de Ciências Biomédicas Abel Salazar; Mestre em Enfermagem; investigadora do CINTESIS – Centro de Investigação em Tecnologias e Serviços de Saúde.

Anderson Araújo Corrêa
Discente do Doutorado do Programa de Pós-graduação em Enfermagem da Universidade Federal do Piauí. Teresina. Piauí, Brasil.

Andreia Rodrigues Moura da Costa Valle
Enfermeira. Doutora em Enfermagem. Docente da Universidade Federal do Piauí – UFPI. Teresina, PI, Brasil.

Antonia Beatriz Arellano
Docente Tutor de la Carrera de Enfermería y Obstetricia y Postgrado. Universidad Nacional de Asunción.

Antonieldo Araújo de Freitas
Mestrando em Saúde e Comunidade pela Universidade Federal do Piauí (UFPI). Enfermeiro (2017). Especialização em UTI Geral e Gestão da Assistência Intensiva ao Paciente Crítico pela Faculdade Futura (2019); Especialização em Saúde da Família e Comunidade pela Universidade Federal do

Piauí UFPI (2020). Licenciado em Matemática pela Universidade Estadual do Piauí (2013). Membro do Grupo de Pesquisa em Enfermagem, Tecnologias de Cuidado e Cronicidades, da UFPI.

António Luís Carvalho
Professor Coordenador na Escola Superior de Enfermagem do Porto – ESEP; licenciado em Enfermagem; Especialista em Enfermagem de Saúde Infantil e Pediátrica; Doutor em Educação, pela Universidade de Santiago de Compostela; Mestre em Ciências de Enfermagem, pelo Instituto de Ciências Biomédicas Abel Salazar; investigador do CINTESIS – Centro de Investigação em Tecnologias e Serviços de Saúde.

Antonio Werbert Silva da Costa
Enfermeiro, Especialista em Saúde da Família (UEMA), Mestrando em Enfermagem (UFPI).

Aracely Días Oviedo
Estudios de Doctorado en Ciencias de Enfermería en la universidad de Sao Paulo Brasil, Maestría en Ciencias de Enfermería por la Universidad de Guanajuato Campus Celaya. Ha participado como docente en los programas de licenciatura en Enfermería, Maestría en Administración de Enfermería de la Fac. Enfermería de la UASLP, México. Ha sido profesor a de programas de maestría y Doctorado en la U. de Gto, campus, Irapuato y Celaya. Profesora invitada del programa Doctoral de Salud Internacional de la Universidad de Panamá, y programa Doctoral de la Universidad de Antioquia Colombia. Miembro del Graduate Center de la Universidad de CUNY Nueva York EU. Es Profesora-tutor del programa de Tutoría de la Universidad en licenciatura, maestría y doctorado.

Brisa Cristina Rodrigues Cardoso Magalhães
Enfermeira, Enfermeira Obstetra (UFPI), mestranda em Enfermagem (UFPI).

Camila Hanna de Sousa
Enfermeira pela Universidade Federal do Piauí (UFPI). Mestranda em Enfermagem pela Universidade Federal do Piauí (UFPI).

Chrystiany Plácido de Brito Vieira
Doutora em Enfermagem; Professora do Departamento de Enfermagem da UFPI e do Mestrado Profissional em Saúde da Família da Rede Nordeste de Formação em Saúde da Família RENASF/UFPI2.

Cristina Augusto
Professora Adjunta na Escola Superior de Saúde do Vale do Sousa, Instituto Politécnico de Saúde do Norte – CESPU; licenciada em Enfermagem; Especialista em Enfermagem Médico-Cirúrgica; Doutora em Ciências de Enfermagem, pelo Instituto de Ciências Biomédicas Abel Salazar; Mestre em Gestão e Desenvolvimento de Recursos Humanos pela Escola Superior de Estudos Industriais e Gestão do Instituto Politécnico do Porto, investigadora do CINTESIS – Centro de Investigação em Tecnologias e Serviços de Saúde.

Cristina Barroso Pinto
Professora Adjunta na Escola Superior de Enfermagem do Porto – ESEP; licenciada em Enfermagem; Especialista em Enfermagem Médico-Cirúrgica; Doutora em Didática e Formação, pela Universidade de Aveiro; Mestre em Bioética e Ética Médica, pela Universidade do Porto; investigadora do CINTESIS – Centro de Investigação em Tecnologias e Serviços de Saúde.

Dalila Marielly Alves de Sousa
Acadêmica de Enfermagem da Universidade Federal do Piauí-UFPI.

Daniele Reis Joaquim de Freitas
Bióloga. Doutora em Biologia Molecular e Celular pelo Departamento de Biologia Molecular e Biotecnologia/UFRGS. Docente do Programa de Pós-Graduação em Enfermagem da Universidade Federal do Piauí (PPGENF-UFPI). Teresina-Piauí, Brasil.

Danila Barros Bezerra Leal
Enfermeira. Pós-Graduada em Enfermagem do Trabalho; Saúde Pública; Processos Educacionais na Saúde e Saúde da Família e Sociedade. Mestranda em Enfermagem pela UFPI/PPGENF.

Eduardo Maziku Lulendo
Mestrando em Enfermagem no contexto social, na linha de pesquisa de práticas socioeducativas em enfermagem na UFPI. Pós-Graduado em pedagogia de ensino superior pela Universidade Óscar Ribas/Luanda-Angola. Lincenciado em Enfermagem pelo Instituto Superior Politécnico Alvorecer da Juventude/Luanda-Angola.

Elaine Maria Leite Rangel Andrade
Docente do Departamento de Enfermagem da Universidade Federal do Piauí – UFPI. Mestre e Doutora em Enfermagem pela Escola de Enfermagem de Ribeirão Preto da Universidade de São Paulo (EERP-USP). Teresina, Piauí, Brasil.

Erica Jorgiana dos Santos de Morais
Enfermeira. Mestranda Acadêmica em Enfermagem pela UFPI. Pós-Graduada MBA em Auditoria e Gestão em Saúde pela UNIPÓS/FATESP. Teresina, Piauí, Brasil.

Fabíola Jazmin Caceres Navarro
Graduada em Enfermagem e Advogada pela Universidad Catolica Nuestra Señora de la Asuncion. Sede Regional Guaira. Paraguai. Especialista em Saúde Pública, Administração Hospitalar e Docência Universitária pela Universidade Campus Católico Nossa Senhora da Assunção Guaira – Paraguai. Mestranda em Enfermagem pela Universidade Federal do Piauí- UFPI. Teresina, Piauí, Brasil.

Fátima Segadães
Professora Adjunta da Escola Superior de Enfermagem do Porto – ESEP; licenciada em Enfermagem; Especialista em Enfermagem Médico-Cirúrgica; Doutoranda em Educação, pela Universidade de Aveiro; Mestre em Saúde Pública, pela Universidade do Porto; investigadora da UNIESEP – Unidade de investigação da Escola Superior de Enfermagem do Porto.

Fernanda Lorrany Silva
Graduada em Enfermagem pela Universidade Federal do Piauí- UFPI. Teresina, Piauí, Brasil. Mestranda em Enfermagem pela Universidade Federal do Piauí- UFPI. Teresina, Piauí, Brasil.

Fernanda Valéria Silva Dantas Avelino
Docente do Departamento de Enfermagem pela Universidade Federal do Piauí-UFPI. Teresina, Piauí, Brasil. Doutora em Enfermagem pela escola de Enfermagem Anna Nery da Universidade Federal do Rio de Janeiro-UFRJ.

Fernando José Guedes da Silva Júnior
Pós-Doutor em Enfermagem pela UNIFESP; Doutor em Enfermagem pela UFPI; Professor do Departamento de Enfermagem da UFPI e do Mestrado Profissional em Saúde da Família da Rede Nordeste de Formação em Saúde da Família RENASF/UFPI2.

Fernando Lopes e Silva-Júnior
Doutor em Educação Física pela Universidade Católica de Brasília (UCB/DF). Pós-Doutor em Psiquiatria e Saúde Mental pelo Instituto de Psiquiatria da Universidade Federal do Rio de Janeiro. Docente Adjunto da Universidade Federal do Piauí (UFPI). Teresina, Piauí, Brasil.

Francidalma Soares Sousa Carvalho Filha
Enfermeira. Doutoranda do Programa de Pós-Graduação em Enfermagem da Universidade Federal do Piauí (PPGENF-UFPI). Teresina-Piauí, Brasil.

Francisca Márcia Pereira Linhares
Enfermeira. Doutora em Nutrição pela Universidade Federal de Pernambuco. Docente do Departamento de Enfermagem da Universidade Federal de Pernambuco.

Francisca Tereza de Galiza
Doutora em Cuidados Clínicos em Enfermagem e Saúde pela Universidade Estadual do Ceará (UECE). Professora do Departamento de Enfermagem da UFPI e do Mestrado Profissional em Saúde da Família da Rede Nordeste de Formação em Saúde da Família RENASF/UFPI.

Gabriela Oliviera Parentes da Costa
Enfermeira. Mestranda Acadêmica em Enfermagem pela UFPI. Pós-Graduada em Urgência e Emergência pela IESM. Timon, Maranhão, Brasil; Pós-graduada em Centro Cirúrgico e Central de Material pela UNIPÓS/FATESP. Teresina, Piauí, Brasil; Pós-Graduada em Metodologias em Educação a Distância pela FAEPI. Teresina, Brasil.

Hallana Laisa de Lima Dantas
Enfermeira e mestra pela Universidade Federal de Alagoas (UFAL), socorrista, instrutora e voluntária no Instituto dos Socorristas Voluntários de Alagoas, pós-graduanda em Urgência e Emergência e Terapia Intensiva (CEFAPP).

Hanna Gadelha Silva
Enfermeira. Mestranda do Programa de Pós-Graduação Cuidados Clínicos em Enfermagem e Saúde da Universidade Estadual do Ceará (UECE). Membro da Linha de Pesquisa Cuidado Clínico de Enfermagem à Pessoa Idosa e as Práticas Educativas da UECE.

Herla Maria Furtado Jorge
Docente do Departamento de Enfermagem da Universidade Federal do Piauí-UFPI. Doutora em Tocoginecologia – UNICAMP. Mestrado em Saúde Coletiva – UNIFOR. Especialista em Enfermagem Obstétrica – UECE.

Inara Viviane de Oliveira Sena
Enfermeira. Mestre em Enfermagem. Enfermeira auditora do Hospital Dirceu Arcoverde da Polícia Militar. Docente do Programa de Pós-Graduação em Enfermagem da Universidade Federal do Piauí (PPGENF-UFPI). Teresina-Piauí, Brasil.

Ingrid Martins Leite Lúcio
Enfermeira, Especialista em Neonataologia e Pediatria, Mestre e Doutora em Enfermagem na área do Cuidado de Enfermagem na Saúde da Criança e Adolescente. Pesquisadora e Docente Associada II da Universidade Federal de Alagoas vinculada ao Curso de Graduação em Enfermagem e ao Programa de Pós-Graduação em Enfermagem da Escola de Enfermagem. Lider do Grupo de Pesquisa Grupo de Pesquisa AISCA – Atenção Integral à Saúde da Criança e do Adolescente CNPq/EENF/UFAL e coordenadora geral da TECA – Território Encantado da Criança e Adolescente (HUPPA/UFAL).

Jaqueline Carvalho e Silva Sales
Doutora em Enfermagem pela UFPI; Professora do Departamento de Enfermagem da UFPI e do Mestrado Profissional em Saúde da Família da Rede Nordeste de Formação em Saúde da Família RENASF/UFPI2.

José Augusto Chamolehã
Mestrando em Enfermagem; Pós-Graduando (Latu Sensu) em Enfermagem Ginecologia e Obstetrícia; Graduação 2009 a 2013 (Licenciado em Enfermagem Geral); Pós-Graduando em Enfermagem Ginecologia e Obstetrícia (Lato Senso) pelo Instituto Superior Politécnico da Caála desde 2017. Professor do Instituto Técnico de Saúde do Huambo.

José de Siqueira Amorim Júnior
Enfermeiro (UFPI), especialista em Urgência e Emergência (IESM), Especialista em Enfermagem do Trabalho (UCAM), Mestre em Ensino na Saúde (UECE) e Doutorando em Enfnermagem (UFPI).

Juliana Queiroz de França Ancelmo
Possui graduação em Odontologia pela Universidade Estadual do Piauí (2008). Especialista em Ortodontia e Ortopedia Funcional dos Maxilares (2011). Atualmente é Técnica Administrativa em Educação – Odontóloga do Instituto Federal do Piauí. Tem experiência na área de Clínica Geral, Endodontia e Ortodontia e Ortopedia Funcional dos Maxilares.

Kellyane Folha Gois Moreira
Enfemeira (UNIFSA), especialista em Terapia Intensiva (UNINTER), especialista em Urgência e Emergência (IBF), especialista em Saúde da Família (UFPI), mestra em Saúde da Mulher (UFPI) e Doutoranda em Enfermagem (UFPI).

Lidya Tolstenko Nogueira
Enfermeira (EPE, atual UNIFESP, 1970); Especialista em Saúde Pública (EPE, 1971), em Metodologia do Ensino e da Assistência de Enfermagem (EEAN/UFRJ, 1977) e Administração Hospitalar (PUC-RJ, 1978); Mestre em Enfermagem (EEAN/UFRJ, 1981); Doutora em Enfermagem (EEAN/UFRJ, 1996); Pós-Doutorado (UFC, 2015). Atualmente é Professora Titular da Universidade Federal do Piauí, lotada no Departamento de Enfermagem, em atividade na Graduação e Pós-Graduação em Enfermagem Consultora Ad Hoc da Revista Ciência & Saúde Coletiva, Revista da Escola de Enfermagem da USP, Revista Brasileira de Enfermagem; REUFPI e Texto e Contexto Enfermagem. Membro do Conselho Editorial da REUFPI.

Loisláyne Barros Leal
Enfermeira; Mestre em Ensino na Saúde. Doutoranda em Enfermagem UFPI, integrante do Grupo de Pesquisa em Saúde Coletiva da UFPI.

Luana Savana Nascimento de Sousa Arruda
Enfermeira (UFPI); Mestra em Saúde e Comuniade (UFPI). Doutoranda em Enfermagem (UFPI).

Luís Felipe Oliveira Ferreira
Graduado em Enfermagem pela Universidade Estadual do Piauí – UESPI. Teresina, Piauí, Brasil. Residência em Saúde da Família pela Universidade Federal do Piauí – UFPI. Teresina, Piauí, Brasil. Mestrando em Enfermagem pela Universidade Federal do Piauí – UFPI. Teresina, Piauí, Brasil.

Manoel Borges da Silva Júnior
Graduado em Bacharelado em Enfermagem pela Universidade Federal do Piauí-UFPI, Campus Amílcar Ferreira Sobral-CAFS (Floriano/PI) (2013-2018). Especialista em Enfermagem em Psiquiatria e Saúde Mental pela faculdade Unyleya (2019-2020). Mestrando em Saúde e Comunidade – UFPI.

Márcia Astres Fernandes
Enfermeira e Farmacêutica. Doutora em Ciências (USP). Docente do Programa de Pós-Graduação em Enfermagem da Universidade Federal do Piauí (PPGENF-UFPI). Teresina-Piauí, Brasil.

Márcia Teles de Oliveira Gouveia

Possui graduação em Enfermagem e Obstetrícia pela Universidade Estadual da Paraíba (1994), Licenciatura Plena em Enfermagem pela Universidade Estadual da Paraiba (1994), Mestrado em Saúde da Criança e do Adolescente pela Universidade Federal de Pernambuco (2007) e Doutorado em Enfermagem Fundamental pela Escola de Enfermagem de Ribeirão Preto USP (2014). Docente da Universidade Federal do Piauí, atuando na graduação, no Programa de pós-graduação em enfermagem e no Programa de Residência em área profissional de saúde- Enfermagem Obstétrica.

Marcus Vinicius da Rocha Santos da Silva

Enfermeiro, Especialista em Docência do ensino superior, em Gestão em Saúde, em Auditoria em Saúde e em Enfermagem do Trabalho. Enfermeiro Fiscal do COREN-PR. Curitiba-Paraná, Brasil.

Maria Antonieta Rubio Tyrrell

Professora Emérita da Universidade Federal do Rio de Janeiro (2020); Professora Visitante Sênior do PPGEnf/UFPI (2019-2020). Detêm 5 Títulos Doutor Honoris Causa (UNT/Peru-2007; ULADECH/Perú e UIGV/Perú – 2009; UNC/Peru – 2015; UNACH/Perú – 2022). Presidenta da Asociación Latinoamericana de Escuelas y Facultades de Enfermería vinculada a la Unión de Universidades de América Latina – ALADEFE/UDUAL (Out/2007-Set/2011) e atual Vocal Internacional.

Maria do Livramento Fortes Figueiredo

Graduada em Enfermagem pela Universidade Federal do Piauí (UFPI) (1981), com Habilitação em Enfermagem de Saúde Pública pela UFPI (1983). Especialização em Saúde Pública pela Escola Nacional de Saúde Pública/FioCruz (1985). Mestrado em Enfermagem pela Escola de Enfermagem Anna Nery (EEAN) da Universidade Federal do Rio de Janeiro (1999) e com Doutorado em Enfermagem pela EEAN/UFRJ (2005). Pós-Doutoral no Instituto de Investigação e Formação Avançada da Universidade de Évora, Portugal.

Maria Eliete Batista Moura

Possui Graduação em Enfermagem pela Universidade Federal do Piauí – UFPI (1982), Especialização em Enfermagem Médico Cirúrgica pela Universidade Federal da Bahia – UFBA (1984), Especialização em Ativação dos Processos de Mudanças para a Formação de Profissionais da Saúde, pela Escola Nacional de Saúde Pública – ENSP (2006), Mestrado em Enfermagem pela Escola de Enfermagem Anna Nery da Universidade Federal do Rio de Janeiro – UFRJ (1997), Doutorado em Enfermagem pela Escola de Enfermagem Anna Nery da Universidade Federal do Rio de Janeiro – UFRJ (2001) e Pós-Doutorado pela Universidade Aberta de Lisboa – Portugal (2006). Atualmente é Professora Titular do Departamento de Enfermagem da UFPI. Coordenadora do Programa de Pós-Graduação – Mestrado e Doutorado em Enfermagem da UFPI. É Membro do Comitê de Assessoramento à Pró-reitoria de Ensino de Pós-Graduação da UFPI – 2021. É líder do Núcleo de Pesquisas em Prevenção e Controle de Infecção em Serviços de Saúde – NUPCISS da UFPI. Editora Chefe da Revista de Prevenção de Infecção e Saúde – REPIS, da UFPI.

Maria Zélia de Araújo Madeira
Doutora em Ciências Médicas, área de concentração – Ciências biomédicas pela Universidade Estadual de Campinas – UNICAMP (2014) e Mestre em Educação pela Universidade Federal do Piauí (2006). Graduada em Enfermagem pela Universidade Federal do Piauí. Docente da Graduação e da Pós-Graduação em enfermagem do Departamento de Enfermagem da UFPI e do Programa de Pós-Graduação em Ciência e Saúde da UFPI. Coordenadora do Programa de Pós-graduação em Ciência e Saúde da UFPI; Chefe da Divisão Gestão do Cuidado e Apoio Diagnóstico Terapêutico do Hospital Universitário (UFPI-EBSERH); e Coordenadora do Laboratório de Práticas de Enfermagem – LABPEN.

Mariana Mesquita Silva
Enfermeira pela Universidade Federal do Piauí, campus Floriano/CAFS. Mestranda em Enfermagem pela UFPI/PPGENF.

Marly Marques Rêgo Neta
Enfermeira. Mestranda em Enfermagem UFPI.

Mayara Callado Silva Moura
Acadêmica de Enfermagem da Universidade Federal do Piauí-UFPI.

Mayla Rosa Guimarães
Enfermeira. Doutoranda do Programa de Pós-Graduação em Enfermagem da Universidade Federal do Piauí (PPGENF-UFPI). Teresina-Piauí, Brasil.

Milena France Alves Cavalcante
Enfermeira, Doutoranda em Enfermagem UFPI.

Miriane da Silva Mota
Enfermeira pela Universidade Federal do Piauí (UFPI). Especialista pela modalidade de Residência Multiprofissional em Saúde da Universidade Federal do Piauí (UFPI). Mestranda em Enfermagem pela Universidade Federal do Piauí (UFPI).

Mirna Elizabeth Benegas Villamayor
Lic. Enfermería, Enfermera asistencial Hospital de Trauma, área traumatología. Paraguai. Estudiante de maestría en enfermería de la Universidad Federal de Piauí, Brasil.

Nelito Lopes Barros
Enfermeiro. Mestre em Gestão Hospitalar. Doutorando em enfermagem pela UFPI/PPGENF. Docente e responsável pela área científica do curso de enfermagem da Universidade Jean-Piaget de Angola.

Odalina del Carmen Martínez Jiménez
Graduada en Enfermería U.N.A, Enfermera asistencial en la Unidad Cuidados Intensivos Pediátricos, cardiología Pediátrica, Hospital de Clínicas. Enfermera Asistencial de U.C.I.P Hospital del Quemado y cirugía Reconstructiva. Paraguai. Estudiante de maestría en enfermería de la Universidad Federal de Piauí, Brasil

Odézio Damasceno Brito
Mestrando do Programa de Pós-Graduação Cuidados Clínicos em Enfermagem e Saúde da Universidade Estadual do Ceará (UECE). Membro da Linha de Pesquisa Cuidado Clínico de Enfermagem à Pessoa Idosa e as Práticas Educativas da UECE.

Otoniel Damasceno Sousa
Doutorado em Enfermagem pela Universidade Federal do Ceará. Docente do Programa de Pós-Graduação em Enfermagem da Universidade Federal do Piauí. Teresina. Piauí, Brasil.

Rosilane de Lima Brito Magalhães
Doutora em Ciências pelo Programa de Pós-Graduação em Enfermagem Fundamental da Escola de Enfermagem de Ribeirão Preto-EERP/USP. Pós-Doutorado em Enfermagem pela Universidade Federal do Ceará. Docente do Curso de Enfermagem da Universidade Federal do Piauí (UFPI). Teresina, Piauí, Brasil.

Ryanne Carolynne Marques Gomes Mendes
Enfermeira, Mestre e Doutoranda em Enfermagem pelo Programa de Pós-Graduação em Enfermagem do Departamento de Enfermagem da Universidade Federal de Pernambuco.

Sarah Lídia Fonteles Lucena
Enfermeira graduada pela Universidade Estadual do Ceará (UECE). Membro da Linha de Pesquisa Cuidado Clínico de Enfermagem à Pessoa Idosa e as Práticas Educativas da UECE.

Sheila Coelho Ramalho Vasconcelos Morais
Enfermeira. Doutora em Enfermagem Fundamental pela Escola de Enfermagem de Ribeirão Preto. Docente do Departamento de Enfermagem da Universidade Federal de Pernambuco.

Suzana de Oliveira Mangueira
Enfermeira. Doutora em Enfermagem pela Universidade Federal do Ceará. Docente do Departamento de Enfermagem da Universidade Federal de Pernambuco.

Telma Maria Evangelista de Araújo
Pós-Doutora em Saúde Pública Internacional e Bioestatística pelo Instituto de Higiene e Medicina Tropical/Universidade Nova de Lisboa. Possui mestrado e doutorado em Enfermagem pela Universidade Federal do Rio de Janeiro Escola de Enfermagem Anna Nery e graduação em Enfermagem pela Universidade Federal do Piauí. Tem especialização em Saúde pública, em Epidemiologia e em Processos Educacionais em Saúde. É Professora Titular da Graduação em Enfermagem e do Programa de Pós-Graduação (Mestrado e Doutorado) em Enfermagem da Universidade Federal do Piauí.

Telma Marques da Silva
Enfermeira. Doutora em Enfermagem, Filosofia, Saúde e Sociedade pela Universidade Federal de Santa Catarina. Docente do Departamento de Enfermagem da Universidade Federal de Pernambuco.

Thaynara Ferreira Lopes
Enfermeira. Mestranda do Programa de Pós-Graduação em Cuidados Clínicos em Enfermagem e Saúde da Universidade Estadual do Ceará (UECE). Membro da Linha de Pesquisa Cuidado Clínico de Enfermagem à Pessoa Idosa e as Práticas Educativas da UECE.

Vanelly de Almeida Rocha
Enfermeira. Doutoranda do Programa de Pós-Graduação em Cuidados Clínicos em Enfermagem e Saúde da Universidade Estadual do Ceará (UECE). Membro da Linha de Pesquisa Cuidado Clínico de Enfermagem à Pessoa Idosa e as Práticas Educativas da UECE.

SOBRE O LIVRO
Tiragem: 1000
Formato: 16 x 23 cm
Mancha: 12,3 x 19,3 cm
Tipologia: Times New Roman 10,5/11,5/13/16/18
Arial 8/8,5
Papel: Pólen 80 g (miolo)
Royal Supremo 250 g (capa)